Traumabehandlung
mit Yoga

**Von Arielle Schwartz sind folgende Titel im G. P. Probst Verlag erschienen:**

- *Arbeitsbuch Komplexe PTBS.* Ein Geist-Körper-Ansatz zur Wiedererlangung der Emotionskontrolle und der Ganzheit (3. Auflage 2025)
- *Die Praxis der Behandlung komplexer PTBS.* Interventionen zur Förderung von Körpergewahrsein, Belastungstoleranz und Selbstmitgefühl
- *Vom Trauma genesen – ein Übungsbuch.* Praktische Anleitungen für die Arbeit an Traumata, die Stärkung der Resilienz und die Verwirklichung des Potentials
- *EMDR-Therapie und Somatische Psychologie.* Interventionen zur Verstärkung der Verkörperung bei der Traumabehandlung (gemeinsam mit Barb Maiberger)
- *Therapeutisches Yoga und Polyvagal-Theorie.* Mit Yoga vom Trauma genesen

Arielle Schwartz

# Traumabehandlung mit Yoga

## Die Nutzung der Polyvagal-Theorie in einer somatisch-orientierten Therapie

Mit einem Vorwort von Amy Weintraub

Aus dem amerikanischen Englisch
von Theo Kierdorf & Hildegard Höhr

G. P. PROBST VERLAG
Lichtenau/Westfalen

Certified by Polyvagal Institute as accurately representing the principles described in Polyvagal Theory

VERLAGSKONTAKT:
G. P. Probst Verlag GmbH
In den Rauten 3
D–33165 Lichtenau
Tel.: +49(0)5295 99 57 81
eMail: verlag@gp-probst.de

*Hinweis:* Standards der klinischen Praxis und Behandlungsverfahren ändern sich im Laufe der Zeit, und keine Technik oder Empfehlung kann in jedem Fall und unter allen denkbaren Umständen als garantiert ungefährlich und wirksam bezeichnet werden. Das vorliegende Buch ist als Informationsquelle gedacht und kann keine adäquate Ausbildung und/oder klinische Supervision ersetzen. Weder der Verlag noch die Autorin können die absolute Richtigkeit, Wirksamkeit oder Angemessenheit irgendeiner konkreten Empfehlung in jeder Hinsicht garantieren. Autorin und Verlag übernehmen keine Verantwortung für Verluste oder Schädigungen, die angeblich durch Informationen oder Empfehlungen aus diesem Buch entstanden sind.

Für die Inhalte der im Buch angegebenen externen Webseiten übernehmen wir trotz sorgfältiger inhaltlicher Prüfung keinerlei Haftung. Für die Inhalte dieser Seiten sind ausschließlich deren Betreiber verantwortlich.


Die Originalausgabe (»APPLIED POLYVAGAL THEORY IN YOGA. Therapeutic Practices for Emotional Health«) ist bei Norton Professional Books, an Imprint of W. W. Norton & Company, Inc., New York/London erschienen.

Übersetzung aus dem amerikanischen Englisch: Theo Kierdorf & Hildegard Höhr, Köln
Umschlaggestaltung: Mareile Gropengießer, Paderborn
Coverfoto: © creativenature.nl – stock.adobe.com
Satz: SpaceType, Köln

ISBN 978-3-944476-53-7



**Bibliographische Information der Deutschen Nationalbibliothek**
Die Deutsche Nationalbibliothek verzeichnet diese Publikation in der Deutschen Nationalbibliografie; detaillierte bibliografische Daten sind im Internet über *http://dnb.d-nb.de* abrufbar.

# Inhalt

*Für alle, die das Leiden kennen und bemüht sind,*
*die Lasten, die wir alle tragen, zu lindern.*

*Die tiefe Ruhe in mir verneigt sich*
*und erkennt die tiefe Ruhe in dir.*

# Vorwort

Als das *Yoga Journal* im Jahre 1999 meinen Artikel »*The Natural Prozac*« veröffentlichte, gab es noch keine Bücher, Ausbildungen und anderweitige Ressourcen für Psychotherapeuten und andere im Gesundheitsbereich Tätige, die Yoga-Übungen bei der Behandlung psychischer Probleme nutzen wollten. Es gab auch nichts, womit Yoga-Lehrer ihre Schüler hätten unterstützen können, wenn bei der Ausführung von Yoga-Übungen bei ihnen problematische Emotionen oder Erinnerungen auftauchten. Ebensowenig gab es damals Untersuchungen darüber, wie sich Yoga auf die psychische Gesundheit auswirkt. Heute stehen uns zahlreiche Bücher, Trainings und anderweitige Ressourcen zur Verfügung, die Psychotherapeutinnen und Yoga-Lehrerinnen in ihren Bemühungen, Yoga im Bereich der psychischen Gesundheitspflege einzusetzen, unterstützen. Aber nichts von alldem ist mit den Lektionen vergleichbar, die Arielle Schwartz im vorliegenden Buch veröffentlicht. Nicht nur die aktuellen praxisbezogenen wissenschaftlichen Untersuchungen über Yoga und seine Wirkung auf die geistige Gesundheit werden darin berücksichtigt, sondern das Buch bietet auch einen umfassenden Überblick über die uralte Weisheit der Yoga-Lehren und deren Verbindung zur Polyvagal-Theorie und zur Psychotherapie.

Doch wir sollten einen Augenblick zurücktreten, um uns darüber klar zu werden, was wir meinen, wenn wir über Yoga sprechen. Wie Dr. Schwartz natürlich bewußt ist, beinhaltet Yoga wesentlich mehr als die bekannten Yoga-Haltungen, die Menschen auf einer Matte ausführen. Die philosophische Grundlage der vielen Übermittlungslinien und Schulen des Yoga beinhaltet, daß wir zutiefst und mit unserer wahren Natur verbunden sind, also damit, wer wir unabhängig von unseren Erlebnissen im Leben sind. Yoga-Übungen können Beeinträchtigungen der Körper-Geist-Einheit auflösen und uns so zumindest zeitweilig ermöglichen, eine tiefere Verbindung dazu, wer wir unabhängig von unserer individuellen Vorgeschichte wirklich sind, aufzubauen. Die vielen in diesem Buch beschriebenen Übungen helfen uns, die Fähigkeit zu entwickeln, unsere Stimmungen, Gedanken und Unbehaglichkeiten in Körper und Geist zu bezeugen, so daß wir weniger stark darauf zu reagieren brauchen. Im Yoga bezeichnen wir dies als den »Seher«. Die

Co-Regulation eines gut auf seine Klienten oder Schüler eingestimmten Psychotherapeuten oder Yoga-Lehrers vermag diesen Raum für den Schützling offen zu halten, bis der Betreffende neugierig und mitfühlend zu beobachten vermag, was in jedem Augenblick in Erscheinung tritt.

Abgesehen davon, daß die Philosophie des Yoga postuliert, daß wir unter all unseren Stimmungen und Erzählungen ein Ganzes sind, beinhaltet Yoga mehr als die allseits bekannten Dehnübungen, die wir auf einer Yoga-Matte ausführen. Zu den Yoga-Praktiken zählen auch die *Pranayama*-Atmung, das Singen oder Rezitieren von Mantras, *Mudra* genannte Handgesten und Meditationen. Die Autorin beschreibt Beispiele für alle diese Übungswege und verweist in diesem Zusammenhang auf Fallstudien und Skripte, die den Sinn dieser Praktiken bestätigen.

Yoga in allen Formen kann, wenn man die Aufmerksamkeit bei der Übung auf Körperempfindungen und Atmung richtet, ein Fenster öffnen, das uns ermöglicht, alle sich manifestierenden Stimmungen zu durchschauen. Widmet ein Klient oder Schüler zu Hause auch nur kurze Zeit der Yoga-Übung, wird das Fenster größer. Im psychologischen Sinne könnte man sagen, daß Yoga-Übungen das Toleranzfenster von Menschen zu erweitern vermögen.

Werden Yoga-Übungen in einem klinischen Zusammenhang, im Beziehungsfeld einer therapeutischen Allianz eingesetzt, stärken sie nicht nur die Allianz, sondern ermöglichen es den Klienten außerdem, zwischen den Therapiesitzungen ihre Stimmung zu beeinflussen. Arielle Schwartz weist in ihrem Buch immer wieder darauf hin, daß den Klienten und Yoga-Schülern immer eine Wahlmöglichkeit zugestanden wird. Die im vorliegenden Buch beschriebenen Skripte empfehlen den Klienten stets bestimmte Übungen. Sie werden zum Experimentieren ermutigt, und ihre Therapeuten versichern ihnen, daß sie dabei gar nichts falsch machen können. Empfinden sie trotzdem bei einer Übung Unbehagen, können sie die betreffende Übung jederzeit abbrechen, sie aber auch für eine tiefere therapeutische Untersuchung nutzen. Babette Rothschild stellt in ihrem Buch *Acht Schlüssel zur sicheren Trauma-Heilung* klar, daß sich der Klient auf dem »Fahrersitz« befindet (Rothschild 2010/2012). Er macht sich die Yoga-Interventionen, die der Therapeut erläutert hat, am besten zu eigen, wenn die Erläuterung in einer Atmosphäre der Kooperation stattfindet, sie ihm also nicht aufgezwungen werden. Diese Herangehensweise gesteht dem Klienten persönliche Wirkmacht und Kontrolle über sein Handeln zu.

Mir gefällt sehr, wie Arielle Schwarz ihren Lesern ans Herz legt, selbst bei der Aneignung der simpelsten Übungen äußerst bedächtig vorzugehen. Sie zeigt großes Verständnis dafür, daß viele unter uns sich mit Schutzschichten umgeben mußten, insbesondere wenn sie in frühester Kindheit Traumata erlebt haben. Wir leben schon so lange hinter diesen Mauern, daß uns oft gar nicht klar ist, was unter der Oberfläche unserer vigilanten Kompetenz und Kontrolle lauert oder was unsere Unzulänglichkeitsgefühle und unsere Versagensangst verbergen. Wenn es uns gelingt, uns ein wenig von jener schützenden Wachsamkeit zu lösen und den Zugang zu unseren Gefühlen wieder zu erschließen, werden wir möglicherweise von Emotionen und Erinnerungen überflutet. In der Sicherheit der therapeutischen Beziehung können Trauer, Scham, Wut und andere bisher unterdrückte Emotionen, die vielleicht sogar unser Zwerchfell anspannen und unsere Fähigkeit, tief und leicht zu atmen, beeinträchtigen, ohne Gefühle der Peinlichkeit und Beschämung aufgelöst werden. »Wenn wir das somatische Gewahrsein in einem Tempo integrieren, das sich nährend und unterstützend anfühlt«, so Arielle Schwartz, »können wir letztlich das Vertrauen entwickeln, daß wir in der Lage sind, mit Unbehagen fertig zu werden, während wir ein Gefühl der Sicherheit aufrechterhalten« (siehe S. 80).

Angesichts der co-regulierend wirkenden Präsenz eines eingestimmten Psychotherapeuten oder Yoga-Kundigen wird »die Fähigkeit des Klienten, sich seinem Unbehagen zuzuwenden, ohne von seinem Schmerz überwältigt zu werden«, gestärkt. Schwartz empfiehlt, daß Therapeuten ihren Klienten zunächst helfen, im Hier und Jetzt zu einem inneren Empfinden von Sicherheit und Leichtigkeit in Verbindung zu treten (siehe S. 21), bevor sie mit tiefer reichender psychotherapeutischer Arbeit beginnen. Kleine Einheiten yoga-inspirierter Übungen können eingeführt werden, wenn Klienten in der Lage sind, das Nach-innen-Wenden der Aufmerksamkeit zu ertragen. Weiter erklärt Schwartz: »Außerdem verstärkt die Verinnerlichung positiver und nährender Beziehungserlebnisse unsere innere Fähigkeit, uns selbst gegenüber Mitgefühl und Fürsorge zu entwickeln« (siehe S. 45).

Wir wurden in eine Beziehung hineingeboren, verbunden durch die Nabelschnur. Wir werden in Beziehungen verletzt. Und wir heilen in Beziehungen. Das heilkräftigste Element in jeder Art von Psychotherapie oder Yoga-Übung ist die Liebe, die sich in der Situation manifestiert. Arielle Schwartz beschreibt das Eingestimmtsein im Behandlungsraum wie folgt:

> »... Mittels unserer nonverbalen Gesten, der Veränderungen unserer Körperhaltung, des Gesichtsausdrucks, des Tons unserer Stimme und des empathischen emotionalen Spiegelns bieten wir Kommunikationen von rechtem Gehirn zu rechtem Gehirn. Durch bewußte Nutzung von Atmung und Bewegung bieten wir die regulierende Präsenz unseres Systems für soziale Verbundenheit an. In diesem Sinne können wir uns eine eingestimmte therapeutische Beziehung als eine Art interpersonaler Yoga-Übung vorstellen.« (Siehe S. 64)

Dies gilt auch für einen Yoga-Kurs und eine Yoga-Therapiesitzung.

Beim Einweben von Yoga-Übungen in eine Redetherapie ist es wichtig, die Stimmung der Klienten im Blick zu behalten, damit diese sich vollständig gesehen und verstanden fühlen. »Versuchen wir zu rasch, unsere Klienten zu regulieren«, erklärt die Autorin, »laufen wir Gefahr, sie in ihrem verletzlichen emotionalen Zustand unabsichtlich zurückzuweisen. Unsere Versuche, Veränderungen zum Positiven zu fördern, können sich anfühlen, als versuchten wir, den Schmerz von Klienten zu beseitigen oder beiseitezuschieben, statt die Betroffenen zu unterstützen« (siehe S. 51).

Im Kapitel über Meditation wird erläutert, daß Meditationen mit offenem Fokus von Klienten mit Traumavorgeschichte manchmal nicht günstig aufgenommen werden und zu einer Verstärkung ihres aufgewühlten Zustandes oder sogar zu Panik führen können. Arielle Schwartz empfiehlt für solche Fälle aktivere Meditationstechniken, und ich stimme ihr da bedingungslos zu. Übungen, die »dem Geist einen Knochen geben« (Weintraub 2009), etwa in Form von Mudras oder Mantras oder Pranayama-Atemtechniken, die, wie Schwartz erklärt, den Geist »verankern«, erleichtern Menschen mit einer Traumavorgeschichte oder in einem aufgebrachten Zustand den Zugang. Die Nutzung aktiverer Meditationsmethoden ermöglicht uns, den Muskel der Achtsamkeit zu stärken und so allmählich die Fähigkeit zu entwickeln, die auftauchenden Gedanken und Emotionen zu registrieren, ohne uns von ihnen überwältigen zu lassen.

Die Yogis der alten Zeit verstanden die Essenz der Polyvagal-Theorie. Ihnen war klar, daß die Ursache unseres Leidens der irrige Glaube an unsere Abgetrenntheit ist, im Sanskrit *Avidyá* genannt. Sie wußten, daß wir im Zustand der Verbundenheit geboren werden und daß wir uns dann nach und nach separieren. Einigen von uns mag das auf eine gesunde Weise gelingen, andere mußten sich isolieren, um sich zu schützen, indem sie sich von ihren Emotionen und Körperempfindungen distanzierten. Die in diesem Buch beschriebenen Yoga-Übungen vermögen uns allmählich wieder mit einem spielerischen und entspannten ventral-vagalen Zustand zu verbinden, der das Gefühl der Verbundenheit in uns stärkt.

Die Autorin verbindet ihr Verständnis der Grundprinzipien des Yoga, wie sie in den *Yoga-Sutras des Patanjali* beschrieben werden und wie sie aus den *Koshas* und den *Doshas* hervorgehen, mit den fünf von der Polyvagal-Theorie beschriebenen Seinszuständen. Psychotherapeuten, die sich bisher noch nicht mit Yoga befaßt haben, lesen hier eine verständliche Erklärung der Grundlagen des Yoga und ihrer Beziehung zur Neuroplastizität und zur Polyvagal-Theorie. Für Yoga-Lehrer, die bisher nicht mit psychischen Problemen und deren Behandlung konfrontiert wurden, beschreibt Arielle Schwartz klar und verständlich, wie sie mit den Stimmungsschwankungen ihrer Schüler umgehen können, und sie erklärt, welche Vorsichtsmaßnahmen zu treffen ratsam ist, wenn sie in den verschiedensten Zusammenhängen arbeiten, etwa im Rahmen von Reha-Programmen, in psychiatrischen Kliniken, in Justizvollzugsanstalten oder in normalen Yoga-Kursen.

Beim therapeutischen Yoga hilft der Wechsel zwischen aktiven und beruhigenden Haltungen oder Übungen den Klienten, in verschiedene physiologische Zustände zu wechseln. Yoga-Übungen, die bewirken, daß wir uns zentriert, ruhig und sicher fühlen, können zur Grundlage einer tieferen Erforschung belastender und traumatischer Erlebnisse werden. Yoga-Übungen, die uns ein Gefühl der Befähigung und Stärke vermitteln, können uns nach einem Mißhandlungserlebnis zu dem Gefühl verhelfen, wieder eine Wahl zu haben, die Kontrolle und sogar Macht über das Geschehen zu haben. Die Autorin erklärt: »Der sympathischen Mobilisierung folgt die parasympathische Ruhe, in der die Vagusbremse gelöst und wieder aktiviert wird; dies stärkt die Effizienz des Vagus. Durch regelmäßiges Üben kultivieren wir ein höheres Maß an Flexibilität des Autonomen Nervensystems« (siehe S. 165).

Das Buch *Traumabehandlung mit Yoga* ist für mich zu einem geschätzten Hilfsmittel geworden, wenn ich Yoga-Lehrern und Klinikern die Übungen des LifeForce-Yoga vermittle. Ganz gleich, im Sinne welcher Heilungsmodalität Sie arbeiten, ich kann Ihnen die in diesem Buch beschriebenen Möglichkeiten für die Arbeit mit Ihren Klienten empfehlen.

— Amy Weintraub,
Gründerin des LifeForce-Yoga und Autorin von
*Yoga Skills for Therapists, Yoga for Depression* und *Yoga for Your Mood Deck*

## Literatur

Rothschild, B. (2010). *8 keys to safe trauma recovery.* New York: Norton; dt. (2012). *Acht Schlüssel zur sicheren Trauma-Heilung*. Essen: Synthesis.

Schwartz, A. (2024). *Applied polyvagal theory in yoga*. New York: Norton; dt. dieses Buch.

Weintraub, A. (2009). *LifeForce Yoga Chakra Clearing Meditation.* [CD]. CD Baby.

# Danksagung

Tiefste Dankbarkeit schulde ich Dr. Stephen Porges. Als Wissenschaftler und Forscher hätten Sie niemals erwartet, daß Ihre Arbeit einmal die Herzen von Psychotherapeuten und Yogis auf der ganzen Welt erreichen würde. Ihre Güte und Ihr Mitgefühl haben der Polyvagal-Theorie ermöglicht, die Herzen so vieler zu erreichen. Ich danke Ihnen für Ihre Offenheit und Ihre Bereitschaft, mit mir gemeinsam diese Reise zur Vereinigung von Wissenschaft, Soma und Seele anzutreten.

Auch der Gemeinschaft des Polyvagal-Instituts möchte ich danken. Ganz besonderen Dank schulde ich Randall Redfield, Blake O'Connor, Ewelina Ziolek und Sonja Heinrich dafür, daß sie meine Kurse in *Applied Polyvagal Theory in Therapeutic Yoga for Trauma* ermöglicht und diese Arbeit von ganzem Herzen unterstützt haben. Unendlich dankbar bin ich auch für die Erweiterungen der Polyvagal-Theorie durch Dr. Sue Carter, Deb Dana, Jan Winhall, Tracy Stackhouse, Amber Gray, Dr. Aimie Apigian, Michael Allison, Niki Elliot, Les Aria, George Thompson und Heather Abernathy. Jacek Kolacz und seinen Kollegen im *Kinsey Institute Traumatic Stress Research Consortium* danke ich für ihr Engagement bei der Erforschung der Polyvagal-Theorie und ihrer Anwendungen im Hinblick auf die Traumatherapie und die Gesundheitsförderung. Auch Dr. Liza Morton, Dr. Nicola Cogan und ihren Kollegen bin ich zu Dank verpflichtet, weil sie die NPSS (Anhang C) entwickelt und validiert haben. Ihnen allen muß ich dafür danken, daß Sie mir erlaubt haben, die NPSS als Ressource für unsere Leser in dieses Buch aufzunehmen (S. 211).

Meinen besonderen Dank hat auch Dr. Scott Lyons verdient. Sie haben mir als Erster angeboten, im Rahmen von *The Embody Lab* einen Kurs in angewandter Polyvagal-Theorie zu leiten. Ihre Weitsicht hat mir geholfen, dieses Buch zu konzipieren. Am wichtigsten jedoch ist mir Ihre Freundschaft, für die ich Ihnen danke.

Mein Dank gilt auch allen, die dazu beigetragen haben, eine Verbindung zwischen Yoga und psychotherapeutischer Arbeit zu entwickeln. In diesem Zusammenhang verneige ich mich zuallererst tief vor Amy Weintraub. Ihre Arbeit habe ich erstmals 2005 als Graduate-Studentin kennengelernt, als ich damit beschäftigt war, mein eigenes Entwicklungstrauma zu bewältigen. Nicht nur hat Ihr Buch *Yoga for Depression* mir persönlich geholfen, sondern es hat mich auch dazu inspiriert, mir in meiner beruflichen Entwicklung die Integration von Psychotherapie und Yoga zur Aufgabe zu machen. Es ehrt mich zutiefst, daß Sie bereit waren, ein Vorwort zu diesem Buch zu schreiben. Weiterhin danke ich David Emerson für seine Bemühungen, Yoga durch seine Forschungsarbeit und durch praktische Erprobung in Form des traumasensiblen Yoga zu einer anerkannten evidenzbasierten Methode der Arbeit mit Traumatisierten zu machen. Auch Marlysa Sullivan danke ich für ihre Bemühungen, eine Brücke zwischen Yoga und der Polyvagal-Theorie zu schlagen. Ich bin stolz darauf, mit ihr gemeinsam im Rahmen des Polyvagal-Instituts an der Erforschung der Parallelen zwischen Wissenschaft und Spiritualität arbeiten zu können. Joanne Lutz danke ich für die Entwicklung von NITYA *(nervous system-informed trauma-sensitive yoga)*, eines Ansatzes, der die positive Wirkung von Yoga aus Sicht der Polyvagal-Theorie noch eingehender erforscht, sowie Beth Spindler für ihre Untersuchung der Rolle, die der Vagusnerv bei der Heilung durch Yoga spielt. Wendy Black Stern möchte ich dafür danken, daß sie diese neuen Erkenntnisse im *Institute of Somatic Grieving* beherzigt, und Christine Wushke danke ich, weil sie mich eingeladen hat, in ihrer *Myofascial Yoga Community* zu unterrichten.

Die Integration von Yoga und Psychotherapie ist der Somatischen Psychologie zuzuordnen. Ich bin den vielen Lehrern und wichtigen Mentoren, die mich auf meiner eigenen Reise zur Verkörperung begleitet haben, für alle Zeiten zu Dank verpflichtet. Deshalb danke ich an dieser Stelle von ganzem Herzen den folgenden Personen: Susan Aposhyan, Bonnie Bainbridge Cohen, Christine Caldwell, Kekuni Minton, Pat Ogden, Janina Fisher, Babette Rothschild, Peter Levine, Diana Fosha und Manuela Mischke-Reeds. Auch meiner Mentorin Dr. Betty Cannon werde ich immer dankbar sein, weil sie mich mit der Macht der Präsenz vertraut gemacht hat.

Ein Buch entsteht niemals ohne ein Team. Deshalb danke ich auch den Mitarbeitern von W. W. Norton. Besonderer Dank gebührt Sabrina Husain Bajakian für die Illustrationen in diesem Buch. Danke, daß Sie mir zugehört und meinen Vorstellungen entsprechend Bilder gezeichnet haben, die durch ihre Einfühlsamkeit und Tiefe den Text ergänzen. Danken möchte ich weiterhin Deborah Malmud, Sara McBride Tuohy und Mariah Eppes, die an mich geglaubt und meine Vision des vorliegenden Buches unterstützt haben. Ich empfinde es als große Ehre, daß es in die Reihe *Interpersonal Neurobiology* des Verlags Norton aufgenommen wird. Deshalb danke ich auch den Begründern und Herausgebern dieser Reihe, Dr. Daniel Siegel, Dr. Allan Schore und Dr. Louis Cozolino. Ihre Beiträge und die gesamte Serie waren die entscheidenden Anstöße für die Entwicklung meiner eigenen Arbeitsansätze.

Abschließend danke ich auch meinem engsten Kollegen- und Freundeskreis und meiner Familie. Für die Liebe und die Quelle sozialer Verbundenheit und jener »ventralen Schwingungen«, die wir gemeinsam kreieren, bin ich zutiefst dankbar. Deshalb danke ich von ganzem Herzen Dr. Ilene Naomi Rusk, Amy Annesley, Robyn Hubbard und Joy Dyanne Stearns, die mich in meiner Arbeit unterstützt und unsere Gemeinschaft von Studenten und Yogis so erst ermöglicht haben. Ich danke schließlich auch Yashoda Devi Ma, die meine Lehrerin zu nennen ich stolz bin. Und ich danke Katie Hayden-Lewis, Seneca Murley, Shyamaa Creaven und Marcella Moy. Schließlich danke ich meiner Mutter, Carolyn Schwartz, und meinem Stiefvater Victor Goldman, die meine ersten Yoga-Lehrer waren und die mir bei allem, was ich tue, getreu zur Seite stehen. Auch meinem Mann, Bruce Feistner, möchte ich danken, weil unsere Leidenschaft für Yoga in unserer Ehe zu einer vereinenden Kraft werden konnte und weil du mir so unerschütterlich hilfst, meine Flügel auszustrecken. Mein allerherzlichster Dank gilt jedoch meinen beiden Kindern Ian und Eliana. Ihr werdet mich stets inspirieren.

# Einführung

Ich fing an, dieses Buch zu schreiben, als die Welt versuchte, die COVID-19-Pandemie zu bewältigen. In dieser Zeit wurden unsere Helfer im Gesundheitsbereich und in psychiatrischen Einrichtungen in bisher ungekanntem Maße mit Streß und Burnout konfrontiert. An meinem Wohnort in Boulder, Colorado, zerstörte das Marshall-Feuer an einem einzigen Tag fast tausend Häuser. Dann wütete in der Ukraine der Krieg, und in der Türkei und in Syrien forderte ein Erdbeben mehr als 46 000 Todesopfer und zerstörte die Lebensgrundlage einer noch viel größeren Anzahl von Menschen.

Kollektive Gefühle der Hilflosigkeit und Wut, die durch politische Kontroversen auf der ganzen Welt verstärkt werden, erschweren es weniger privilegierten Menschen, sich Zugang zu adäquater psychologischer und ärztlicher Versorgung zu verschaffen (R. L. Carter et al. 2017; Comas-Díaz et al. 2019). Aufgrund der durch Corona bedingten Quarantäne-Maßnahmen wurden viele stark isoliert. Unsere Verbindungen zu anderen Menschen konnten in dieser Situation nur virtuell stattfinden. Deshalb konnten wir an Schulabschlußveranstaltungen und Geburtstagen nur durch Verwendung elektronischer Medien teilnehmen und konnten sogar unsere Trauer bei Sterbefällen nur von Ferne zum Ausdruck bringen. Erstaunlicherweise ermöglichte uns während der Pandemie das Internet, positive Verbundenheit zu erleben (Prinzing et al. 2020; Vogels et al. 2020). Während die Welt sich auf eine existentielle Krise der Verzweiflung zubewegte, tanzten, sangen, lernten und bewegten wir uns gemeinsam und widmeten uns der Yoga-Übung – und all dies, obwohl wir real voneinander getrennt waren. Wir hörten einander zu und brachten trotz unserer realen Distanz unsere Sorge um das Wohl anderer zum Ausdruck. Das Bedürfnis nach einem spirituellen Sinngefühl und nach Verbundenheit war in dieser Zeit überragend. Obwohl wir mit einem immensen Verlust konfrontiert wurden, bemerkten wir auch Veränderungen zum Positiven und wurden so daran erinnert, daß Schmerz und Wohlbefinden nebeneinander existieren können. Wir stellten fest, daß es uns half, uns von Streß abzuschirmen, wenn wir uns die Zeit nahmen, Dankbarkeit, Mitgefühl, Mut und Sinn auszudrücken (Waters et al. 2021).

Als im März 2020 die Yoga-Studios schließen mußten, verlegte auch ich meine Kurse auf eine Online-Plattform. Ich hatte mehr als 25 Jahre lang Schüler im persönlichen Kontakt unterrichtet; und nun lernte ich, mich auf diese neue technische Möglichkeit einzustellen. Mein traumabewußter Yoga-Kurs, den ich vorher nur Menschen aus meinem nächsten Umfeld, die ich gut kannte, angeboten hatte, wurde nun zu einer internationalen Gruppe hingebungsvoller Yoga-Schüler. Im Herbst 2020 leitete ich dann in Zusammenarbeit mit dem *Polyvagal Institute* und *The Embody Lab* meinen ersten Yoga-Kurs in angewandter Polyvagal-Theorie.

Die Polyvagal-Theorie liefert uns einen transdiagnostischen Therapieansatz. Es geht dabei um die physiologischen Wurzeln eines großen Spektrums körperlicher und psychischer gesundheitlicher Probleme. Dieser Ansatz ermöglicht es Therapeuten und Klienten, die Ungleichgewichtszustände innerhalb des Autonomen Nervensystems mitfühlend zu verstehen und zu behandeln, welche die Grundlage der meisten affektiven, traumabasierten und Angststörungen sind.

Traditionell konzentriert sich eine Redetherapie auf Narrative über bestimmte Ereignisse oder Verlusterlebnisse. Zwar können sich Interventionen, die sich auf Erzählungen über belastende oder traumatische Erlebnisse konzentrieren, positiv auswirken, doch reichen sie oft nicht aus, um im Autonomen Nervensystem (ANS) die Balance wiederherzustellen (van der Kolk 2014/2015). Außerdem stehen Therapieansätze, die auf einer künstlichen Unterscheidung zwischen Geist und Körper basieren, nicht mit moderneren Sichtweisen in Einklang, die den Geist als sowohl verkörpert als auch relational ansehen.

Bei einem Trauma handelt es sich um jede Art von Ereignis, das unsere Fähigkeit, es mental, emotional und körperlich zu bewältigen oder zu verarbeiten, übersteigt. Ein unaufgelöstes Trauma ist eine der wichtigsten Ursachen für andere die psychische und physische Gesundheit betreffende Vorstellungsgründe, einschließlich einer erhöhten Wahrscheinlichkeit des Vorkommens von Angststörungen, Depression, Eßstörungen, Substanzmißbrauch und Suizidalität. Die Polyvagal-Theorie wurde von Stephen Porges entwickelt, weil er die duale Funktionalität des Vagusnervs verstehen wollte, die zu paradoxen Reaktionen des Parasympathischen Nervensystems (PNS) führt. Kurz zusammengefaßt könnte man das wie folgt beschreiben: Wenn wir in Sicherheit sind, ermöglicht uns das PNS, uns auszuruhen und zu verdauen. Während eine belastende Situation in der Regel eine Kampf-oder-Flucht-Reaktion des Sympathischen Nervensystems (SNS) auslöst, ruft eine Gefahr, der wir nicht entfliehen können, eine evolutionär ältere, »fest verdrahtete« Antwort des PNS hervor, die uns durch eine Totstell- oder Ohnmachtsreaktion schützen soll. Traditionell konzentriert sich die Behandlung einer PTBS auf Symptome, die auf starke Erregung hindeuten, etwa Angst, Flashbacks und Hypervigilanz. Doch die defensive Reaktion des PNS kommt in Form von Symptomen einer schwachen Erregung zum Ausdruck, die oft eine chronische oder komplexe Traumatisierung begleiten, so etwa Depression, Dissoziation und Anzeichen für autonome Dysregulation, was sich in Form von Benommenheit, Übelkeitsgefühlen oder dem Verlust des Muskeltonus äußern kann. Von einem Trauma zu genesen erfordert Interventionen, die das Nervensystem eines Klienten in die Lage versetzen, wieder flexibel und resilient zu reagieren. Ein resilientes Nervensystem wird mit den Stressoren, mit denen wir alle im Leben unvermeidlich konfrontiert werden, besser fertig.

Die Positive Psychologie und die *Science of Well being* lehren uns, daß Wissen und Kenntnisse allein uns nicht in die Lage versetzen, eine sinnvolle Veränderung zu erreichen (Kristal & Santos 2021). Veränderungen erfordern unser Handeln in der Welt. Beispielsweise hilft uns das bloße Wissen, daß die Verringerung des Zuckerkonsums unserer Gesundheit zugute kommt, wenig, wenn wir weiterhin ständig große Mengen Zucker konsumieren. Oft bringen psychologische Interventionen Klienten dazu, sich über ihr Verhalten klar zu werden, indem sie über Ereignisse in der Vergangenheit reflektieren. Solche Interventionen können scheitern, wenn die betreffenden Klienten wenig experientielle und behaviorale Unterstützung bei dem Bemühen um Veränderungen im Hier und Jetzt erhalten. Therapeutisches Yoga stellt wie jede achtsamkeitsbasierte Intervention das Erleben im gegenwärtigen Augenblick in den Mittelpunkt und ermutigt Klienten, auf subtile Veränderungen hinsichtlich Körperwahrnehmung, Atmung und Bewegung und deren Auswirkungen auf ihr Selbstempfinden zu achten.

Der Körper wird heutzutage zunehmend in eine Therapie einbezogen, weil die neurowissenschaftliche Forschung die physiologischen Grundlagen psychischer Probleme immer genauer erkennt (Russell-Chapin 2016). Therapeutisches Yoga ist einer der somatischen oder körperbasierten Ansätze, mit deren Hilfe Therapeuten direkt an der dysregulierten Physiologie von Klienten arbeiten können. In den letzten Jahren wurde Yoga zur Behandlung psychischer und physischer Probleme wie Depression, Angst, PTBS, Krebs, Herz-Kreislauferkrankungen, Schlaflosigkeit und chronischem Schmerz genutzt (Agarwal & Maroko-Afek 2018; Gonzalez et al. 2021; Rhodes et al. 2016; van der Kolk et al. 2014; Wu et al. 2019). Untersuchungen haben ergeben, daß Yoga das Wohlbefinden, die Affektregulation, die Impulskontrolle und die Funktionsweise des Autonomen Nervensystem positiv beeinflußt (Trakroo & Bhavanani 2016; Tyagi & Cohen 2016).

Zu beachten ist hier, daß die Wissenschaft zwar dazu beitragen kann, diese alten Übungsmethoden zu würdigen, daß wir aber nicht die spirituellen Ursprünge des Yoga aus dem Blick verlieren sollten. Stellen Sie sich vor, Sie würden lernen, auf einer Geige zu spielen. Ihr analytischer Geist kann die Bestandteile des Instruments untersuchen, etwa wie die unterschiedliche Anspannung der Saiten die Stimmung verändert oder daß der Steg genau richtig plaziert sein muß, damit der Resonanzkörper des Instruments optimal zur Geltung kommt. Konzentrieren wir uns jedoch auf diese Details, kann es sein, daß wir ohne es zu wollen das kostbare Geschenk des Erlebens der Musik, die wir mit diesem wunderbaren Instrument spielen können, aus dem Blick verlieren. Ebenso können wir versuchen, die Funktionsweise jedes Aspekts der Yoga-Übung zu verstehen – etwa wie die Atmung das Nervensystem beeinflußt und wie Haltungsänderungen sich auf die Funktionsfähigkeit des Vagusnervs auswirken. Wir müssen uns aber auch selbst als Übende erleben. In Augenblicken der Reflexion treten wir zu unserer inneren Weisheit in Kontakt, die uns einen tieferen Sinn empfinden läßt. So gibt Yoga uns Gelegenheit zu spiritueller Reflexion. Die Spiritualität hilft uns, die Kluft zwischen unserer greifbaren, meßbaren physischen Welt und den subtilen Eigenschaften unseres Erlebens zu überbrücken. Durch die Yoga-Übung lernen wir, uns von dem Drang, über die Vergangenheit zu grübeln oder uns wegen der Zukunft zu sorgen, zu lösen. Das gelingt uns, indem wir unsere Aufmerksamkeit und Neugier wieder auf unser Erleben im gegenwärtigen Augenblick fokussieren. Der vorhersehbare Rhythmus der Atmung und die sensorischen Anker des inneren Empfindens helfen uns, unsere Toleranz gegenüber Unbekanntem zu verbessern. Und jedesmal wenn wir uns im Hier und Jetzt bewegen, können wir uns von den automatischen Reaktionen befreien, die durch Gefühle der Gefährdung hervorgerufen werden. Wir können innehalten, reflektieren und möglicherweise einen inneren Raum oder eine friedvolle Atmosphäre entdecken. So gelingt es uns, zu einem inneren Empfinden des »Nach-Hause-Kommens« in Kontakt zu treten, zu einem impliziten Wissen über unsere Ganzheit. Das ist das Geschenk, das Yoga für uns bereithält.

Ganz gleich, ob wir einen Yoga-Kurs für eine Gruppe leiten oder Yoga im dyadischen psychotherapeutischen Austausch vermitteln, es handelt sich immer um einen Beziehungskontext. Wir kommunizieren nonverbal durch unser Atmen, unsere Bewegungen, unsere Körperhaltung und unseren Gesichtsausdruck unsere Bereitschaft, unsere Schüler in ihrem Leid zu begleiten. Wir bieten einander eine physiologische Grundlage der Sicherheit. Auf dieser Basis können wir andere dazu anleiten, auf ihre defensive Physiologie zu achten und ihr gegenüber Neugierde zu entwickeln. Vielleicht laden wir sie dazu ein, auf ihren Atem zu achten oder sich der Anspannung, die sie in ihrem Körper spüren, bewußt zu werden. Viele Traumatisierte haben eine von Selbstzweifeln, Kritik oder entwertenden Gedanken dominierte innere Stimme. Vielleicht fühlen sie sich ruhelos, reizbar, verängstigt oder wütend. Oder sie werden von Hoffnungslosigkeit oder Verzweiflung niedergedrückt. Sowohl im Zustand der Übererregung als auch der Untererregung weisen solche Gedanken und Gefühle darauf hin, daß ein Klient auf etwas in der Vergangenheit Liegendes reagiert. Wir mögen zwar irgendwann bereit sein, die Ursprünge solcher Gefühle zu erforschen, es wirkt sich aber oft positiv aus, die Fähigkeit des Klienten, sich seinem Leid zuzuwenden, ohne sich von seinem Schmerz überwältigen zu lassen, zu stärken. Dies kann man erreichen, indem man ihnen hilft, zu einem inneren Empfinden von Sicherheit und Gelassenheit im Hier und Jetzt zu gelangen. Beispielsweise stellen viele Klienten nach nur vier oder fünf langsamen Atemzügen, die das Zwerchfell aktivieren, fest, daß ihre Angst nachgelassen hat und sie sich fokussierter fühlen. Sobald wir ruhig geworden und mit uns selbst verbunden sind, können wir besser zu unserer eigenen inneren Weisheitsquelle in Kontakt treten.

Sobald wir eine adäquate Verbindung zu unseren Ressourcen haben, können wir den Prozeß der Selbstentdeckung vertiefen. Vielleicht werden wir dann neugierig darauf, wie sich historische Ereignisse auf unsere aktuellen Gefühle oder Symptome auswirken. Wir lernen, auf unser Leiden zu achten, ohne uns zu stark mit unseren Verletzungen zu identifizieren. Mit Hilfe der bewegungsbasierten Übungen des Yoga können wir Schichten schützender somatischer Panzerung auflösen. Gelingt es uns, uns von der Anspannung in unserem Körper zu befreien, empfinden wir häufig mehr Freiheit oder eine gewisse Leichtigkeit des Seins. Negative Selbstgespräche und dysregulierte physiologische Zustände werden dann seltener, und an ihre Stelle tritt ein umfassenderes Selbstempfinden, begleitet von einer neuen Erzählung, die ein Gefühl der Zuversicht, kreativer Möglichkeiten und der Verfügbarkeit unseres Potentials verstärkt.

## Was Sie in diesem Buch erwartet

Sinn und Zweck des vorliegenden Buches ist, Psychotherapeuten, Yoga-Therapeuten und Yoga-Lehrern einfache yogische Interventionen nahezubringen, die sie ihren Klienten oder Schülern anbieten können, um deren körperliches und geistiges Wohlbefinden mit Hilfe der angewandten Wissenschaft der Polyvagal-Theorie zu fördern. Das Buch *Traumabehandlung mit Yoga* hat zum Ziel, traditionelle Yoga-Übungen zu entmystifizieren, indem es die physiologischen Mechanismen erläutert, die Veränderung bewirken. Das hier vorgestellte integrative Modell verbindet die Weisheitstradition des Yoga mit Erkenntnissen der Neurowissenschaften, der Bindungstheorie, der somatischen Psychologie und der Traumatologie. Atem-, Bewegungs- und Gewahrseinsübungen der Yoga-Tradition lassen sich problemlos in Psychotherapiesitzungen integrieren, und auf diese Weise läßt sich die Wirkkraft anderer Interventionen vergrößern. Außerdem ermutigen wir Klienten und Studenten, diese regulierend wirkenden Strategien auch außerhalb der Sitzungen oder Kurse zu benutzen. Durch Wiederholung werden die mit sozialer Verbundenheit, sicherer Mobilisierung beim Spiel und sicherer Immobilisierung beim Ausruhen assoziierten Nervenbahnen leichter zugänglich.

Eine Bemerkung zu der Sprache, die in diesem Buch verwendet wird, erscheint mir als notwendig. Wahrscheinlich wird Ihnen auffallen, daß dieses Buch nicht nur aus Beschreibungen von Interventionen besteht, die wir bei der Arbeit mit einem Klienten oder Schüler nutzen können. Vielmehr wird darin auch erörtert, wie wir alle uns darauf konzentrieren müssen, uns um unser eigenes Nervensystem, unseren Körper und unseren Geist zu kümmern. Deshalb spreche ich im Text nicht über »sie«, sondern beschreibe den Inhalt als eine Anzahl von Werkzeugen für »uns«. Tatsächlich sind Sie selbst die einzige Person, die Sie verändern können. Und wenn Sie an einem Ort der Verbundenheit mit Ihrem tiefsten, weisesten und mitfühlendsten Selbst verweilen, sind Sie besser in der Lage, anderen Ihre Präsenz anzubieten. Die Aufgabe von Psychotherapeuten und Yoga-Lehrern besteht nicht darin, die Probleme und Mängel anderer Menschen zu beheben; zur Heilung kommt es vielmehr aufgrund des Gefühls, in einer vertrauenswürdigen Beziehung sicher genug zu sein, ganz gleich, ob die dabei entstehende Verbindung in Ihnen selbst existiert oder sich auf einen anderen Menschen bezieht. Am Anfang jeder Veränderung steht die Entwicklung einer Verbindung zu uns selbst.

Im ersten Kapitel des Buches lernen Sie die acht Glieder des Yoga-Baums und das aktuelle Wissen über Körper und Geist in Beziehung zu Streß und Traumata kennen. Die Einführung der Yoga-Übungen wird im Kontext eines eingestimmten und co-regulierenden relationalen Austauschs diskutiert. Die folgenden Kapitel befassen sich mit fünf Arten yogischer Interventionen: Entdecken, Zentrieren, Finden einer Balance, Mobilisieren von Energie und Beruhigung. Am Ende jedes Kapitels werden Übungen erläutert, die sowohl im Rahmen einer Psychotherapie als auch in einem Yoga-Kurs genutzt werden können. Kapitel 2 erforscht die historische somatische Psychologie als Grundlage eines therapeutischen Ansatzes zur Nutzung von Yoga. Konkreter gesagt, beschäftigen wir uns darin mit der Integration von Yoga und Psychotherapie. Übungen, die auf Selbstentdeckung zielen, laden uns ein, uns mit unserem aktuellen physiologischen Zustand zu beschäftigen. Wir lernen zu erkennen, ob wir uns in einer Defensivreaktion befinden, und wir entwickeln eine umfassendere Sprache, die uns hilft, Ereignisse zu identifizieren, die diese Reaktion auf Bedrohungen auslösen. Sobald wir uns über den Zustand unseres Nervensystems im klaren sind, können wir erforschen, was wir brauchen, um uns unterstützt zu fühlen. Kapitel 3 befaßt sich mit der *Pranayama*-Lehre in Verbindung mit der Herzratenvariabilität und dem vagalen Tonus. Zentrierende Übungen, die in diesem Zusammenhang erläutert werden, sind bewußtes Atmen, Selbstmitgefühl, Selbstberührung und sanfte wiegende Bewegungen, die uns helfen sollen, uns im Hier und Jetzt sicherer und verbundener zu fühlen. Kapitel 4 erforscht, wie wir auf der Grundlage der Polyvagal-Theorie Resilienz entwickeln können. Dort schauen wir uns die Beziehung zwischen Streß, Trauma und körperlicher Gesundheit eingehender an. Das Kapitel endet mit Übungen zur Anregung der Neuromodulation, was durch Stärkung des vagalen Tonus in Verbindung mit bilateralen Bewegungen zur Förderung der Integration der Hemisphären erreicht werden soll. Diese Interventionen zielen auf die Verbesserung unserer Fähigkeit, auf herausfordernde und möglicherweise destabilisierend wirkende Situationen gleichmütiger zu reagieren. Kapitel 5 konzentriert sich auf Energetisierung und Stärkung durch Bewegung. Wir erforschen darin, wie Yoga uns die Nutzung von Ressourcen ermöglicht, die stärkend, vitalisierend und spielerisch wirken. Achtsame Mobilisierung hilft, Spannungen und Haltemuster im Körper aufzulösen und ein Gefühl der Auflösung belastender oder traumatischer Ereignisse hervorzurufen. Das letzte Kapitel des Buches erläutert beruhigend wirkende Übungen, was einem traumabewußten Umgang mit *Yoga nidra* und Meditation gleichkommt. Die in diesem Kapitel beschriebenen Interventionen laden uns ein, uns in der Stille heimisch zu machen und uns ein Empfinden der Leichtigkeit und inneren Friedens zu erschließen.

## Zu den Fallbeispielen in diesem Buch

An dieser Stelle möchte ich Klienten danken, die bereit waren, mir die Verwendung ihrer Geschichten in diesem Buch zu gestatten. Ihre Identität enthüllende Details wurden entfernt, um ihre Privatsphäre zu schützen.

# Liste der Interventionen

# 1

# Wissenschaft, Soma und Seele

In der heutigen Welt wird Yoga gewöhnlich mit bestimmten Körperhaltungen und bewußtem Atmen in Verbindung gebracht. Wir sehen dazu häufig Bilder von gertenschlanken Menschen in brezelähnlichen Positionen. Bei intensiverer Beschäftigung mit der Thematik wird jedoch schnell klar, daß Yoga eher ein Übungsweg und eine der ostindischen Kultur entstammende Lebensphilosophie ist. Das Wort Yoga leitet sich im Sanskrit von der Wurzelsilbe *yuj* her, die »anschirren« oder »eine Einheit schaffen« bedeutet. Manchmal wird Yoga auch als ein Weg zur Vereinigung von Geist und Körper verstanden. Aber tatsächlich sind Körper und Geist ohnehin eins. Die Vereinigung, die wir zu erreichen suchen, besteht schon. Die Yoga-Übung lädt uns ein, unsere Sinne aufzuwecken, damit wir die schon in uns bestehende Ganzheit erleben können.

Als Werkzeug der Selbstentdeckung bietet uns die Yoga-Übung viele Möglichkeiten, unser Erleben unserer selbst in Beziehung zur Welt zu erforschen. Mit Hilfe von Achtsamkeit begeben wir uns in die Position des Zeugen, und dies ermöglicht uns, die subtilen Veränderungen zu beobachten, die eintreten, wenn wir unsere Bewegungen oder unsere Atmung modifizieren. Neugier hilft, unsere Neigung zum Urteilen zu verringern. So lernen wir, unsere innere Landschaft als ein sich ständig veränderndes dynamisches System zu spüren, mit dessen Hilfe wir uns an die Welt in unserer Umgebung anpassen. Yoga ist nicht nur ein ganzheitlicher Weg zu körperlichem, emotionalem und mentalem Wohlbefinden, sondern erschließt uns auch Möglichkeiten zur spirituellen Reflexion. Die Yoga-Praxis lädt uns zur Entdeckung des stillen und unveränderlichen Selbst ein, das in den Tiefen unseres Seins weilt.

Die meisten von uns fühlen sich zuweilen zutiefst mit sich selbst verbunden und in ihrer Umgebung sicher. Wir spüren in solchen Augenblicken, daß wir emotional gelassen und körperlich entspannt sind. Schenken wir unserem Körper und Geist Aufmerksamkeit, können wir erkennen, wann wir uns nicht verbunden oder sicher fühlen. In solchen Augenblicken fühlen wir uns zwar unwohl, sie sind aber trotzdem für uns von Wert, weil sie uns ermöglichen, weise Entscheidungen zu treffen, durch die wir den Zustand der Sicherheit und Verbundenheit wiederherstellen können. Yoga stellt uns Werkzeuge zur Verfügung, mit denen wir an physiologischen Ungleichgewichtszuständen arbeiten können, die mit Symptomen von Affektiven Störungen, Angststörungen und Posttraumatischen Belastungsstörungen einhergehen. Sind wir uns über die biologischen Grundlagen der Symptome unserer Klienten im klaren, fördert das eine mitfühlende Haltung und wirkt auf Behandlungsstrategien, die die Gesundheit der Geist-Körper-Einheit fördern.

In diesem Buch geht es in erster Linie um die Bereiche, in denen sich Polyvagal-Theorie, Yoga und Psychotherapie überschneiden. Wir könnten auch sagen: Wir beschäftigen uns mit der Schnittstelle zwischen Wissenschaft, Soma und Seele.

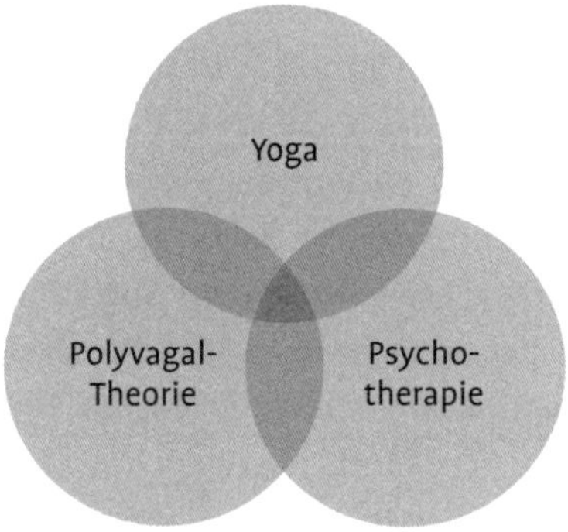


ABBILDUNG 1.1 Yoga, Polyvagal-Theorie und Psychotherapie

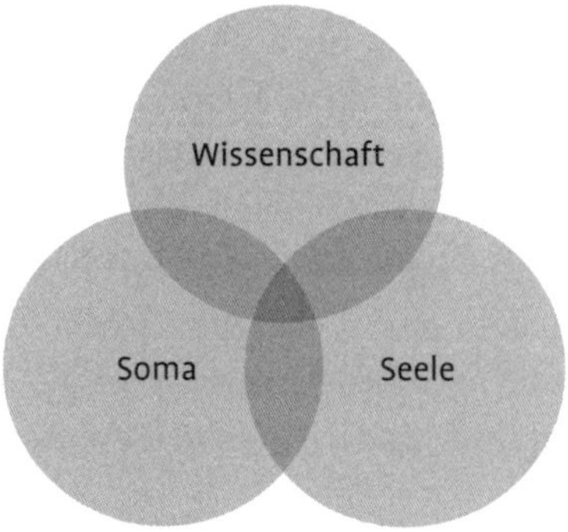


ABBILDUNG 1.2 Wissenschaft, Soma und Seele

Wir können Yoga als eine Spielart somatischer Psychologie oder körperzentrierter Psychotherapie verstehen. Das griechische Wort *Soma* bezeichnet den Körper, das griechische Wort *Psyche* bezeichnet die Seele, das Selbst oder den Geist. Eine auf dualistischen Sichtweisen basierende Sprache und das cartesianische Denken unterscheiden oft zwischen Geist und Körper. Tatsächlich jedoch beeinflussen beide einander, und sie völlig voneinander zu trennen ist unmöglich. Die Entwicklung der Psychologie zu einem Wissens- und Forschungsbereich hat zu einer Idolisierung des Gehirns geführt, was eine Überbewertung der Macht des Geistes und seines Einflusses auf unsere Emotionen zur Folge hat. Wir können uns jedoch von einer Reaktion auf eine Bedrohung nicht nur mit Hilfe unseres Denkens befreien; unser Körper muß in solch einen Veränderungsprozeß einbezogen werden. Die Polyvagal-Theorie veranschaulicht die physiologischen Grundlagen der Geist-Körper-Beziehung und hilft uns zu erkennen, daß Menschen in der Lage sind, sich aus Defensivzuständen zu lösen, um in Verbindung treten zu können. In einem Kontext von Sicherheit begünstigt soziale Verbundenheit einen ruhigen physiologischen Zustand, in dem wir nicht nur in der Lage sind, uns auf eine vertrauenswürdige Beziehung einzulassen, sondern der auch innere Prozesse kreativer Aktivität, spiritueller Untersuchung und der Bewußtseinserweiterung unterstützt (siehe Porges in seinem Vorwort zu A. Schwartz 2022/2023). Yoga liefert uns eine natürliche Grundlage für eine seelentiefe Untersuchung. Wir können die Seele als tiefstes Zentrum unserer Identität verstehen, das unser Empfinden eines adäquaten Sinns und Zwecks birgt. Der Bereich, in dem sich Wissenschaft, Soma und Seele überschneiden, liefert uns eine Grundlage, von der aus wir sowohl unser individuelles als auch unser kollektives Wohl stärken können.

Im vorliegenden Kapitel geht es zunächst um ein traumabewußtes Verständnis der acht Glieder des Yoga-Baums. Daran anschließend erklärt eine Erörterung der Neurophysiologie des Streß, wie belastende oder traumatische Ereignisse in unserem Körper und Geist bewahrt werden. Und schließlich verhilft uns die Polyvagal-Theorie zu einem Verständnis dessen, wie wir mit Imbalancen im Autonomen Nervensystem umgehen können, die Symptomen von Angst, Depression oder Posttraumatischer Belastungsstörung zugrunde liegen. Im Anschluß daran erforschen wir, wie die Polyvagal-Theorie in einem therapeutischen Umfeld in Psychotherapie und Yoga-Übung integriert werden kann.

## Der Yoga-Baum

Bei *Patanjalis Yoga-Sutras* handelt es sich um eine Sammlung von Sanskrit-Texten über Theorie und Praxis des Yoga aus der Zeit um 300 christlicher Zeitrechnung

(Sutton 2020). Die vielen Übersetzungen dieses Klassikers stimmen alle dahingehend überein, daß Yoga acht Elemente umfaßt, die oft als die acht Glieder des Yoga-Baums bezeichnet werden. Bei den *ersten beiden* Gliedern, den *Yamas* und *Niyamas*, handelt es sich um moralische oder ethische Leitlinien, die uns helfen, mit uns selbst und anderen Menschen ehrlich und mitfühlend umzugehen. Beispielsweise halten uns diese Orientierungshilfen dazu an, unsere Gedanken und Handlungen (*Svadhyaya*) zu erforschen, sie fordern uns auf, uns gegenüber uns selbst und anderen um eine gewaltlose Haltung (*Ahimsa*) zu bemühen, und sie empfehlen uns Selbstdisziplin, weil wir dadurch unsere Entwicklung fördern (*Tapas*). Die *Yamas* und *Niyamas* entsprechen vielen Werten, die in einer Psychotherapie wichtige Rollen spielen. Beispielsweise ermutigen sie uns, uns selbst besser zu verstehen, Selbstmitgefühl zu entwickeln und uns um Unerschütterlichkeit im Umgang mit schwierigen Emotionen oder schmerzhaften Erinnerungen zu bemühen.

Das *dritte* Glied des Yoga-Baums ist *Asana*, womit die yogischen Körperhaltungen gemeint sind, die viele von uns bereits kennen. Sie helfen uns nicht nur, Stärke, Durchhaltevermögen und ein Gefühl der Befähigung zu entwickeln, sondern unterstützen uns auch darin, uns von unnötiger Anspannung zu lösen. Streß und traumatische Erlebnisse hinterlassen Spuren in unserem Körper. Das kann sich in dem Gefühl niederschlagen, daß schwere Gewichte auf unseren Schultern lasten; es kann sich in einem auf Angst beruhenden mulmigen Gefühl in der Magengrube äußern; und es kann uns als »Kloß im Hals« peinigen. Wenn wir uns in bestimmte Körperhaltungen versetzen und gleichzeitig bewußt atmen, so kann uns das helfen, angesammelte Anspannung aufzulösen und dadurch in den Genuß eines Gefühls der Leichtigkeit, verbunden mit ungewohnter Bewegungsfreiheit, zu kommen.

Das *vierte* Glied des Yoga-Baums, *Pranayama,* umfaßt vielfältige Möglichkeiten bewußten Atmens, die einem ausgeglichenen Geisteszustand zugute kommen sollen. Es gibt viele Arten von Atemübungen, die Rhythmus, Dauer, Charakter oder Struktur der Atmung verändern. Während jeder dieser Übungen beobachten wir die subtilen Veränderungen im Körper und im Geist. Ziel ist eine Balance in Körper und Geist, die einen Zustand entspannter Wachheit fördert, eine Vorbereitung auf die Meditation.

Das *fünfte* Glied des Yoga-Baumes, *Pratyahara*, richtet unsere Aufmerksamkeit nach innen. Dies wird durch Abziehen des sensorischen Gewahrseins von den äußeren Reizen erreicht. Beispielsweise werden wir aufgefordert, die Augen zu schließen und uns auf unser inneres Erleben zu konzentrieren. Diese Übungen sind oft besonders wertvoll, wenn wir aufgrund von belastenden oder traumatischen Ereignissen eine besondere Vigilanz äußeren Gefahrensignalen gegenüber entwickelt haben. Wir mögen dieses Nach-innen-Richten der Aufmerksamkeit anfangs als gefährlich empfinden, weil die traumabezogenen Empfindungen und Emotionen in unserem Körper lokalisiert werden. Manchmal widerstrebt es uns vielleicht auch, uns von unserem Bedürfnis, die äußere Umgebung ständig im Blick zu behalten, zu lösen, weil wir fürchten, daß wir uns dann nicht mehr vor einer Gefahr schützen können. Aber wenn wir uns langsam daran gewöhnen, die Aufmerksamkeit nach innen zu richten, können wir lernen, uns dabei immer wohler zu fühlen.

Das *sechste* Glied des Yoga-Baums ist *Dharana*, die Praxis der Konzentration. In diesem Zustand ziehen wir unser Gewahrsein von der Außenwelt ab, indem wir die Aufmerksamkeit auf ein Objekt richten. Wir können dazu die Luftbewegung an den Nasenöffnungen verfolgen, wir können den Blick auf ein Objekt fokussieren, wir können die Position unserer Fingerspitzen in einer *Mudra* (Handhaltung) spüren oder wir können ein *Mantra* wiederholen und so durch einen Klang oder ein Wort unseren Geist fokussieren. Wenn wir die Aufmerksamkeit nach innen und auf ein Objekt richten, hilft uns das, unseren aktuellen mentalen Zustand, unsere Bewegungsgewohnheiten und den Rhythmus unseres Atems zu erkennen. Dies wahrzunehmen vergrößert unseren Spielraum, auf unsere Umgebung zu reagieren. Wir lernen, innezuhalten und uns von den Automatismen unseres Denkens, unserer emotionalen Reaktionen und unserer Verhaltensweisen zu lösen.

In ihrer Gesamtheit fördern alle bisher genannten Glieder des Yoga-Baums einen optimalen Geisteszustand für *Dhyana*, die Meditation. Dieses *siebte* Glied des Yoga-Baums ist eine Übung, der wir uns aktiv widmen können, die uns aber letztlich in einen mühelosen, empfänglichen Gewahrseinszustand versetzt, in dem wir unsere Präsenz spüren. Obwohl wir dieses Gefühl der Ruhe und des Friedens während der Meditation möglicherweise nur für einen Moment erleben, sind die positiven Auswirkungen dieses Vorgangs erstaunlich. Der damit verbundene Seinszustand steht in einem tiefreichenden Gegensatz zu dem Geisteszustand, in dem wir uns normalerweise unseren Alltagsaufgaben widmen.

Das *achte* Glied des Yoga-Baums, *Samadhi*, bezeichnet die Empfindung des Einsseins oder der Glückseligkeit, die eintritt, wenn das meditative Gewahrsein über längere Zeit aufrechterhalten bleibt. Die mit *Samadhi* verbundene tiefe nährende Zuwendung kommt nicht nur uns persönlich zugute, sondern inspiriert uns auch zu einem liebevolleren und mitfühlenderen Verhalten anderen gegenüber. Wir können uns dies als einen Zustand der Selbstverwirklichung vorstellen (Maslow 1968/1973). Selbstverwirklichte Menschen sehnen sich oft danach, ihre eigenen Bedürfnisse zu überwinden, indem sie sich einem über ihre eigene Existenz hinausreichenden Ziel widmen. In diesem Rahmen kann unsere Yoga-Übung unserem Bedürfnis nach sozialer Gerechtigkeit und dem Wohl aller dienen.

Die Yoga-Praxis ermöglicht uns, unser Gewahrsein unseres Körpers, unserer Atmung und unserer mentalen Prozesse zu stärken. Wir können lernen, unsere psychophysiologischen Reaktionen auf Gefahrensignale zu beobachten und unsere Streßreaktion zu regulieren. Yoga stellt Werkzeuge bereit, mit denen wir an psychischen und physiologischen Imbalancen arbeiten können; dies geschieht mit Hilfe von Übungen, die uns helfen, unseren Körper zu spüren, unsere Atmung zu verändern, die stärkende Wirkung von Bewegungen zu entdecken und uns die Fähigkeit, in Stille zu verweilen, wieder anzueignen. Im Sinne der Polyvagal-Theorie ermöglichen die *Asanas* und *Pranayama*, diese physiologischen Systeme in einer kontrollierbaren Umgebung zu beeinflussen. Beispielsweise können wir Atemübungen als neuronale Übungen verstehen, die es Übenden ermöglichen, kurze Phasen physiologischer Belastung mit Phasen gezielter Erholung zu verbinden, und so den vagalen Tonus optimieren. Yoga-Übungen bestehen häufig in der Ausführung einer Folge bestimmter Körperhaltungen in Verbindung mit rhythmischer Atmung, was mit einem Wechsel zwischen erhöhter und gesenkter Herzfrequenz einhergeht. Über längere Zeit fördern solche Übungen die Resilienz des Nervensystems. Resilienz beinhaltet, daß wir mit den unvermeidlichen Stressoren unseres Alltagslebens besser fertig werden und uns schneller von solchen belastenden Situationen erholen. Wir müssen uns sicher fühlen, um die positiven Auswirkungen der Stille auskosten zu können. Der Zustand innerer Stille wirkt nicht nur positiv auf unsere körperliche Gesundheit, sondern unterstützt auch unsere Kreativität und die Fähigkeit, Zustände erweiterten Bewußtseins zu erleben.

Das Interesse an der Integration von Yoga-Übungen in Therapiesitzungen nimmt heute stark zu – was wahrscheinlich auch mit dem wachsenden Interesse an der Komplementärmedizin zusammenhängt (Caplan 2018; Emerson 2015/2015; Forfylow 2011; Kamradt 2017; Weintraub 2012). Viele Klienten finden zu Yoga und Achtsamkeitspraxis, weil sie Medikamentenkonsum vermeiden wollen. Auch sind sie der Auffassung, daß holistische Behandlungsmethoden besser mit ihrer Lebensweise oder ihren Überzeugungen zusammenpassen. Doch bevor wir uns mit den Möglichkeiten einer solchen Integration gründlicher befassen, sollten wir versuchen, die Rollen von Körper und Geist in Zusammenhang mit Streß, Traumata und der frühen Bindung besser zu verstehen. So können wir eine gute Grundlage für eine intelligente Integration von Yoga in die psychotherapeutische Arbeit schaffen.

## Die Streßforschung

Wenn wir uns mit der Reaktion des Körpers auf Streß befassen, schauen wir uns nicht nur an, was im Gehirn vor sich geht, sondern auch, wie uns unser Nervensystem, Verdauungssystem, Herzkreislaufsystem, Atemsystem, endokrines System und Immunsystem gemeinsam helfen, auf unsere Umgebung zu reagieren. Die genannten Systeme sind nicht stark voneinander abgegrenzt, sondern durch die Aktivität des ANS, des Vagusnervs und des Bindegewebes im ganzen Körper miteinander verknüpft. Das ANS ermöglicht die Kommunikation zwischen Hirnstamm und inneren Organen und steuert zentrale physiologische Funktionen wie Herzfrequenz, Blutdruck, Körpertemperatur, Atemfrequenz, Verdauung und sexuelle Erregung. Das ANS hilft uns bei der Anpassung an die sich ständig verändernden Anforderungen unserer Umgebung und initiiert nötigenfalls Aktivitäten, die dem Selbstschutz dienen, damit wir mit Streß fertig werden und bedrohliche Situationen überleben. Das ANS umfaßt das Sympathische, das Parasympathische und das Enterische Nervensystem.

Das *Sympathische Nervensystem* (SNS) fungiert als Beschleuniger, wie eine Art Gaspedal, das die Herzfrequenz, den Blutdruck und die Atemfrequenz erhöht und gleichzeitig die Aktivität der Verdauungs- und Geschlechtsorgane verlangsamt. Jedes Streß verursachende Ereignis aktiviert das SNS und regt so die Ausschüttung von Acetylcholin an, eines Stoffs, der den Muskeltonus erhöht und die mentale Fokussierung stärkt. Dadurch wird unsere Wachsamkeit verstärkt und unsere Aufmerksamkeit auf die Außenwelt fixiert. Weil sich auch unsere Pupillen weiten, können wir sogar im Dunkeln klar sehen. Eine gleichzeitige verstärkte Ausschüttung von Adrenalin weitet die Blutgefäße, was ebenfalls zu einer Erhöhung der Herzfrequenz führt. Grundsätzlich initiiert das SNS im Körper Bewegungen oder eine Mobilisierungsreaktion.

Hingegen können wir uns das *Parasympathische Nervensystem* (PNS) wie eine Art Bremspedal vorstellen. Es wird durch die Aktivierung des Vagusnervs stimuliert, und dadurch werden Herzfrequenz, Blutdruck und Atemfrequenz gesenkt, und die *»Rest and Digest«*-Reaktion (Ausruhen und Verdauen) wird gefördert. Der Vagusnerv, der zehnte Hirnnerv (auch Kranialnerv) stellt eine Art Verbindungskanal zwischen Hirnstamm, Augen, Ohren, Kehle, Herz und inneren Organen dar. Das PNS ermöglicht uns, unsere Aufmerksamkeit nach innen zu richten, und lädt uns ein, uns in einem Zustand der Ruhe zu erholen.

Das *Enterische Nervensystem* (ENS) befindet sich im Magen-Darm-System und wird als größter Bestandteil des ANS angesehen. Es stellt Neurotransmitter und Hormone bereit, die die Darmbewegung fördern. Das ENS ist sowohl mit dem Sympathischen als auch mit dem Parasympatischen Nervensystem verbunden, die hemmend oder fördernd auf die Verdauungsfunktion einwirken. Außerdem kommuniziert der Vagusnerv Veränderungen des chemischen Zustandes zwischen Bauch und Gehirn über afferente und efferente Fasern, die der Bauch-Hirn-Achse (GBA) zuzurechnen sind. Die efferenten Fasern übermitteln Botschaften aus dem Gehirn in den Körper, wohingegen afferente Fasern Botschaften aus dem Körper in das Gehirn übermitteln. Man kann sich also den Vagusnerv als eine Art bidirektionale Informationsautobahn für die Kommunikation zwischen Körper und Gehirn vorstellen, wobei ca. 80 Prozent der verbindenden Nervenfasern afferent sind.

Jedes belastende oder bedrohliche Erlebnis stimuliert die HPA-Achse (die den Hypothalamus, die Hirnanhangdrüse und die Nebennieren umfaßt). Diese initiiert die Freisetzung von Katecholaminen wie Kortisol und Adrenalin, um den Körper auf einen Kampf oder die Flucht vor einer Gefahr vorzubereiten. Dies ermöglicht es dem Körper, augenblicklich aktiv zu werden. Im Idealfall ist solch eine Streßreaktion zeitlich begrenzt, und wir können uns vom Streß erholen, indem wir in einen Ruhezustand zurückkehren. Charakteristisch für einen Zustand physiologischer Gesundheit ist ein Nervensystem, das flexibel zwischen sympathischen und parasympathischen Erregungszuständen wechseln kann. Traumatischer Streß kann diese Balance stören, insbesondere wenn er wiederholt oder chronisch auftritt oder in der frühen Kindheit erlebt wird, einer Zeit, in der wir physiologisch sehr anfällig für äußere Einflüsse sind. Das ANS kann dann durch das anhaltende Erleben einer gefährlichen Umgebung geprägt werden.

Die Emotion Furcht ist deshalb wichtig, weil sie uns hilft, Gefahren zu erkennen und auf sie zu reagieren. Es ist nicht völlig geklärt, ob Furcht im menschlichen Gehirn »fest verdrahtet« ist (Panksepp & Biven 2012) oder ob es sich dabei um eine »konstruierte« Emotion handelt, die auf unserer Wahrnehmung und Deutung exterozeptiven (von den fünf Sinnen herrührenden), interozeptiven (somatosensorischen) und propriozeptiven Inputs basiert (Barrett 2013). Ein umfassendes Verständnis von Furcht läßt vermuten, daß sie den physiologischen und neuronalen Schaltkreisen entstammt, die eine biologische Reaktion im Körper und im Gehirn initiieren; doch sobald wir uns unseres emotionalen Erlebens bewußt werden, fügen wir dem Ganzen noch eine kognitive Einschätzung bei (Mobbs et al. 2019). Was wir bezüglich unserer körperlichen Reaktion auf Bedrohung glauben, kann die Intensität unseres Furchterlebens verringern oder intensivieren. Entscheiden wir uns beispielsweise dafür, uns einen beängstigenden Film anzuschauen oder eine Achterbahnfahrt zu unternehmen, so haben wir dabei das Gefühl, eine gewisse Kontrolle über die Situation zu haben – wodurch die Furcht in eine angenehme, erregende Empfindung verwandelt werden kann. Gedanken wie »Ich kann damit nicht umgehen« oder »Das wird nie aufhören« hingegen können unsere Reaktion auf ein Furcht weckendes Ereignis verschlimmern.

Kognitive Einschätzungen mögen zwar unseren sekundären Ausdruck von Furcht beeinflussen, aber wir sollten darüber nicht vergessen, daß unsere instinktive Reaktion auf Gefahr großenteils automatisch erfolgt. Berühren wir einen heißen Ofen oder treten auf einen scharfen Gegenstand, ziehen wir uns blitzschnell wieder von der Ursache des Schmerzes und der Gefahr zurück, ohne auch nur einen Moment darüber nachzudenken. Wir alle wissen, wie uns unser Körper Feedback über alltägliche Stressoren gibt, z. B. wenn wir irgendwo im Stau stehen und möglichst schnell den Ort erreichen müssen, wo wir zu einem Termin erwartet werden, oder wenn wir eine Sirene hören, die einen auf einen Brand aufmerksam macht. Eine gewisse Automatisierung reflexartiger Reaktionen im Falle einer Gefahr ist für uns alle überlebenswichtig (LeDoux 1998/2001). Bei diesem Prozeß spielt der Thalamus, eine Art sensorischer Relaisstation, eine Schlüsselrolle. Besteht keine Gefahr, empfängt er interozeptives und exterozeptives sensorisches Feedback und fördert die Informationsverarbeitung im ganzen Gehirn. Empfängt er hingegen Gefahr signalisierenden sensorischen Input, werden diese Signale direkt an die Amygdala weitergeleitet, die daraufhin über die HPA-Achse eine Reaktion initiiert und uns so ermöglicht, der Ursache der Gefahr zu entfliehen oder uns gegen sie zu wehren.

Nun ist es zwar normal und zu erwarten, daß wir in Reaktion auf eine Gefahr Streß empfinden, doch löst ein resilientes Nervensystem nicht mehr erforderliche physiologische Defensivreaktionen auf, sobald wir uns wieder in Sicherheit befinden. Wir können uns dann wieder entspannen, Nahrung verdauen, liebevoll zu anderen Menschen in Kontakt treten und nachts friedlich schlafen. Unglücklicherweise löst sich die initiale Gefahrenreaktion manchmal nicht auf. Ihre Symptome bleiben eher bestehen, wenn eine Gefahr als sehr groß wahrgenommen wird und der Streß unsere Fähigkeit, mit dem Problem fertig zu werden, übersteigt. Die hyperreaktiven Zustände des Erstarrens, des Kampfes und der Flucht können dann konditioniert werden, und sie werden bei einer Konfrontation mit Erinnerungen an das erlebte Trauma wahrscheinlich reaktiviert.

Furchtkonditionierung spielt offenbar in vielen Gehirnbereichen eine Rolle. Wenn die Amygdala ihr unterliegt, kann es sein, daß wir Gefahrensignalen gegenüber grundsätzlich sehr sensibel sind. Das gleiche gilt für das Kleinhirn, das lange mit Bewegung, Koordination und dem Gleichgewichtssinn in Verbindung gebracht wurde. Neuerdings wird ihm auch eine große Bedeutung für das emotionale Lernen und die Furchtkonditionierung beigemessen (Carletto & Borsato 2017; Pierce et al. 2022). Weiterhin ist das Ruhezustandsnetzwerk *(default mode network – DMN)* ein komplexes Gebilde miteinander verbundener bilateraler Gehirnregionen, die bei Tagträumen, Erinnern oder frei assoziierendem Denken eine Rolle spielen sollen. Bei Menschen, die nicht traumatisiert sind, unterstützt das DMN die Kreativität und ein Gefühl innerer Ruhe. Weil das DMN jedoch sehr empfindlich für defensive autonome Zustände ist, kann es leicht einer Furchtkonditionierung zum Opfer fallen. Weil Veränderungen im DMN bei Menschen, die unter Angst, Depression, PTBS und chronischen Schmerzen leiden, größer sind, besteht bei ihnen eine erhöhte Neigung zu Grübeln, Hypervigilanz und Dissoziation (Daniels et al. 2011). Wenn sich die Furchtkonditionierung generalisiert oder wenn sie mit nicht situationsbezogenen Reizen in Verbindung gebracht wird, können eine generalisierte Angststörung oder spezifische Phobien entstehen. Furchtkonditionierung ist auch die Grundlage der Posttraumatischen Belastungsstörung (PTBS), die bewirkt, daß wir aufgrund von Erinnerungen an Furcht auslösende frühere Erlebnisse potentielle zukünftige Gefahren zu vermeiden suchen.

PTBS wird als Störung der sensorischen Verarbeitung verstanden, die unsere Wahrnehmung der uns umgebenden Welt verändern kann (Harricharan et al. 2021). Wir müssen exterozeptives, interozeptives und propriozeptives Feedback integrieren, um unser Selbstempfinden aufrechterhalten und gleichzeitig eine Verbindung zu anderen und zu unserer Umgebung spüren zu können. Der Begriff Exterozeption bezeichnet die sensorische Information, die wir über unsere fünf Sinne aus unserer Umgebung empfangen – Sehen, Berühren, Hören, Schmecken und Riechen. Der Begriff Interozeption bezeichnet das sensorische Feedback, das uns aufgrund der inneren Empfindungen unseres Körpers erreicht, etwa Informationen über die Körpertemperatur, Hunger, Durst und den Herzschlag. Die Interozeption informiert uns auch über unsere Emotionen. Die Propriozeption bezeichnet das Feedback, das wir vom Gleichgewichtsorgan im Innenohr und von den Gelenken empfangen; auf diese Weise werden wir darüber informiert, wo im Raum sich unser Körper befindet. Bei Störungen der sensorischen Verarbeitung reagieren wir in der Regel im Sinne von zwei Mustern: entweder in Form von Übererregung, was bedeutet, daß unser Gehirn zu viele Informationen erhält, oder in Form von Untererregung, was bedeutet, daß dem Gehirn zu wenig sensorische Informationen zur Verfügung stehen. Bei erhöhter sensorischer Sensibilität empfinden wir helle Lichter und starke Gerüche als invasiv oder intrusiv. Wir fühlen uns dann manchmal auch von inneren Empfindungen, taktilen Reizen und visuellem, auditivem oder olfaktorischem sensorischem Input überflutet. Dadurch kann unser Körper unter starke Anspannung geraten – eine instinktive, dem Selbstschutz dienende Abwehrreaktion. Möglicherweise fühlen wir uns in solchen Fällen auch verwirrt, verstört, gereizt, panisch, zittrig, ruhelos oder wütend. Oder wir merken, daß wir den Kiefer anspannen, den Atem anhalten oder daß unsere Schultern, der Nacken und der Brustkorb sehr stark angespannt sind. Dies kann zur Entstehung von Kopfschmerzen, Verdauungsproblemen, Schwierigkeiten, sich zu entspannen, und Schlaflosigkeit führen. Daß uns bei Untererregung nicht genug sensorisches Feedback erreicht, kann zur Folge haben, daß wir auf Signale für eine Gefahr in unserer Umgebung nicht adäquat reagieren. Mangel an interozeptivem Feedback kann zu Depersonalisierungssymptomen oder verzerrtem Körperempfinden führen. Ist auch die Propriozeption beeinträchtigt, können wir uns unbeholfen oder unkoordiniert fühlen und die Neigung entwickeln, gegen Dinge zu stoßen oder sie umzuwerfen.

Ursprünglich nahm man an, PTBS manifestiere sich nur in Form von Symptomen einer starken Erregung; doch die Entdeckung des völlig anders gearteten Musters der Symptome einer Untererregung führte zur Beschreibung des dissoziativen PTBS-Subtyps (Lanius et al. 2012), für den das Vorherrschen von Derealisation,

Depersonalisation, Desorientiertheit und ein physiologischer Kollaps oder eine Immobilisierung charakteristisch sind. Dieser Subtyp tritt gewöhnlich in Reaktion auf ein Trauma auf, das in der Kindheit entweder infolge von ständiger Vernachlässigung, Mißbrauch/Mißhandlung entstanden ist oder durch unausweichliche Doppelbindungen, die eine Täterbindung erforderten. Ein Säugling oder Kleinkind kann einem Erwachsenen, der es schlecht behandelt, weder entfliehen noch diesen bekämpfen. Jede Situation, in der eine Flucht unmöglich ist, kann Gefühle der Hilflosigkeit, Hoffnungslosigkeit und Machtlosigkeit erzeugen. Chronische Untererregungszustände können sich aufgrund von Konditionierung im Nervensystem verfestigen. Die Immobilisierungsreaktion kann bei der Konfrontation mit Reizen, die einen Menschen an ein erlebtes Trauma erinnern, auch dann erneut auftreten, wenn sich die Betroffenen aktuell tatsächlich in Sicherheit befinden (Ogden & Minton 2014).

## Die Polyvagal-Theorie

In sicheren Situationen initiiert der Vagusnerv in Verbindung mit dem PNS eine Entspannungsreaktion. Die Vagusbremse hemmt dann die Mobilisierung des SNS, wodurch der Kortisolspiegel gesenkt, die Atmung verlangsamt und die Verdauung angeregt wird. Bei Gefahr jedoch kann der Vagusnerv in Verbindung mit dem PNS eine Bradykardie initiieren, einen raschen Abfall der Herzfrequenz, oder eine vasovagale Synkope und eine Ohnmacht hervorrufen. Dieser Effekt, Vagusparadox genannt, führte zur Entstehung der Polyvagal-Theorie, die dazu beitrug, die Funktionen der nicht myelinisierten dorsalen Vagusbahn von der evolutionsgeschichtlich neueren myelinisierten ventralen Vagusbahn zu unterscheiden (Porges 2018/2019). Die (subdiaphragmatischen) dorsal-vagalen Vagusbahnen verlaufen bis unter das Zwerchfell und in die Verdauungsorgane, und einige Zweige von ihnen innervieren Herz und Lunge. Die supradiaphragmatischen myelinisierten ventralen Vagusbahnen erreichen Strukturen oberhalb des Zwerchfells und innervieren Herz, Lunge,

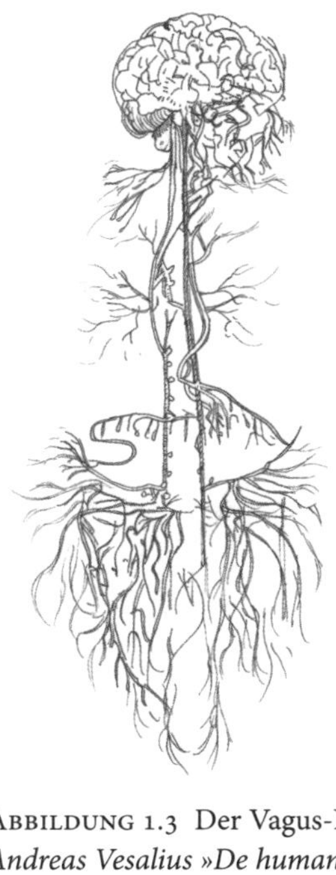

ABBILDUNG 1.3 Der Vagus-Nerv
*Andreas Vesalius »De humani corporis fabrica« (1543), Tafel 49*

Kehlkopf, Rachen und bestimmte Bereiche des Hirnstamms, welche die Gesichts- und Kopfmuskeln steuern.

Porges (2001) nannte die myelinisierte ventrale Vagusbahn »*social engagement system*« (dt.: »System für soziale Verbundenheit«), weil soziale Verbindungen für unser Überleben unverzichtbar sind. Um Bindungen entwickeln und erhalten zu können, müssen wir in einer sicheren Umgebung unsere primitiven Defensivmechanismen zu beruhigen in der Lage sein. Dies wird durch Hemmung des SNS, Verringerung der Aktivität der HPA-Achse und Dämpfung von Kampf-oder-Flucht-Reaktionen erreicht. Das System für soziale Verbundenheit koordiniert die neuronalen Verbindungen zwischen Herz, Kehle und Kopf und ermöglicht uns so, mit Hilfe unseres Gesichtsausdrucks und des Klangs unserer Stimme Gefühle der Verbundenheit und Sicherheit zu fördern. Außerdem arbeitet der Vagusnerv zusammen mit dem V., VII., IX. und XI. Hirnnerv daran, zwecks Koordinierung der sozialen Kommunikation das sensorische und motorische Feedback der Muskeln des Kiefers, des Gesichts, der Zunge und des Halses zu integrieren. Weil der ventral-vagale Schaltkreis bis in die Muskeln des Mittelohrs reicht, können wir die beruhigend und regulierend wirkende Stimme eines anderen Menschen hören. Aufgrund dieses Austauschs können wir den liebevollen Klang eines Wiegenlieds und die Wärme eines Lächelns wahrnehmen. Dieses innere Empfinden von Sicherheit resoniert im Herzen und in der Lunge und erzeugt sanfte rhythmische Herzfrequenz- und Atmungsmuster. Mit Hilfe des Systems für soziale Verbundenheit können wir nicht nur wahrnehmen, ob von einem Menschen eine Atmosphäre der Ruhe und Sicherheit ausgeht, sondern aufgrund unserer Gesicht-Herz-Verbindung können wir auch feststellen, ob von jemandem eine Gefahr ausgeht. Wir spüren dies aufgrund des barschen und stechenden Klangs der Stimme, des Stirnrunzelns, des Schürzens der Lippen oder der Stumpfheit des Blicks. Unser Körper reagiert dann mit beschleunigten oder erratischen Herzfrequenz- und Atmungsmustern, die uns auf die Abwehr einer wahrgenommenen Bedrohung vorbereiten sollen.

Defensive physiologische Reaktionen auf Bedrohungen können als fortschreitender Verlust physischer Fähigkeiten verstanden werden, der stärker wird, wenn es unmöglich ist, einer Gefahr zu entfliehen (Schauer & Elbert 2010). Das ANS wirkt in der Regel reziprok zur Verstärkung der Funktion des PNS durch die Vagusbremse, bei gleichzeitiger Verringerung der sympathischen Aktivierung. Diese Zustände des Nervensystems können aber auch gleichzeitig – also sowohl das SNS als auch das PNS – aktiviert oder gleichzeitig gehemmt werden – was bedeutet, beide Systeme werden unterdrückt (Berntson et al. 1994). Diese nicht-reziproken autonomen Zustände verhelfen uns zu einem besseren Verständnis des Spektrums der Streßreaktionen, die bei der Arbeit mit traumatisierten Klienten auftreten können. Beispielsweise kann nach einer extremen traumatischen Belastung zunächst eine sympathische Aktivierung erfolgen, an die sich eine starke Co-Aktivierung des PNS anschließt, was dazu führt, daß wir uns gleichzeitig ängstlich überreizt und immobilisiert fühlen. Das kann dem Gefühl ähneln, einen Fuß auf dem Gaspedal eines Autos und den anderen auf der Bremse zu haben. Die Polyvagal-Theorie beschreibt eine abgestufte Reaktion auf Gefahr, die solche hybriden Zustände des Nervensystems berücksichtigt, wobei diese entweder dem Selbstschutz dienende Defensivhaltungen fördern oder uns ermöglichen, uns im Kontext von Sicherheit bewußt zu mobilisieren oder zu immobilisieren (Porges 2011/2010).

Oft besteht unsere erste Reaktion auf eine Gefahr in einem temporären Erstarrungszustand, der mit gesteigerter Aufmerksamkeit, dem wachsamen Verfolgen sensorischer Informationen und einer starken körperlichen Anspannung verbunden ist (Schauer & Elbert 2010). Diese wachsame oder hyperreaktive Immobilität, dem Verhalten eines Rehs im Scheinwerferlicht ähnlich, beinhaltet ein regloses Innehalten, das als Orientierungsphase fungiert und uns ermöglicht, Informationen über die aktuelle Bedrohung zu sammeln und uns auf eine Aktion vorzubereiten (Kozlowska et al. 2015). Das Innehalten kann auch die Entdeckung durch einen Angreifer oder ein Raubtier verhindern. Eine Erstarrungsreaktion aktiviert das SNS und ist mit einer Erhöhung der Herz- und Atemfrequenz, des Blutdrucks und des Kortisolspiegels verbunden; doch die Immobilisierung dieses Zustandes deutet darauf hin, daß eine Mischung mit dem dorsal-vagalen System vorliegt, die zur Dysregulation des Nervensystems beiträgt (Kain & Terrell 2018/2020).

Der myelinisierte ventrale Vagus hat die Aufgabe, als erster auf eine Bedrohung zu reagieren; dabei nutzt er Signale für Sicherheit, um die primitiven Defensivmechanismen zu besänftigen. Unser System für soziale Verbundenheit hilft uns, den Zustand der Verbundenheit und Sicherheit wiederherzustellen. Wir können diese Reaktion bei einem Kind beobachten, das die Nähe seiner primären Bezugsperson sucht und sich Schutz suchend an ihren Körper klammert. Im Falle der Zurückweisung von seiten eines geliebten Menschen oder der Trennung von ihm hilft häufig der myelinisierte ventrale Vagusschaltkreis, das Gefühl der Sicherheit in der Beziehung wiederherzustellen. Die sozialen Verhaltensweisen der vokalen Prosodie, der Mimik und des Blickkontakts werden genutzt, um Dissonanzen in einer Beziehung aufzulösen. Gelegentlich kommt es vor, daß wir uns auf eine Weise um einen anderen Menschen kümmern oder es ihm recht zu machen versuchen, die bewirkt, daß wir unsere eigenen Bedürfnisse ignorieren oder übergehen. Beschwichtigung basiert auf einer Kombination des ventralen Vagusschaltkreises mit sympathischer Aktivierung. Hingegen wird bei der *Fawn Response* (dem »Bambi-Reflex«) außerdem das System für soziale Verbundenheit priorisiert. Allerdings kommt es dazu in Verbindung mit dem dorsal-vagalen Kollaps, der einen Menschen dazu veranlaßt, sich den Forderungen einer anderen Person zu unterwerfen

(Walker 2013/2019; S. W. Porges & S. Porges 2023/2024). Solch einem Verhalten liegt oft die Hoffnung darauf zugrunde, daß die andere Person irgendwann auch unsere eigenen Bedürfnisse nach Liebe, Verbundenheit und fürsorglicher Zuwendung erfüllen wird. Solch ein Versuch, einen Zustand der Sicherheit zu erreichen, erfordert, mit dem Nervensystem eines Menschen, der als Gefahrenquelle wahrgenommen wird, adäquat umzugehen. Die so entstehenden Muster können zu konditioniertem Verhalten werden, das uns dazu bringt, unsere eigenen Bedürfnisse oder unser Identitätsempfinden aufzuopfern, um Beziehungen aufrechtzuerhalten.

Ist es nicht möglich, in den Zustand der Sicherheit zu wechseln, initiiert das SNS eine Mobilisierung, um die Kampf-oder-Flucht-Reaktion zu ermöglichen. Bleibt die bedrohliche Situation längere Zeit bestehen, kann das ANS in Reaktion auf den akkumulierten Streß in einen Zustand der Dysregulation geraten. Dabei kommt es zu einer gleichzeitigen Aktivierung von SNS und PNS. Schauer und Elbert (2010) beschreiben diese duale autonome Aktivierung als Furchtreaktion, die Benommenheit, Übelkeit, Kribbeln, Schwindel oder Taubheitsempfindungen hervorrufen kann. Löst sich die Furchtreaktion nicht auf, ist es unmöglich, der Bedrohung zu entkommen, verfallen einige Betroffene in eine Ohnmachtsreaktion, die mit Hypoarousal, Bradykardie und dem Verlust von Muskeltonus verbunden ist (Porges 2011/2010). In der Regel kommt es bei Überschreiten der Schwelle sympathischer Erregung und bei einer wahrgenommenen oder realen Todesgefahr dazu. Der dorsal-vagale Schaltkreis initiiert dann einen physiologisch verursachten Fall in den Zustand der Hilflosigkeit oder todesähnlichen Ohnmacht. Dieser Zustand tonischer Immobilität ist mit Sehstörungen, verwaschenem Sprechen und körperlicher Immobilisierung verbunden (Kozlowska et al. 2015). Diese physiologischen Symptome sind oft mit Emotionen der Hilflosigkeit und Verzweiflung verbunden. Die extreme Hypoarousalreaktion in dieser Kaskade von Defensivreaktionen ist eine vasovagale Synkope, bei der Übelkeit, Verlust der Kontrolle über die Darmentleerung, Erbrechen, Ohnmacht oder nichtepileptische Krampfanfälle auftreten können. Eine plötzlich auftretende Bradykardie fällt dann extremer aus, verringert die Zufuhr von Blut zum Gehirn und führt zu einem zeitweiligen Verlust des Bewußtseins.

Im Sinne der Suche nach Sicherheit helfen uns hybride Zustände des Nervensystems, uns in der Welt auf nuanciertere Weise zurechtzufinden, was unsere Reaktion auf Streß ungeheuer resilient und flexibel werden läßt. Die Aktivität des myelinisierten ventralen Vagus in Verbindung mit der Aktivität des SNS ermöglicht uns eine neugierige und kreative Mobilisierung, mit deren Hilfe wir spielen, lernen und uns selbst ausdrücken. Die vermittelnde Präsenz des Systems für soziale Verbundenheit ermöglicht uns eine Mobilisierung ohne Furcht, derentwegen wir uns frei bewegen, tanzen, unseren Körper trainieren, Freude empfinden, Behagen suchen oder Begeisterung ausdrücken können. Wird uns eine Herausforderung aufgezwungen, erleben wir in der Regel eine Streßreaktion; entscheiden wir uns jedoch dafür, uns einem herausfordernden Erlebnis zuzuwenden, können wir ein Gefühl der Kompetenz und Befähigung entwickeln. Wir sind somit in der Lage, Bewegung im Dienste von Neugier, Begeisterung und Spiel zu erforschen, was uns dabei hilft, Neues zu erlernen. Dieser hybride Zustand des Nervensystems erschließt uns die exzitatorischen Eigenschaften des SNS in einem Kontext von Sicherheit, der uns hilft, die Motivation zu entwickeln, die wir brauchen, um unsere Ziele erreichen zu können.

In einem Rahmen von Sicherheit unterstützt uns die Mitwirkung des myelinisierten ventralen Vaguskomplexes *und* des dorsalen Vaguskomplexes darin, uns in Verbindung mit anderen Menschen zu immobilisieren, um emotionale Nähe ohne Furcht erleben zu können. Innerlich können wir auf diese Weise ein ganzheitliches Empfinden von Unbeschwertheit, Mitgefühl, Zuversicht, Kompetenz und Klarheit erleben. Physisch ist dieser Zustand die Grundlage unserer Entspannungs- oder *Rest-and-Digest*-Reaktion, welche die Gesundheit unseres kardiovaskulären und endokrinen Systems und des Immunsystems fördert (Benson & Proctor 2011). Wir können uns auf Zustände der Ruhe einlassen, ohne uns zu verschließen oder uns blockiert zu fühlen. Was unsere Beziehungen zu anderen Menschen angeht, ermöglicht uns dieser Zustand, eine liebevolle Verbindung zu anderen aufzubauen, die derjenigen zwischen einer Mutter und ihrem Kind beim Stillen sowie der zwischen Liebenden ähnelt. Dieser hybride Zustand wird auch mit der Meditationspraxis und mit spirituellen Zuständen in Verbindung gebracht (Porges 2017/2021).

## Co-Regulation

Das System für soziale Verbundenheit wird durch unsere Beziehungserlebnisse geprägt, insbesondere durch diejenigen, die wir in unseren primären Bindungsbeziehungen in der Kindheit hatten. Säuglinge sind sehr verletzlich, von ihren primären Bezugspersonen abhängig und nicht in der Lage, für die Erfüllung ihrer Grundbedürfnisse – Nahrung, Schutz und Wärme – selbst zu sorgen. Der myelinisierte ventrale Vagus entwickelt sich vom letzten Drittel der Schwangerschaft an. Wir benötigen dieses System für die Regulierung unserer grundlegenden physiologischen Bedürfnisse und Emotionen. Zum Zeitpunkt der Geburt ist es aber noch nicht voll funktionsfähig, und die Myelinschicht ist erst teilweise vorhanden. Das Myelin ist eine schützende Fettschicht, die bestimmte Nervenfasern umgibt, wodurch die Geschwindigkeit und Genauigkeit der Übermittlung neurochemischer Signale erhöht wird. Das Vagussystem ist in den ersten beiden Lebensjahren, also in der

Zeitspanne der Bindungsentwicklung, sehr empfindlich, und die Verstärkung der Myelinschicht erfordert einen nährenden relationalen Austausch (Porges & Furman 2011). Die Amygdala und die Systeme, die der Gefahrenabwehr dienen, sind zum Zeitpunkt der Geburt voll funktionsfähig; deshalb können Säuglinge ihren Bezugspersonen problemlos mitteilen, daß sie sich in einem Zustand der Dysregulation befinden. Die Entwicklung der Regulationsfähigkeit des Gehirns basiert auf der Fähigkeit einer primären Bezugsperson, einen Säugling zu beruhigen oder nötigenfalls mit ihm zu spielen, seine Aufmerksamkeit zu fesseln und seine Wachsamkeit anzuregen. Allan Schore (2003/2007) bezeichnet diesen Vorgang als »externe psychobiologische Regulation«, womit er die regulierende Funktion der Eltern den noch nicht ausgereiften psychophysiologischen Systemen des Säuglings gegenüber beschreibt. Es geht dabei um Kommunikation von rechter Hemisphäre zu rechter Hemisphäre: um einen nonverbalen Tanz, der Gesten, Haltungsveränderungen, mimische Äußerungen und Veränderungen des Stimmklangs umfaßt. Louis Cozolino (2014/2007) bezeichnet diesen interpersonalen Austausch als das Überqueren einer »sozialen Synapse«, das es uns ermöglicht, auf einen anderen Menschen zu reagieren. Ähnlich spricht Porges (2018/2019) bezogen auf diesen Austausch in einer Beziehung von Co-Regulation, womit er darauf hinweist, daß das System für soziale Verbundenheit einer primären Bezugsperson beim Kind Gefühle der Sicherheit und Verbundenheit verstärkt.

Die Neurochemie eines gesunden Austauschs zwischen primärer Bezugsperson und Säugling fördert die Anpassungsfähigkeit des Nervensystems, während das Kind unterschiedliche exzitatorische und erholsame Zustände durchläuft. Manchmal gibt es im regulierend wirkenden Bindungstanz nährende, beruhigende Augenblicke der Verbundenheit, die durch Serotonin und Oxytocin unterstützt werden. In anderen Fällen ist der Austausch spielerisch und exzitatorisch, was die Tonisierung jener dopaminergen Verbindung ermöglicht, die mit Belohnung und Behagen verbunden ist. Dopamin ist für die Produktion der Neurotrophine wichtig, die in der Entwicklungsphase das Wachstum fördern. Bei Säuglingen gibt es natürliche Rhythmen des Wechsels zwischen äußerer Mobilisierung und Suchverhalten und nach innen orientierten Ruhezuständen. Eine eingestimmte primäre Bezugsperson erkennt Bedürfnisse eines Säuglings nach Verbundenheit und Getrenntheit. Beispielsweise mobilisieren sich die Bezugsperson und das Kind beim Guckguck-Spiel mittels der Gesicht-Herz-Verbindung durch Ausbrüche von Begeisterung. Doch irgendwann unterbricht das Kind diesen spielerischen Austausch durch Wegschauen. Das ist ein subtiles, aber wichtiges Signal des Babys, daß es das Bedürfnis hat, seine Aufmerksamkeit nach innen zu richten und in einen parasympathischen Ruhezustand zurückzukehren. Eltern können ein Kind überstimulieren, wenn sie nicht merken, daß es sein Bedürfnis signalisiert, zur Ruhe zu kommen oder sich aus der Verbundenheit zurückzuziehen. Fehleinstimmungen führen zu einer zeitweiligen Verstärkung der streßbedingten Kortisolausschüttung. Eltern sind nie perfekt, und es reicht durchaus, wenn sie, wie Winnicott (1990/1990) erklärt hat, »hinreichend gut« *(good enough)* sind. In hinreichend guten Beziehungen folgt auf Beziehungsbrüche eine Wiederherstellung *(repair)*, eine Phase, in der das Nervensystem des Säuglings so tonisiert wird, daß es aufgrund zunehmenden Vertrauens darauf, daß den Übergangsperioden Zeiten des Behagens, der Verbundenheit und der relationalen Sicherheit folgen werden, mit Streß fertig werden kann. Durch diese Art von Interaktionen wird die Toleranz gegenüber temporärem negativem Affekt verbessert (Tronick 2007).

Bei ausreichender nährender Zuwendung wird die Akkumulation von Erlebnissen des Austauschs mit einer liebevollen primären Bezugsperson erlernt und im Nervensystem verankert, wodurch das Kind allmählich die Fähigkeit zur Selbstregulation entwickelt. Im Idealfall findet nicht nur die Myelinisierung des ventralen Vagus im Säuglingsalter statt, sondern sie wird außerdem durch die relationale Unterstützung während der gesamten Kindheit, in der Adoleszenz und im frühen Erwachsenenalter weiter verbessert. Das regulierende System entwickelt sich im Laufe der gesamten Kindheit und in Verbindung mit der Reifung des Präfrontalkortex (PFC) und des Broca-Areals im Alter von zwei bis drei Jahren weiter. Der PFC verringert zusammen mit den Vagusbahnen von der Amygdala und anderen limbischen Strukturen ausgehende Defensivreaktionen. Der Vagusnerv spielt bei der Übermittlung interozeptiver Informationen über die permanenten Veränderungen hinsichtlich des autonomen Arousals zum Gehirn eine Schlüsselrolle (Schore 2003/2007). Der PFC übernimmt diese Informationen von der Insel und nutzt sie, um ein umfassendes Selbstempfinden zu entwickeln. Die Insel ist eine Art Landkarte unseres inneren körperlichen Erlebens, und sie integriert somatosensorischen Input und emotionales Gewahrsein. Achten wir auf unsere physiologische Reaktion, erkennen wir besser, welche Emotionen wir haben und ob wir unter den aktuellen Umständen angemessen reagieren. Dies ermöglicht uns die adäquate Kalibrierung unserer Reaktion. Das Broca-Areal in der linken Hemisphäre ist der Bereich, in dem wir Sprache verarbeiten und produzieren. Unsere Fähigkeit, unsere emotionalen und physiologischen Zustände zu regulieren, hängt davon ab, ob wir über unser inneres Empfinden reflektieren und es verbal beschreiben können (Fonagy et al. 2005/2004). Beispielsweise könnten wir beobachten, daß unser Herzschlag beschleunigt und unsere Atmung flach ist, daß unsere Handflächen verschwitzt sind und wir einen plötzlichen Energieansturm erleben. Wir reflektieren dann möglicherweise darüber, wodurch diese Empfindungen hervorgerufen wurden, und wir halten inne, um herauszufinden, ob wir uns verängstigt, wütend oder begeistert fühlen. Indem wir so auf unser inneres Empfinden achten, können wir klügere Entscheidungen treffen, unsere Beziehungen werden verbessert, und wir werden in die Lage versetzt, besser für uns selbst zu sorgen (Damasio 1999/2000). Yoga-Übungen ermöglichen die Stärkung der Geist-Körper-Verbindung, und sie verbessern unsere Fähigkeit zur Selbstregulation. Durch Achtsamkeit werden wir zudem in die Lage versetzt, ein verbales Narrativ über unser Erleben zu entwickeln, das uns hilft, innezuhalten und über unsere Handlungen nachzudenken, statt sofort und damit quasi automatisch zu reagieren. Mit ein wenig Übung können wir dann vielleicht irgendwann sagen: »Im Moment fühle ich mich unwohl, aber das ist nicht ständig so. Ich spüre, daß sich mein Erleben von Atemzug zu Atemzug verändert.« Bei fortgesetzter Übung unterstützt dieses innere Narrativ unser allgemeines Selbstempfinden stetig, was einem kohärenten Selbstempfinden zugutekommt (Siegel 2010/2010). Kohärenz verhilft uns zu einem Verständnis unserer selbst und der uns umgebenden Welt. Sie ermöglicht uns, unsere innere Landschaft zu erkennen und ein Narrativ zu entwickeln, das unser Selbstverständnis und unsere Beziehungen zu anderen verbessert. Kohärenz versetzt uns in die Lage, aus der Komplexität unserer vielfältigen Erlebnisse heraus bedeutsame Verbindungen herzustellen. Und indem wir dies tun, wächst unsere Fähigkeit, klug mit Dichotomien, Gegensätzen und Widersprüchen umzugehen. Infolgedessen können wir dann auch interpersonalen Konflikten gleichmütiger begegnen.

Die Beziehungs- und Bindungsvorgeschichte eines Elternteils kann leicht beim nonverbalen Austausch von rechter Hemisphäre zu rechter Hemisphäre eines Kindes aktiviert werden. Dies kann dann zu einer Dysregulation des Affekts oder des Arousals führen, falls beim involvierten Elternteil ein unaufgelöstes Trauma besteht. In solch einem Fall kommen Bindungsbrüche häufiger vor, ohne daß ihnen eine Gelegenheit zur Wiederherstellung der Beziehung oder zur Auflösung des Problems folgt. Manchmal befindet sich infolgedessen der Säugling oder das ältere Kind längere Zeit in einem dysregulierten Affekt- oder Arousalzustand. Je nach Art der frühen Bindungsbeziehung kann ein Kind konditionierte (durch Wachsamkeit und Angst gekennzeichnete) Hyperarousalzustände entwickeln oder auch Hypoarousalzustände, in denen das Gewahrsein für längere Zeitspannen nach innen bleibt, um eine sensorische Überlastung zu verhindern. Verhält sich ein Elternteil ständig unvorhersehbar und chaotisch und neigt überdies zu Mißhandlungen, muß sich das betroffene Kind an den inneren Rhythmus der erwachsenen Person anpassen, um mit der äußeren Umgebung zurechtzukommen. Nun sind die Belege dafür, daß wir ein einziges Bindungsmodell oder einen einzigen Bindungsstil entwickeln, eher dürftig. Wahrscheinlicher ist, daß wir alle zahlreiche Bindungsstrategien entwickeln, insbesondere wenn wir von mehreren Bezugspersonen mit unterschiedlichen primären Bindungsstilen betreut werden (Cowan & Cowan

2007; Zilberstein 2011). Die aus dem Bindungssystem resultierenden frühen Regulationsmuster werden auf neurologischer Ebene mit den Strukturen, die sich beim Kind entwickeln, verknüpft (Lyons-Ruth 2003). Weiterhin hat der vagale Tonus der primären Bezugspersonen in der Regel eine anhaltende Wirkung auf den vagalen Tonus des Kindes (Bornstein & Suess 2000).

Unser Wissen über die Neuroplastizität hilft uns zu erkennen, daß sich das Nervensystem aufgrund seiner Reaktion auf das jeweils aktuelle Erleben im ganzen Leben verändert (Mateos-Aparicio & Rodriguez-Moreno 2019). Deshalb können wir, selbst wenn uns als Säuglingen keine optimalen Bindungserlebnisse vergönnt waren, bis ins Erwachsenenalter weiter unseren vagalen Tonus und unsere Regulationsfähigkeiten entwickeln (Porges & Furman 2011). Wir werden unser Leben lang durch unsere sozialen Erlebnisse geprägt. Erleben wir wann auch immer Co-Regulation, verbessert dies unsere Fähigkeit zur Selbstregulation, wobei diese auf der Co-Regulation zwischen Körper und Gehirn in unserem Inneren basiert. Außerdem verstärkt die Verinnerlichung positiver und nährender Beziehungserlebnisse unsere innere Fähigkeit, uns selbst gegenüber Mitgefühl und Fürsorge zu entwickeln.

## Neurozeption

Wir alle sind biologisch darauf vorbereitet, auf in unserer Umgebung auftauchende Gefahrensignale zu reagieren. Und wenn wir das tun, geschieht das, ohne daß wir uns dessen bewußt werden. Stephen Porges (2004/2010) nennt diesen Prozeß Neurozeption und definiert ihn als die angeborene Fähigkeit des Nervensystems, Signale für Sicherheit, Gefahr und Lebensgefahr zu erkennen. Die Reaktion auf Gefahren kann zu einer Akkumulation von Gereiztheit, Rastlosigkeit oder Angst führen; doch über die Ursache dieser Gefühle sind wir uns möglicherweise nicht im klaren. Trotzdem kann diese unterschwellige Aktivierung unsere Fähigkeit, zur Ruhe zu kommen, Nahrung zu verdauen oder zu schlafen, beeinträchtigen. Wir finden die besagten Signale im Stimmklang, in der Körpersprache oder in der Mimik anderer Menschen. Manchmal reagieren wir auch auf Empfindungen, die wir in unserem Körper lokalisieren. Solcher unbewußter Reaktionen auf unsere Umgebung sind wir uns vielleicht nicht immer bewußt, aber wir können unsere Fähigkeit wahrzunehmen, ob wir uns in einem Defensivzustand befinden, verbessern, indem wir auf unser somatisches Erleben achten. Zu diesem Zweck müssen wir uns unserer interozeptiven Wahrnehmung bewußt werden. Die Interozeption ist die sensorische Wahrnehmung von Vorgängen im Körperinneren, die Veränderungen der Atmung, der Herzfrequenz oder der Aktivität des Verdauungssystems anzeigt. Interozeptoren sind Sinnesrezeptoren im Herzen, im Magen, in der Leber, im Darm und in anderen Körperorganen. Der Vagusnerv leitet interozeptives Feedback an das Gehirn weiter. Porges (2011/2010) bezeichnet die Interozeption als unseren sechsten Sinn, der es uns ermöglicht, uns unserer instinktiven Reaktionen auf unsere Umgebung bewußt zu werden. Beispielsweise könnte jemand wegen eines potentiell als Partner in Frage kommenden anderen Menschen ein unangenehmes Gefühl haben. Geht der Betreffende dann über sein Gefühl hinweg, läßt er sich möglicherweise auf eine Beziehung zu einem Menschen ein, der nicht vertrauenswürdig oder möglicherweise sogar gefährlich ist.

Indem wir auf unser somatisches Erleben achten, können wir möglicherweise neurozeptive Signale wahrnehmen, die uns Aufschluß darüber geben, ob wir uns sicher, gefährdet oder in Gefahr fühlen. Wenn wir lernen, auf den aktuellen Zustand unseres Nervensystems zu achten, können wir besser herausfinden, ob unsere Reaktion unserer realen Situation angemessen ist oder nicht. Wir können dann feststellen, ob wir auf eine Umgebung, die sicher ist, mit einem Gefühl der Sicherheit reagieren. Im Idealfall ist auch unser Gefühl, *nicht* in Sicherheit zu sein, ein Indikator für eine bedrohliche äußere Situation. Es gibt allerdings manchmal eine Divergenz zwischen einer neurozeptiven Reaktion und der realen Situation in der Umgebung. Beispielsweise können wir furchtsam reagieren, obwohl die Situation in Wahrheit sicher ist. In anderen Fällen reagieren wir vielleicht in einer Situation, die nicht sicher ist, zu zögerlich, um uns schützen zu können. Diese Unterscheidungsfähigkeit zu schärfen kann einige Zeit in Anspruch nehmen, insbesondere wenn wir uns über unser Bauchgefühl hinwegsetzen müssen, um unser Überleben zu sichern. Sind wir geübter im Erkennen von interozeptivem und neurozeptivem Feedback, so verhilft uns dies zu klügeren Entscheidungen in unseren Beziehungen zu uns selbst, zu anderen und zur Welt.

Zuweilen ist es nützlich, sich mit Hilfe objektiver Messungen Feedback über den dominierenden Zustand unseres Nervensystems zu verschaffen. Solche Informationen können wir für uns selbst nutzen oder sie Psychotherapie- oder Yogatherapie-Klienten anbieten, um sie dazu zu bringen, sich auf ein Gespräch über autonome Signale für Sicherheit oder Gefahr einzulassen. Der *Body Perception Questionnaire* (BPQ), ein Selbstberichtsfragebogen, fordert uns auf, unsere Wahrnehmung von Körperempfindungen und autonomen Reaktionen mit Hilfe einer fünfteiligen Likert-Skala einzuschätzen (Porges 1993). Der ursprüngliche BPQ umfaßte 122 Items; doch nach Abschluß einer psychometrischen Evaluation wurde die aktuell empfohlene Version auf nur noch 46 Items gekürzt (Cabrera et al. 2018; Kolacz et al. 2022). Die Items werden in Subtests für Körperwahrnehmung und ANS-Reaktivität unterteilt. Die auf die Körperwahrnehmung zielenden Fragen fordern uns auf herauszufinden, wie oft wir Empfindungen wie häufiges Schlucken, Hustenreiz, Mundtrockenheit erleben; wie oft wir Regungen des Verdauungssystems oder entsprechende unangenehme Empfindungen bemerken; wie häufig wir Muskelspannungen oder allgemeine Angespanntheit erleben; wie oft es uns schwerfällt, uns zu konzentrieren; und wie häufig uns auffällt, daß unser Herz heftig schlägt. Die Antworten auf diese Fragen zeigen, ob wir gegenüber inneren Empfindungen hyper- oder hyposensibel sind. Fragen, die sich auf den Zustand des ANS beziehen, lassen sich zwei Kategorien zuordnen, die einerseits supradiaphragmatische (ventral-vagale) und andererseits subdiaphragmatische (dorsal-vagale) Bereiche betreffen. Die erste Fragengruppe zielt darauf ab festzustellen, ob es uns schwerfällt, gleichzeitig zu essen und zu atmen oder zu reden, ob wir einen starken Speichelfluß haben, ob wir uns kurzatmig fühlen, ob es uns schwerfällt, unsere Augen zu fokussieren, oder ob wir Spannungen in der Brust empfinden. Die zweite Fragengruppe zielt darauf ab festzustellen, ob wir unter Verdauungsstörungen, Übelkeit, Durchfall oder Verstopfung leiden. Erkenntnisse über diese Dinge helfen uns, eine Sammlung yogabasierter Interventionen zu entwickeln, die auf die besonderen Bedürfnisse eines bestimmten Klienten abgestimmt sind. Beispielsweise könnten wir Klienten zu erkennen helfen, daß sie bei Streß zu Hyperarousal und erhöhter Wachsamkeit neigen. Auf dieser Grundlage können wir ihnen dann befähigende bewegungsbasierte Interventionen empfehlen, um ihnen zu helfen, eine sympathische Aktivierung zu initiieren, gekoppelt mit Strategien, die zur Beruhigung ihres Nervensystems beitragen. Hingegen könnte ein Klient, der kaum seines Körpers gewahr ist, der einen schwachen Muskeltonus hat und für den eine zusammengesunkene Haltung charakteristisch ist, von langsamen, achtsamen Bewegungen profitieren, die seine sympathische Aktivierung stärken, und gleichzeitig durch Verbindung zum Hier und Jetzt ein Gefühl der Sicherheit fördern. Im letzten Teil des ursprünglichen BPQ, der in der aktuellen Version nicht mehr enthalten ist, werden die Klienten aufgefordert, ihre Krankengeschichte zu beschreiben, unter Einbeziehung eventueller Diagnosen von Migräne-Kopfschmerzen, Verdauungsproblemen, Herzproblemen, endokrinen Störungen (z. B. Problemen mit der Schilddrüse oder den Nebennieren), Krebs, Rückenschmerzen, Epilepsie, Diabetes, Eßstörungen, Depression und Prämenstrueller dysphorischer Störung (PMDS) oder postnataler Depression (bei Frauen). Umfassende Informationen über die Krankengeschichte eines Klienten ermöglichen uns, Yoga-Interventionen darauf abzustimmen und zu entscheiden, ob wir einem bestimmten Klienten empfehlen, mit seinem Arzt darüber zu sprechen, ob dieser Yoga-Übungen im konkreten Fall für geeignet hält. Die kurze BPQ-Version ist im Anhang dieses Buches ebenso enthalten wie die ergänzenden Fragen zur gesundheitlichen Vorgeschichte (S. 208–210).

Kürzlich wurde eine weitere Skala zur Einschätzung der Neurozeption veröffentlicht. Gemeint ist die *Neuroception of Psychological Safety Scale* (NPSS), die sich mit unserer Fähigkeit beschäftigt, Signale für Sicherheit und Verbundenheit zu identifizieren und so die Selbst- und Co-Regulation zu fördern (Morton et al. 2022). Der NPSS-Fragebogen umfaßt 29 Items und fordert dazu auf, Fragen über die Häufigkeit eines Gefühls sozialer Verbundenheit in der vergangenen Woche im Sinne einer fünfteiligen Likert-Skala zu beantworten. Der Fragebogen ist in drei Subskalen für soziale Verbundenheit, Mitgefühl und Körperempfindungen unterteilt. Die Werte für die Subskala zur sozialen Verbundenheit lassen erkennen, ob wir wahrnehmen, daß wir uns in einer Umgebung befinden, die so sicher ist, daß wir uns akzeptiert, umsorgt und verstanden fühlen. Zu den Items dieser Subskala zählen: »Ich fühlte mich wohl dabei, meine Sicht auszudrücken«, »Ich fühlte mich von anderen gehört« und »Ich fühlte mich von anderen nicht beurteilt.« Die Subskala für Mitgefühl spiegelt die Fähigkeit eines Menschen, sich anderen gegenüber mitfühlend und empathisch zu verhalten. Entsprechende Aussagen auf dieser Subskala sind: »Ich hatte das Gefühl, einen geliebten Menschen trösten zu können« und: »Ich fühlte mich einfühlsam.« Aussagen auf der Subskala für Körperempfindungen zielen auf unsere Fähigkeit, zu einem inneren Empfinden von Sicherheit in Kontakt zu treten, etwa: »Mein Herz fühlte sich ruhig an«, »Die Atmung fühlte sich regelmäßig an«, »Mein Körper fühlte sich entspannt an« und: »Ich fühlte mich in der Lage, ruhig zu bleiben.« Die Einschätzung der Antworten eines Klienten zu diesen Bereichen liefert Feedback über seine Fähigkeit, sich selbst Ressourcen zu erschließen, und sie trägt dazu bei, die Bereitschaft zur Ausführung von Yoga-Übungen zur Stärkung des inneren Gewahrseins zu erhöhen, die Stille fördern, etwa *Yoga nidra* und Meditation. Die NPSS wird im Anhang dieses Buches vollständig wiedergegeben (S. 211 f.).

Wir sollten uns darüber im klaren sein, daß die Neurozeption von Signalen für Sicherheit oder Gefahr stark kontextabhängig ist. Statt diese Skalen diagnostisch zu nutzen, sollte man sie als psychoedukative Werkzeuge verstehen, mit deren Hilfe wir mit Klienten ein Gespräch darüber führen können, wie ihr Körper und Geist auf ihre Umgebung reagieren. Die Meßinstrumente können demgemäß genutzt werden, um Veränderungen zu beurteilen, die in Reaktion auf therapeutische und yogische Interventionen eintreten; wir können Verringerungen der Stärke von Reaktionen auf autonome Bedrohung sowie Verstärkungen von somatischen und psychischen Signalen für Sicherheit messen.

## Anwendung der Polyvagal-Theorie in einer Therapie

Die Polyvagal-Theorie kann Klienten im Rahmen einer Psychotherapie helfen, den wechselnden Zuständen ihres Nervensystems gegenüber Mitgefühl zu entwickeln. Die Integration der Wahrnehmung von Geist und Körper ermöglicht es Therapeuten wie Klienten, Veränderungen von Zuständen des ANS zu beobachten, indem sie sich ihr somatisches Erleben und ihre Körpersprache bewußt machen, um herauszufinden, ob sie sich ruhig, aufgekratzt und angespannt oder defensiv abgeschaltet fühlen. Mit Hilfe dieses Prozesses können Therapeuten und Klienten gemeinsam ein Vokabular zur Beschreibung der Zustände des Nervensystems von Klienten entwickeln, was es beiden ermöglicht, im Laufe einer Sitzung auftretende Veränderungen zu beobachten und über sie zu sprechen (Dana 2020/2020). Solche subtilen Veränderungen bleiben oft unbemerkt und werden nonverbal kommuniziert. Beispielsweise teilen wir durch unsere Mimik, den Klang unserer Stimme, Veränderungen der Körperhaltung, Gesten und die Nutzung von Blickkontakt mit, wie wir uns fühlen. Wir können Klienten auch einladen, Veränderungen ihrer Atmung bewußter wahrzunehmen und Veränderungen der Herzfrequenz, das Steigen und Fallen der Körpertemperatur oder das Auftreten von Benommenheit und Übelkeit genauer zu verfolgen. Wir versuchen, Klienten zu erklären, daß die Defensivzustände einmal für ihr Überleben notwendig waren. Im Idealfall werden sie auf diese Weise dazu angeregt, sich mit ihrem Nervensystem vertraut zu machen und Selbstmitgefühl zu entwickeln. Wir können sie auch dazu bringen zu erkennen, daß es keine schlechten oder falschen Zustände des Nervensystems gibt. Alle Emotionen und alle physiologischen Zustände sind wichtig und informieren uns über innere Vorgänge. Dies zu akzeptieren ermöglicht uns und unseren Klienten, therapeutische Interventionen zu erforschen, die ein Gefühl von Sicherheit und Verbundenheit im Hier und Jetzt fördern. Ziel dieser Arbeit ist, Klienten zu einer besseren Selbstorganisation zu verhelfen, so daß sie lernen, auf ihre eigenen variierenden Bedürfnisse bezüglich der Nutzung von aufwärtsregulierenden und abwärtsregulierenden Strategien zu reagieren. Mit der Zeit wird den Klienten dann klar werden, daß sie von Zuständen autonomer Dysregulation in Zustände der Verbundenheit und Sicherheit zurückkehren können – was ihr Vertrauen zu sich selbst stärkt.

Deb Dana (2018/2018) benutzt das Bild der Polyvagal-Leiter und hat damit eine visuelle Metapher für die hierarchische Reaktion auf Gefahr geschaffen. Das untere Ende der Leiter steht für den immobilisierten Zustand des Kollaps oder Shutdown, die Mitte repräsentiert das SNS mit seinen Defensivreaktionen Kampf und Flucht, und das obere Ende der Leiter repräsentiert das System für soziale Verbundenheit. Belastende oder traumatische Ereignisse können uns dazu bringen, auf dieser

Leiter abwärtszusteigen oder in kompromittierenden neuronalen Zuständen zu verweilen; wir können die Leiter auch emporklettern, um unsere psychische und physische Gesundheit wiederherzustellen. Dana führt auch noch eine andere Metapher für das Navigieren zwischen den genannten Zuständen des Nervensystems an, nämlich die der Anwendung des »Goldlöckchen-Prinzips«, das uns ermöglicht zu erkennen, wann wir »zu heiß« sind – was das SNS repräsentiert – oder »zu kalt« – was einen Kollaps oder Shutdown im dorsal-vagalen Schaltkreis repräsentiert. Wir werden dann ermutigt, die »genau richtige« Zone zu finden, die den ventral-vagalen Schaltkreis repräsentiert. Diese Zone optimaler Responsivität spiegelt das »Toleranzfenster«-Modell, das zuerst von Daniel Siegel (1999/2006) vorgestellt und später auf die Polyvagal-Theorie bezogen wurde (Badenoch 2017; Levine 2018/2019; Ogden 2018/2019). In diesem Fenster sind wir besser in der Lage, unser somatisches Erleben zu beschreiben und unsere Emotionen auszudrücken, ohne uns in Gefühlen oder in Empfindungstaubheit gefangen zu fühlen. Der Bereich oberhalb des Toleranzfensters repräsentiert den Hyperarousal-Zustand des SNS, der entweder als leichte Gereiztheit und Rastlosigkeit oder als unbeherrschbarer Zustand des Schreckens, der Panik und der Rage erlebt werden kann. Der Bereich unterhalb des Toleranzfensters repräsentiert Gefühle der Hoffnungslosigkeit, Hilflosigkeit, Verzweiflung oder Depression. Ein Ziel einer Therapie ist, die Fähigkeit zum »Mit-Sein« und die Fähigkeit zu einer effektiven Reaktion auf ein größeres Spektrum von Emotionen und Empfindungen zu stärken – wodurch das Toleranzfenster erweitert wird. Entscheidend für den Erfolg einer solchen Behandlung ist die Verfügbarkeit eines Co-Regulators, sehr oft eines kompetenten Therapeuten, der dem Klienten sein eigenes erweitertes Toleranzfenster zur Verfügung stellen kann. Durch diesen Prozeß wird dem Klienten vermittelt, daß seine zuvor als unerträglich erlebten Erregungszustände und Emotionen in einem relationalen Feld gehalten werden können.

Außerdem wirken wir als Therapeuten durch Psychotherapie auf die Zustände unseres eigenen Nervensystems ein, wodurch wir erkennen können, was wir selbst in die Situation mitbringen. Co-Regulation in der Psychotherapie basiert auf unserer Fähigkeit, in Gegenwart unserer Klienten präsent zu sein, während sie vielfältige affektive Zustände und Arousalzustände durchleben. Um dies leisten zu können, müssen wir auf unser eigenes Nervensystem achten, um erkennen zu können, wann wir uns in einem ventral-vagalen Zustand befinden, im Unterschied zu einem sympathischen und einem dorsal-vagalen Zustand. Beispielsweise könnten wir während unserer Arbeit mit einem wütenden oder verängstigten Klienten eine erhöhte Herzfrequenz, Atmung in den oberen Teil des Brustkorbs, Fäusteballen oder eine erhöhte Körpertemperatur bei uns bemerken. Hingegen könnte eine Tendenz, flach zu atmen oder ein Gefühl der Schwere den Zustand eines Klienten spiegeln, der sich kollabiert und depressiv fühlt. Es ist völlig normal und zu erwarten, daß wir Veränderungen wie die beschriebenen als Reaktion auf das Nervensystem unserer Klienten beobachten. Dies ist somatische Resonanz, eine subtile Art, auf die wir angespannte Bereiche, Veränderungen unserer Atmung oder Emotionen in unserem Körper spüren, die das Erleben unserer Klienten spiegeln (Keleman 1987/1990). Unsere Fähigkeit, die Emotionen von Klienten und die Zustände ihres Nervensystems zu spüren, zählt zu den Voraussetzungen dafür, daß wir als äußere psychobiologische Regulatoren fungieren können (Schore 2009). Bleiben wir sehr distanziert, fühlen sich unsere Klienten wahrscheinlich eher nicht gesehen oder mißverstanden. Bewirken die neuronalen Zustände unserer Klienten hingegen, daß wir über längere Zeitspannen in einem Zustand der Dysregulation verharren, haben wir wahrscheinlicher das Gefühl, in unserer Arbeit zu stagnieren oder ineffektiv zu sein. Somatische Resonanz ermöglicht uns zu erkennen, wie ein Klient sich fühlt, sie fördert Mitgefühl und erfordert, daß wir beim therapeutischen Austausch fest in der Selbstregulation verwurzelt sind. Nach Auffassung von Porges (2017/2021) basieren Empathie und Mitgefühl auf unterschiedlichen neuronalen Strukturen. Empathie beinhaltet häufig das Resonieren mit dem Schmerz eines anderen Menschen, und sie kann uns dazu bringen, im sympathischen Leiden zu verharren, oder sie ruft ein Gefühl der Erschöpfung oder einen Shutdown in Reaktion auf den dorsal-vagalen Zustand eines Klienten hervor. Mitgefühl hingegen erfordert unsere Verbundenheit mit unserem eigenen ventral-vagalen Zustand. Wir müssen in der Lage bleiben, das Leiden anderer zu würdigen und gleichzeitig die Fähigkeiten unserer Klienten, ihren Schmerz selbst durchzuarbeiten, zu schätzen. In der Regel beginnen Klienten eine Psychotherapie, um Wärme in einer Beziehung zu erleben, in Gegenwart eines Menschen, der mit ihrem Leiden umzugehen weiß. Versuchen wir zu rasch, unsere Klienten zu regulieren, laufen wir Gefahr, sie in ihrem verletzlichen emotionalen Zustand unabsichtlich zurückzuweisen. Unsere Versuche, Veränderungen zum Positiven zu fördern, können sich anfühlen, als versuchten wir, den Schmerz von Klienten zu beiseitigen oder beiseitezuschieben, statt die Betroffenen zu unterstützen. Wenn wir die Nutzung von Werkzeugen erlernen, die uns helfen, in einen ventral-vagalen Zustand zurückzukehren, können wir dem Leiden unserer Klienten gegenüber besser präsent bleiben. Beispielsweise können wir eine Hand über unser eigenes Herz legen, zu einer tieferen und volleren Atmung wechseln oder unsere Körperhaltung so verändern, daß wir stärker in den Genuß eines Gefühls der Erdung oder energetischen Elans kommen. Dadurch verbessern wir nicht nur unser eigenes Wohlbefinden, sondern machen auch unsere Klienten mit diesen Fertigkeiten vertraut. Ausgehend von Selbstgewahrsein erforschen wir, was uns hilft, körperlich, emotional, kognitiv, relational und spirituell präsenter zu sein.

## Anwendung der Polyvagal-Theorie im Yoga

Letztlich besteht die Anwendung der Polyvagal-Theorie auf Yoga vielleicht darin zu erkennen, daß jede Übung, ob Bewegungs- oder Atemübung oder Meditation, uns den Zustand unseres Nervensystems offenbaren kann. Außerdem befähigen uns die genannten Interventionen, Zustände des Nervensystems zu lindern oder zu verstärken. Aus Sicht der Polyvagal-Theorie verstärkt Yoga den ventral-vagalen Komplex und die parasympathische Aktivität, was die Defensivzustände beruhigt und ein Gefühl der Gelassenheit stärkt (Lutz 2021). Im übrigen gelten bestimmte Yoga-Übungen als für das Nervensystem tonisierend oder beruhigend. Trotzdem sollten wir uns darüber im klaren sein, daß die Klienten und Yoga-Schüler unterschiedliche Dinge erleben, obwohl sie die gleichen Übungen ausführen. Ihre Reaktion auf eine Übung spiegelt, wie ihre persönlichen Erlebnisse ihr Nervensystem geprägt und ihr somatisches Erleben beeinflußt haben. Beispielsweise kann eine Atemübung, die auf eine bestimmte Person beruhigend wirkt, auf jemand anderen aktivierend wirken. Manchmal werden Erinnerungen an frühere Erlebnisse getriggert, wenn man einen Klienten dazu bringt, die Aufmerksamkeit auf die Atmung zu richten. Dies kommt insbesondere dann vor, wenn der Klient generell dazu neigt, den Atem anzuhalten oder flach zu atmen, oder wenn er während eines traumatischen Erlebnisses das Gefühl hatte, nicht atmen zu können. Beim therapeutischen Yoga ist jede Bewegungs- und Atemübung eine Gelegenheit zur Selbstentdeckung, die den Therapeuten ebenso wie den Klienten und den Lehrer ebenso wie den Schüler anregt, gemeinsam die innere Welt des Klienten oder Schülers zu verstehen.

Stephen Porges hat gemeinsam mit der Yoga-Therapeutin Marlysa Sullivan die Überschneidungen zwischen Yoga-Lehre und Polyvagal-Theorie untersucht. So entdeckten sie Parallelen zwischen unserer westlichen wissenschaftlichen Sicht des Nervensystems und alten yogischen Sichtweisen, welche die energetischen Qualitäten beschreiben, die gewöhnlich im Zuge der Yoga-Übung auftreten (Sullivan et al. 2018/2021). Der Yoga-Philosophie zufolge besteht die gesamte Natur aus drei Qualitäten, den *Gunas*. Die erste von diesen ist *Sattva*, die man sich am besten als einen Zustand der Zufriedenheit, Ausgeglichenheit und Gelassenheit vorstellt. Sattva hilft uns, Gleichmut und Klarheit zu entwickeln und wird oft als Leichtigkeit des Seins empfunden. Wir können uns dies wie einen kristallklaren See vorstellen, der den Himmel und die umliegenden Berge spiegelt. Im Gegensatz dazu wirkt die zweite Qualität, *Rajas*, in der Natur mobilisierend. Sie aktiviert und kann, in die richtige Richtung gelenkt, Veränderung und Kreativität inspirieren. Ist Rajas jedoch aus dem Gleichgewicht, kann ein Zuviel an Rajas Reizbarkeit, Unruhe, Wut oder Angst hervorrufen. Der See würde dann bewegt und unruhig wirken. Die dritte Qualität ist *Tamas*, eine ruhige, stille und stabile Kraft. Zuviel an Tamas kann zu Trägheit, Trübsinn, Schwere oder Depression führen. Der stille See ist dann zu einem stillstehenden und trüben Gewässer geworden. Die Polyvagal-Theorie kleidet diese alten Beschreibungen des Yoga über die grundlegenden Zustände der Dinge in ein modernes Gewand, wobei Sattva der Natur des myelinisierten ventralen Vaguskomplex ähnelt, Rajas das SNS spiegelt und Tamas dem dorsalen Vaguskomplex gleicht. Sowohl die Polyvagal-Theorie als auch die Lehren des Yoga berücksichtigen, daß diese unterschiedlichen Zustände ständig in Bewegung sind und daß sie sich zu hybriden Zuständen verbinden können. Der *sattvische* Ausdruck von Rajas verstärkt Kreativität, Spiel, Motivation und Inspiration, und der *sattvische* Ausdruck von *Tamas* fördert Zustände der Leichtigkeit, Ruhe und Entspannung sowie spirituelle Zustände der Meditation.

## Wie die Yoga-Übung beginnt

Die erste Unterweisung in den *Yoga-Sutras des Patanjali* beginnt mit einem sehr wichtigen Satz: *atha yogaanushasanam*, was man aus dem Sanskrit im Sinne von »Jetzt beginnt die Yoga-Übung« übersetzen kann. Yoga existiert nur im Jetzt. Ich empfehle Ihnen, kurz innezuhalten, bevor Sie weiterlesen. Achten Sie darauf, wie Sie auf die Überschneidung von Wissenschaft, Soma und Seele reagieren. Spüren Sie Ihre Beine, Füße, Arme und Hände? Spüren Sie, wie Ihr Herz in der Brust schlägt? Versuchen Sie, an diesem Punkt zu verweilen, bis Sie Ihre eigene Präsenz im gegenwärtigen Augenblick spüren. Ich empfehle Ihnen, während der weiteren Lektüre dieses Buches von Zeit zu Zeit zum Gewahrsein des gegenwärtigen Augenblicks zurückzukehren. Selbst wenn Sie das Buch lesen, um Ihre Arbeit mit anderen Menschen zu bereichern, empfehle ich Ihnen, die in den folgenden Kapiteln beschriebenen Yoga-Übungen auch selbst auszuführen. Das ermöglicht Ihnen, die Präsenz des Gewahrseins zu entwickeln, die für einen achtsamen Therapeuten unverzichtbar ist. Jetzt beginnt die Yoga-Übung.

# 2

# Selbstentdeckung

## Yoga und Psychotherapie verbinden

Traditionelle Psychotherapieansätze können nur eine begrenzte Wirkung entfalten, wenn die behandelnden Kliniker nicht an den physiologischen Störungen arbeiten können, die Symptomen wie Angst, Depression und posttraumatischen Belastungen zugrunde liegen. Die meisten Psychotherapiemethoden bevorzugen Top-down-Interventionen, bei denen die Klienten aufgefordert werden, sich ihre Gedanken, Überzeugungen und Gefühle bewußt zu machen, während sie über frühere Ereignisse sprechen. Nun sind Top-down-Strategien zwar sehr nützlich, wenn es um Distanz zu belastenden Erlebnissen und Kontrolle über Vorgänge im Geist geht, doch gelingt es uns oft nicht, auf diese Weise die physiologischen Manifestationen von Symptomen zu verändern. Wir können solche eher traditionellen Behandlungsmethoden durch Bottom-up-Behandlungsstrategien ergänzen, die sich auf sensorisches Gewahrsein konzentrieren und dazu Atem- und Bewegungsübungen nutzen. Solche Bottom-up-Interventionen aktivieren Gehirnzentren im limbischen System und im Hirnstamm und beeinflussen so die Regulationsfunktionen des ANS. Das somatische Erleben in eine Therapie einzubeziehen ist besonders wichtig, wenn Klienten in ihrer Entwicklungszeit ein Trauma erlebt und eine Bindungsverletzung erlitten haben, denn das ANS wird im Säuglingsalter und in der frühen Kindheit sehr stark geprägt. Die somatische Psychologie bietet Bottom-up-Strategien an, mit deren Hilfe man in einer Psychotherapie auf den Körper fokussieren kann. Im übrigen fungiert die somatische Psychologie als natürliche Brücke für die Integration von Yoga und Psychotherapie (Caplan et al. 2013).

Wenn wir Yoga in eine Psychotherapie einbeziehen, schaffen wir dadurch außerdem eine Grundlage für die spirituelle Untersuchung. Während sich viele traditionelle Psychotherapiemethoden auf eine Diagnose verlassen, an der sie sich bei der Behandlung orientieren, bringt die Einbeziehung von Achtsamkeit und yogischer Philosophie Klienten dazu, ihren Symptomen gegenüber Neugier zu entwickeln. Statt uns darauf zu konzentrieren, vorhandene Symptome aufzulösen, können wir tiefen Respekt gegenüber der Intelligenz des Körpers, des Geistes und der Seele entwickeln. Vielleicht ist der aktuelle Ungleichgewichtszustand ein Ruf, der uns auffordert, nach innen zu gehen und eine tiefere Verbindung zum Selbst zu finden – zu der Weisheit im Zentrum unseres Seins. Yoga und andere die Achtsamkeit fördernde Praktiken laden Klienten ein, ihre Fähigkeit zu entwickeln, die Rolle des mitfühlenden Beobachters oder des Zeugen zu übernehmen. Ziel ist, das Gefühl zu stärken, daß man eine Wahl hat, und dieses Gefühl existiert im gegenwärtigen Augenblick. Wir laden unsere Klienten ein, eine Verbindung zwischen ihren Emotionen, Körperempfindungen und dem Sinn, den sie ihren Erlebnissen zuschreiben, herzustellen.

Oft werden Yoga und Achtsamkeit als Ergänzungen in eine Psychotherapie einbezogen. Therapeutisch orientierte Yoga-Kurse, die Gelegenheit zu längerem Üben geben, und eine Gemeinschaft Gleichgesinnter mit ähnlichen Interessen können sich sehr positiv auswirken. Im übrigen entscheiden sich viele Studenten für Yoga-Kurse, weil die Schwelle zur Teilnahme niedrig ist und sie kostengünstiger sind als eine Einzeltherapie. Der Bedarf an traumabewußten Yoga-Kursen, die jene relational orientierten Werkzeuge anbieten, mit denen wir uns in diesem Buch beschäftigen, ist heute in der ganzen Welt sehr groß. Arbeit dieser Art hilft uns, psychotherapeutische Unterstützung in einer Gruppe so anzubieten, daß sie als wichtige Ressource fungieren kann, insbesondere wenn es sich um Menschen handelt, die eine Weile warten müssen, bis sie die Möglichkeit zu einer Einzeltherapie erhalten. Therapeutisches Yoga kann problemlos sowohl in stationären als auch in ambulanten psychiatrischen Einrichtungen angeboten werden, und solche Angebote können dazu beitragen, die Kosten einer Einzeltherapie zu verringern.

Wir erleben heute auch, daß Modelle angeboten werden, die Yoga direkt in eine Therapie einbeziehen (Caplan 2018; Emerson 2015/2015; Forfylow 2011; Kamradt 2017; Lutz 2021; Weintraub 2012). In Wahrheit tanzen Ost und West schon seit vielen Jahrzehnten gemeinsam im Therapieraum, wie die humanistischen und transpersonalen Therapien es veranschaulicht haben. Solche nicht-pathologisierenden Ansätze tauchten schon in den 1950er Jahren auf, und sie waren auf das Selbsterleben der Klienten als ein Ganzes mit großem Potential ausgerichtet. Im Laufe der Jahre haben wir die Entstehung vieler integrativer Therapien erlebt, darunter die Dialektisch-behaviorale Therapie (Linehan 1993/1996), die den Zen-Buddhismus in die Behandlung der Borderline-Persönlichkeitsstörung integriert; die Hakomi-Methode (Kurtz 1990/2021), die sich auf buddhistische und taoistische

Philosophien beruft; das System der inneren Familie (R. C. Schwartz 1997/1997), das Klienten dazu anhält, zum Selbst als zu einer Quelle des Mitgefühls und der Weisheit in Kontakt zu treten; und EMDR *(Eye Movement Desensitization and Reprocessing)* (Shapiro 2018/2022), eine Methode, die Körpergewahrsein und bilaterale Augenbewegungen für die Behandlung von Traumata nutzt. Auch weiter entfernt von den traditionellen Therapiemethoden finden wir integrative Modelle wie *Mindfulness-based Stress Reduction* (MBSR – Kabat-Zinn 1990/1991), ein Ansatz, der Yoga und Meditation in die Behandlung einbezieht; und schließlich die *Emotional Freedom Technique* (EFT – Church & Feinstein 2017), eine Methode, die Klienten dazu anleitet, auf traditionelle Akupunkturpunkte im Gesicht und auf dem Oberkörper zu klopfen und sich gleichzeitig bestärkende Aussagen zu vergegenwärtigen. Diese bereits existierenden Modelle fokussieren auch auf die Stärkung des Selbstgewahrseins, des Mitgefühls und des Sich-selbst-Akzeptierens sowie auf die Entwicklung von Werkzeugen zu Verbesserung der Selbstregulationsfähigkeit.

Wir werden uns in diesem Kapitel damit befassen, wie die somatische Psychologie eine Grundlage für die Integration von Yoga und Psychotherapie schafft. Obwohl sich die hier in diesem Zusammenhang vorgestellten Ansätze in erster Linie an Psychotherapeuten wenden, können sie auch Yoga-Therapeuten und Yoga-Lehrern als Leitlinien helfen, besser auf die Bedürfnisse ihrer Klienten und Studenten einzugehen. Zunächst werden Möglichkeiten vorgestellt, die Offenheit von Klienten für Interventionen im Sinne des therapeutischen Yoga einzuschätzen. Mias Geschichte, die später beschrieben wird, ist ein Beispiel dafür, wie man Yoga in einer Psychotherapie im Rahmen einer co-regulierenden Beziehung nutzen kann. Am Ende des Kapitels werden Selbstentdeckungspraktiken beschrieben, die Klienten helfen sollen, ihr Gewahrsein des eigenen Körpers und Geistes zu stärken, um ihre Selbstregulationsfähigkeit zu verbessern.

## Somatische Psychologie

Die Somatische Psychologie befaßt sich mit den komplexen Interaktionen zwischen unserem Geist, unseren Emotionen, unserer Physiologie und unserem Verhalten sowie damit, wie all dies zusammen unser Selbstempfinden formt. Die Beziehung zwischen Körper und Geist wird seit mehr als einem Jahrhundert untersucht, und die Wurzeln dieser Recherchen reichen bis zu den Ursprüngen der Psychologie als Wissenschaft. Beispielsweise wurde die von Freud im Jahre 1892 vorgestellte Psychoanalyse stark von den Untersuchungen von William James über die Beziehung zwischen Geist und Körper und von Pierre Janets Untersuchungen über die Verbindung zwischen emotionalen Belastungen und körperlicher Anspannung beeinflußt (Bhat & Carleton 2015). William James konzentrierte sich auf die physiologischen und biologischen Grundlagen des Geistes und des Verhaltens (James 1863). Pierre Janet wies darauf hin, daß es wichtig sei, am Körper traumatisierter Patienten zu arbeiten, und er erkannte, daß die Blockierung des Zwerchfells für die Entstehung von Schizophrenie signifikant sei (Janet 1924).

In den 1940er Jahren ging die Psychoanalytikerin Helene Deutsch noch nachdrücklicher auf den Konflikt zwischen Körper und Geist ein, indem sie sich mit der »Als ob«-Persönlichkeit befaßte, für die ein Mangel an authentischem Selbstempfinden charakteristisch sei, was die Betroffenen zur Konstruktion eines Pseudo-Selbst veranlaßt (Deutsch 1965). Ihre Arbeit konzentrierte sich auf den Bindungsmangel, der bei einem Kind und später auch beim Erwachsenen ein zentrales Gefühl der Leere hervorruft. Um das Fehlen einer realen Identität zu kompensieren, machen sich solche Menschen Rollen zu eigen oder bemühen sich intensiv, anderen Menschen zu gefallen, um sich auf diese Weise ein Selbst anzueignen. D. W. Winnicott baute mit seiner Erörterung des »falschen Selbst« auf Deutschs Arbeit auf (Winnicott 1960/1974). Nach seiner Auffassung ist unser »wahres Selbst« ein inneres Empfinden von Kongruenz zwischen Geist und Körper. Gut umsorgte Kinder können ein eigenständiges, authentisches Selbstempfinden entwickeln. Hingegen muß ein Kind, das in einer nicht sicheren oder nicht liebevollen Umgebung aufwächst, mit relationaler Belastung fertig werden, indem es sein verletzliches Inneres einengt, schützt oder abschirmt. Wird Liebe vom Erbringen bestimmter Leistungen abhängig gemacht, verwandeln sich die betroffenen Kinder in Chamäleons, um so die Bedürfnisse anderer Menschen zu erfüllen. Deshalb fühlen sie sich von ihren authentischen Gefühlen abgeschnitten und verlassen sich verstärkt auf ihren Intellekt.

Die Samen der Somatischen Psychologie waren bereits ausgesät, als Wilhelm Reich sich für die Entwicklung eines körperzentrierten Behandlungsansatzes einsetzte (Raknes 1973). Reich verstand körperliche und emotionale Anspannung als mit einem Bedürfnis verbunden, sich vor schmerzhaften Erlebnissen zu schützen (Reich 1933). Wie Freud war auch er der Auffassung, unaufgelöste Kindheitsverletzungen würden psychische Symptome hervorrufen; er konzentrierte sich aber auf die so entstehenden Haltemuster im Körper, etwa im Bereich der Hüften, des Bauches, des Zwerchfells, der Brust, des Halses, des Kiefers und der Stirn. Beispielsweise könnte ein Mensch, der vor seiner Geburt oder im ersten Lebensjahr ein Trauma erlebt hat, ein tiefes Gefühl des Entsetzens entwickelt haben, weil er an seinem Recht, auch nur zu existieren, zweifelt. Solche Menschen fühlen sich manchmal von ihrem Körper getrennt und verlassen sich deshalb ausschließlich auf ihren Intellekt oder ihr analytisches Denken. Hingegen könnte ein Mensch, dessen Verletzungen in der oralen Entwicklungsphase entstanden sind, unter starken Spannungen in der Kehle, im Kiefer und im oberen Bereich des Brustkorbs leiden. War die maßgebliche Dynamik der Bindung zur primären Bezugsperson inkonsistent oder unzuverlässig, kann die Körperhaltung Betroffener auch später ein unerfülltes Bedürfnis nach Verbundenheit spiegeln, als würden Augen und Mund immer noch die Rückkehr der Mutter erwarten und ihr entgegenstreben. Bestand die Beziehungsverletzung hingegen in starker Vernachlässigung, könnte der Brustkorb der Person zusammengesunken sein, und sie könnte ihre Kehle verschließen, um sich vor den eigenen unerwiderten Gefühlen der Sehnsucht zu schützen. Reich war der Auffassung, daß sich somatische Haltemuster in der Körperhaltung eines Menschen sowie in seinen Atem- und Bewegungsmustern spiegeln. Außerdem neigen sie dazu, den energetischen Ausdruck der eigenen Lebenskraft einzuschränken.

Über viele Jahrzehnte haben sich aus diesen frühen Einflüssen zahlreiche somatisch orientierte Psychotherapien entwickelt. Zu den beachtenswertesten unter ihnen zählen die Bioenergetik (Lowen 1977/1976), die Formative Psychologie (Keleman 1987/1990), die Core-Energetik (Pierrakos 1990/1987), die Biosynthese (Boadella 2015/1991), Focusing (Gendlin 1982/1981), Integrative Körperpsychotherapie (Rosenberg et al. 1989/1996), Hakomi (Kurtz 1990/2021), Körper-Geist-Psychotherapie (Aposhyan 2004), Tanz-/Bewegungstherapie (Adler 1999; Whitehouse 1999), der Moving Cycle (Caldwell 1996/1997; 1997), Somatic Experiencing (Levine 1997/1998) und die Sensumotorische Psychotherapie (Ogden et al. 2006/2010). Abgesehen von den genannten psychotherapeutischen Ansätzen hat ein großes Spektrum komplementärer Heilverfahren das Wissen über die Geist-Körper-Verbindung aufgegriffen, darunter die Alexander-Technik, Feldenkrais, Rolfing, die Craniosakral-Therapie und Yoga.

Alle diese Therapieformen berücksichtigen, daß problematische Erlebnisse insbesondere aus der frühen Entwicklungszeit zur Entstehung von Spannungsmustern im Körper beitragen. Außerdem können Traumata – insbesondere wenn sie in der Zeit der frühen Entwicklung wiederholt auftreten – zu Störungen der psychobiologischen Gesundheit führen (Courtois & Ford 2009/2011). Unsere frühesten Erlebnisse bleiben als implizite Erinnerungen in unserem Körper erhalten. Die impliziten Erinnerungen spielen von der Zeit vor der Geburt bis zum Alter von drei Jahren eine dominierende Rolle. Diese frühesten Erinnerungen sind weder verbal noch bildlich; sie existieren als psychophysiologisches Arousal und als affektive Zustände. Implizite oder prozedurale Erinnerungen werden als motorische Muster gespeichert und schlagen sich in der Körperhaltung, in Gesten sowie Atem- und Bewegungsmustern nieder, die allesamt die Grundlage für unser Selbstempfinden schaffen. Sie werden in Form chronischer Muskelanspannungen in den Faszien oder im Bindegewebe des Körpers gespeichert. Frühe somatische Therapien wie die Reichianische Therapie und die Bioenergetik versetzten Klienten in bestimmte Körperhaltungen und Bewegungen, die zur emotionalen und kathartischen Freisetzung aufgestauter Emotionen führen sollten. Inzwischen haben sich die somatischen Therapien weiterentwickelt, und viele ihrer heutigen Spielarten zielen darauf, auf kontrollierte und achtsame Weise die Wahrnehmung von Körperempfindungen, Atemmustern und Bewegungsimpulsen zu fördern. Ein grundlegender Aspekt moderner Körperpsychotherapien ist die Nutzung der Förderung achtsamer Wahrnehmung von Empfindungen als Intervention. Dabei werden die Klienten eingeladen, auf ihr somatisches Erleben in Verbindung mit dem in einem bestimmten Moment mitgeteilten Narrativ zu achten.

Weil Menschen sich beim Beobachten interozeptiver Empfindungen manchmal von Emotionen überflutet fühlen, können wir sie anleiten, die Aufmerksamkeit nach außen zu richten, indem sie sich im Raum umschauen und dort Signale für Sicherheit in der äußeren Umgebung identifizieren. Selbst wenn sich jemand innerlich unbehaglich fühlt, kann das Beobachten von Signalen für Sicherheit seinem Nervensystem helfen, eine ausreichend starke Ressource aufzuspüren – sei es Ruhe oder Verbundenheit –, die das Loslassen des defensiven Selbstschutzbedürfnisses unterstützt. Dies stärkt die Aufrechterhaltung des »dualen Gewahrseins«, wodurch Menschen lernen, mit ihrer Aufmerksamkeit zwischen äußeren Anzeichen für Sicherheit und dem Gewahrsein innerer Empfindungen zu pendeln (Rothschild 2010/2012). Duales Gewahrsein hilft Klienten in einer Traumabehandlung, einerseits des Erlebens im gegenwärtigen Augenblick gewahr zu bleiben und sich andererseits und gleichzeitig Erinnerungen zu vergegenwärtigen, die ein traumatisches Erlebnis betreffen (Shapiro 2018/2022). Die Sensumotorische Psychotherapie versteht sich als eine Form relationaler Achtsamkeit, wobei der Therapeut wie auch der Klient die Fähigkeit zu nichturteilendem Beobachten somatischer Veränderungen in einer Therapiesitzung entwickeln (Ogden 2015). Beispielsweise könnte ein Klient sich agitiert, müde oder benommen fühlen, wenn er über Ereignisse aus seiner Kindheit spricht. Halten wir ihn in solch einem Fall dazu an, innezuhalten und sein somatisches Erleben zu verfolgen, kann er in umfassenderer Weise erkennen, wie sein Körper mit der Last traumatischer Ereignisse fertig wird.

Die somatische Psychologie ist sich über die unauflösbare Beziehung zwischen dem ANS und psychischen Symptomen im klaren (Bhat & Carleton 2015). Die Polyvagal-Theorie hat dazu beigetragen, die komplexe Bedeutung physiologischer Symptome zu erhellen, die mit der Reaktion des Körpers auf belastende oder traumatische Ereignisse verbunden sind. Viele körperorientierte Psychotherapien haben sich zum Ziel gesetzt, die Dysregulation von Arousalzuständen des ANS aufzulösen. Dies wird durch Reflektieren über ein belastendes oder traumatisches Ereignis und Beobachten der Reaktion innerhalb des Nervensystems erreicht. Statt auf eine Katharsis der Emotion hinzuarbeiten, leiten moderne körperpsychotherapeutische Ansätze Klienten an, langsame und achtsame Bewegungen auszuführen, die das Gefühl hervorrufen, daß ein Abschluß erreicht wird. War es einem Klienten beispielsweise nicht möglich, einer gefährlichen Umgebung zu entfliehen, können wir ihm empfehlen, sich diese Flucht vorzustellen und dabei langsam seine Beine zu bewegen, um die erfolgreiche Ausführung einer Fluchtreaktion im eigenen Körper zu spüren.

Der Körper kommuniziert mit uns durch Empfindungen und Bewegungsimpulse. Somatische Therapien zielen darauf ab, dem Körper zuzuhören. Übungen, die das Körpergewahrsein und achtsame Bewegungen fördern, sind für die sensorische Integration unverzichtbar. Bewegungen lassen uns spüren, wo im Raum wir beginnen und enden, und sie verhelfen uns zu einem kohäsiven Selbstempfinden. Thomas Hanna (1995), ein somatisch orientierter Therapeut, hat erklärt: »Die Reziprozität von Spüren und Bewegung steht im Zentrum des somatischen Prozesses« (S. 344). Irgendeine Version dieses Prozesses sehen wir bei allen Lebewesen. Selbst bei einem Regenwurm führt der sensorische Input, den er von der Welt empfängt, entweder zu einer Kontraktion und dem Rückzug vom auslösenden Reiz, sofern er als Bedrohung wahrgenommen wird, oder zu einer expansiven Bewegung in Richtung des Reizes, wenn dieser als positiv wahrgenommen wird. In uns gibt es natürliche, instinktive Bewegungsimpulse, mit denen wir auf unsere Umgebung reagieren. Außerdem streben wir eine ausgewogene Beziehung zwischen Spüren und Bewegen an (Caldwell 2018). Stürmt zu viel sensorischer Input auf uns ein, ohne daß damit Bewegung verbunden ist, fühlen wir uns leicht überwältigt oder desorganisiert, und es fällt uns schwer, die Aufmerksamkeit zu fokussieren. Vielleicht haben Sie das schon einmal in einem lauten Restaurant oder auf einer Party erlebt, einem Anlaß, bei dem viele Menschen gleichzeitig sprachen. Vielleicht haben Sie in solch einer Situation sogar den Drang verspürt, den Raum zu verlassen, haben diesen Bewegungsimpuls aber unterdrückt, weil Sie sich sozial dazu verpflichtet fühlten. Allerdings kann das im Laufe der Zeit ein Gefühl der Erschöpfung hervorrufen. Hingegen kann Feedback mit einer zu schwachen sensorischen Komponente auch desorientierend und dysregulierend wirken. Wir brauchen sensorischen Input, um spüren zu können, wo im Raum wir beginnen und enden. Ohne Verwurzelung im sensorischen Gewahrsein sind unsere Bewegungen leicht unkoordiniert, unbeholfen oder ineffektiv. Yoga hilft uns, sensorische Brücken zu unserem Körper zu bauen. Die Integration des Spürens und Sich-Bewegens ermöglicht uns, unsere Handlungen zielgerichtet und sinnvoll zu organisieren, so daß wir uns integriert und befähigt fühlen.

Somatische Therapien integrieren Bottom-up- und Top-down-Strategien, um die Genesung von somatischem Leiden, emotionaler Dysregulation, Imbalancen des ANS und kognitiven Verzerrungen zu fördern. Wie eine traditionelle Psychotherapie helfen auch kognitive Top-down-Interventionen, Affekt und Empfinden zu regulieren, weil sie uns dazu anregen, über unsere Gedanken, Emotionen und Empfindungen zu reflektieren. Anschließend können wir eine sinnträchtige Pause einlegen, statt uns in reaktive Verhaltensweisen zu stürzen, die uns selbst oder anderen Menschen schaden. Verlassen wir uns hingegen ausschließlich auf Top-down-Strategien, werden wir zwar möglicherweise zeitweilig besser mit unserem Leiden fertig, können aber die untergründige Imbalance des ANS nicht vollständig überwinden. Dadurch kann ein »unechtes Toleranzfenster« entstehen, was bedeutet, daß der Klient lernt, seine Symptome zu überspielen, indem er den Anschein zu erwecken sucht, er befinde sich in seinem Toleranzfenster (Kain & Terrell 2018/2020). Techniken, die auf Selbsteinschränkung oder exzessivem Gebrauch von Willenskraft basieren, sind nur temporär eine Lösung, denn Symptome tauchen in der Regel erneut auf, wenn die Betroffenen sich in einer belastenden Lebenssituation befinden. Somatische Therapien arbeiten mittels Bottom-up-Verarbeitung an den untergründigen Imbalancen im Körper und helfen den Klienten so, ihre Körperempfindungen einzuschätzen, auf Bewegungsimpulse zu achten und die damit verbundenen Emotionen wahrzunehmen. So können wir eine Möglichkeit finden, uns langsam und achtsam zu bewegen und so ein Gefühl des Abschlusses oder der Auflösung der traumabasierten Aktivierung zu entwickeln. Dies kann uns helfen, das Gefühl zu entwickeln, daß wir in der Lage sind, eine Grenze zu setzen oder uns von einer als gefährlich erkannten Situation zu entfernen. Die Integration von Bewegung ermöglicht uns auch, erfolgreich nach dem zu greifen, wonach wir uns wirklich sehnen, nach dem, was uns ein Gefühl der Zufriedenheit vermittelt.

## Yoga in der Psychotherapie

Die somatische Psychologie fungiert als Brücke für die Integration des Yoga in die Psychotherapie. Yogabasierte Interventionen fördern einen Prozeß der Selbstentdeckung durch Atmung, Veränderungen der Haltung und Bewegung. Dieser Prozeß basiert darauf, daß wir uns selbst und unsere Klienten einladen, interozeptive sensorische Informationen zu beachten, um adaptiv reagieren zu können. Generell können wir sagen, daß Yoga-Übungen das Körpergewahrsein stärken; dies wird durch Reflexion über das sensorische Feedback und die damit verbundenen Emotionen möglich; auf diese Weise können wir kluge Entscheidungen über unser Verhalten treffen, statt uns in automatisierte Überlebensreaktionen zu flüchten (Larrivee & Echarte 2018; Raffone et al. 2010). Gesteigertes Körpergewahrsein ist mit einer verstärkten Durchblutung der Insel verbunden, einer Gehirnregion, die für das interozeptive Gewahrsein wichtig und für die Affektregulation und die Resilienz gegenüber Streß von zentraler Bedeutung ist (Price & Hooven 2018; Strigo & Craig 2016). Yoga wird mit der Verringerung von Symptomen einer Depression und einer PTBS sowie mit einer Verbesserung der Emotionsregulation in Verbindung gebracht (Hopwood & Schutte 2017; Streeter et al. 2012; Taylor et al. 2020).

Wie in anderen Körperpsychotherapien gibt es auch im Yoga sowohl Top-down- als auch Bottom-up-Interventionen. Wir üben, unsere Gedanken und Überzeugungen zu beobachten, und führen gleichzeitig Atem- und Bewegungsübungen aus. Durch Selbstbeobachtung können wir größeren Abstand zu automatischen oder habituellen Denkmustern und ihnen gegenüber mehr Objektivität entwickeln. Außerdem ermöglicht Yoga – ebenso wie andere somatische Therapien –, körperliche Verspannungen oder Einengungen aufzulösen. Indem wir auf unsere Empfindungen achten, initiieren wir heilende Bewegungen, die in den Bereichen des Bauches, des Zwerchfells, des Brustkorbs und der Kehle abwechselnd Kontraktionen und Expansionen hervorrufen. Beispielsweise können wir die Aufmerksamkeit auf den Klang unseres Atems richten; oder wir schauen auf einen bestimmten Punkt, *drishti* genannt, was uns helfen kann, uns im gegenwärtigen Augenblick geerdet zu fühlen, während wir auf innere Empfindungen achten.

Die Werkzeuge zur Förderung des Körpergewahrseins, bewußtes Atmen und achtsame Bewegung, erschließen der Psychotherapie die spirituelle Untersuchung. Vielen Menschen geht es nicht nur um Linderung ihres Leidens, sondern sie sehnen sich nach intensiverem Erleben ihrer Lebendigkeit sowie nach einem Sinn und Zweck ihres Lebens. Selbst bei einer yogabasierten Intervention, die als Entspannungstechnik dargestellt und angeboten wird, also ohne jeden Hinweis auf den spirituellen Ursprung der Übung, berichten viele Schüler und Klienten über ein spirituelles Erlebnis, das sie ein tieferes Selbstempfinden oder eine tiefere Verbundenheit mit ihrer inneren Weisheit spüren läßt. Die Integration von Yoga und Psychotherapie bietet die Chance, sich auf eine Sinnsuche zu begeben. Um dies zu ermöglichen, müssen wir als Therapeuten und Yogalehrer einen Raum kreieren, in dem die spirituelle Suche von Klienten gefördert und unterstützt wird.

Mehrere Ansätze untersuchen die Übereinstimmungen zwischen Yoga und Psychotherapie (Caplan 2018; Emerson 2015/2015; Lutz 2021; Weintraub 2012). Im Rahmen dieser Modelle werden Interventionen wie *Asana* (Körperhaltung), *Pranayama* (Atmung), *Mantras* (Klänge) und *Mudras* (Handhaltungen) angeboten, die physiologische Veränderungen fördern sollen, welche das mentale, emotionale und spirituelle Wohl verbessern. Zu den Grundelementen des von David Emerson entwickelten traumasensitiven Yoga zählt die Betonung der im gegenwärtigen Augenblick verfügbaren Wahlmöglichkeiten, wobei Wahlfreiheit bei jeder Yoga-Übung das Gefühl der Sicherheit fördert (Emerson 2015/2015). Ohne das Gefühl, Wahlmöglichkeiten zu haben, fühlen wir uns gefangen und gefährdet. Wahlmöglichkeiten hervorzuheben fördert das Erleben von Behagen wie auch von eigener Befähigung. Beispielsweise können wir Klienten oder Yoga-Schüler daran erinnern, daß sie selbst entscheiden können, worauf sie ihre Aufmerksamkeit richten, worauf sie ihren Blick fokussieren, wie sie atmen möchten und wie sie ihren Körper bewegen wollen.

Yoga fördert nichturteilende Selbstbeobachtung und verstärkt so Selbstgewahrsein und Mitgefühl. Wenn wir die subtilen Veränderungen in unserem Körper und Geist und in unseren Emotionen spüren, können wir bewußt auf unsere Bedürfnisse reagieren und ihnen nachkommen. Das kann in Form von das Nervensystem aktivierenden und Energie mobilisierenden Atem- und Bewegungsübungen geschehen oder in Form von beruhigend auf das Nervensystem einwirkender Strategien. Allmählich lernen wir dann zu beobachten, daß wir uns ständig verändern, und wenn uns das klar geworden ist, können wir üben, uns weniger stark mit einem bestimmten Seinszustand zu identifizieren. Statt beispielsweise zu sagen: »Ich bin deprimiert«, können wir unser aktuelles Erleben als ein Gefühl der Schwere, als Trägheit und als Stagnation des dorsal-vagalen Zustandes beschreiben. Bei entsprechender Unterstützung sind wir auch in der Lage zu erforschen, wie wir am besten auf dieses zeitweilige Erlebnis reagieren und wie wir es regulieren können. Auf diese Weise lernen wir, unseren aktuellen Zustand zu akzeptieren, und wir entwickeln Mitgefühl und treten stärker zu einem inneren Zeugen in Kontakt. Diese Vogelperspektive erschließt uns häufig die zeitlose Weisheit, der zufolge kein Seinszustand an und für sich gut oder schlecht ist – und daß kein Seinszustand von Dauer ist.

Wie bereits im vorigen Kapitel erläutert wurde, entspricht ein gut eingestimmter Austausch zwischen Therapeut und Klient einer gesunden Bindungsdynamik zwischen Eltern und Kind. Das Verständnis der frühen Bindungs- und Traumavorgeschichte kann uns helfen, die Ursprünge von Imbalancen des ANS zu erkennen. Mittels unserer nonverbalen Gesten, der Veränderungen unserer Körperhaltung, des Gesichtsausdrucks, des Tons unserer Stimme und des empathischen emotionalen Spiegelns bieten wir Kommunikationen von rechtem Gehirn zu rechtem Gehirn. Durch bewußte Nutzung von Atmung und Bewegung bieten wir die regulierende Präsenz unseres Systems für soziale Verbundenheit an. In diesem Sinne können wir uns eine eingestimmte therapeutische Beziehung als eine Art interpersonaler Yoga-Übung vorstellen. Selbst wenn wir in unserer Kindheit Kontakt zu einer Bezugsperson hatten, die zu einer sicheren Bindung fähig war, bietet eine Therapie Klienten erneut die Möglichkeit, von einer eingestimmten und fürsorglichen Beziehung zu profitieren. Manche Klienten hatten noch nie Kontakt zu einem anderen Menschen, der ihnen seine eingestimmte Präsenz bieten konnte, wenn sie mit schwierigen Emotionen wie Trauer, Wut, Furcht, Verletztheit, Scham oder Verrat fertig werden mußten. Unsere Präsenz trägt dazu bei, solche Verletzungen zu heilen. Eine vertrauensvolle und fürsorgliche Beziehung zu entwickeln entspricht der Essenz des Yoga.

Man bedenke, daß Bindungsverletzungen unsere Fähigkeit, uns in Gegenwart anderer Menschen sicher zu fühlen, beeinträchtigen und stören. Hat jemand als Kind nur unsichere Beziehungen kennengelernt, hat er möglicherweise gelernt, andere Menschen zurückzuweisen oder wegzustoßen – ein Muster, das bis ins Erwachsenenalter bestehen bleiben kann. Selbst wenn wir uns letztlich nach anderen sehnen und auf der Ebene des Bewußtseins versuchen, zu anderen Menschen in Kontakt zu treten, können wir Beziehungen als bedrohlich empfinden. Solche Beziehungserwartungen können auch zu Brüchen in therapeutischen Beziehungen führen, weil betroffene Klienten unsere Zuwendungsversuche abwehren. Eine »hinreichend gute« Therapie schließt jedoch Beziehungsbrüche ein, und wenn man sie zu nutzen weiß, ermöglichen sie die Wiederherstellung der Beziehung. Die Rückkehr in einen Zustand relationaler Sicherheit hilft Klienten, das Vertrauen zu entwickeln, daß sie ein gewisses Leid spüren und erkennen können, daß es nicht von Dauer ist, gefolgt von dem Erlebnis der Auflösung der Kluft und des Wechsels in eine tiefere Verbundenheit.

## Einschätzen der Bereitschaft

Wie bei allen Behandlungsmodalitäten spielen auch bei der Integration von Yoga in die Psychotherapie ethische Erwägungen eine Rolle. Beispielsweise sollte sichergestellt sein, daß wir als Therapeuten oder Lehrer über die für die Tätigkeit notwendige Kompetenz verfügen. Das könnte erforderlich machen, daß Psychotherapeuten eine Zusatzausbildung absolvieren und sich so Wissen über Yoga aneignen, bevor sie mit Klienten yogabasierte Interventionen durchführen. Außerdem ist zu berücksichtigen, daß sich nicht jede Intervention für jeden Klienten eignet. Auch Yoga-Lehrer und Yoga-Therapeuten müssen sich bemühen, realistisch einzuschätzen, ob ihre Arbeit in ihrem Kompetenzbereich bleibt. Sind wir aufgrund unserer Ausbildung beispielsweise in der Lage, angemessen zu reagieren, wenn bei Klienten während einer Therapiesitzung akute traumatische Reaktionen oder dissoziative Symptome auftreten? Wir müssen erkennen können, ob und wann wir einen Klienten besser zu einem Psychiater schicken. Manchmal ermöglicht eine Partnerschaft zwischen einem Yoga-Therapeuten und einem Psychotherapeuten beiden, den Bedürfnissen eines Klienten optimal gerecht zu werden.

Als Psychotherapeuten sollten wir uns davor hüten, Klienten die Nutzung von Achtsamkeits- oder Yoga-Übungen aufzudrängen. Jede Form des Aufdrängens solcher Möglichkeiten kann der therapeutischen Beziehung schaden, wenn sie zu den

Überzeugungen oder Behandlungszielen eines Klienten im Gegensatz steht. Selbst wenn Klienten bereit sind, yogabasierte Interventionen kennenzulernen, verspüren manche von ihnen, daß sie durch die Entwicklung eines stärkeren sensorischen Gewahrseins auch verletzlicher werden. Wir müssen uns bemühen, die Bereitschaft eines Klienten, sich auf achtsamkeitsbasierte Interventionen einzulassen, richtig einzuschätzen. Klienten mit einer Traumavorgeschichte leben manchmal seit vielen Jahren in einem Zustand der Abspaltung oder Dissoziation von ihrem Körper. Deshalb ist es sinnvoll, bei der Nutzung von Körper und Geist einbeziehenden Übungen in die Arbeit jeweils auf ein für den Klienten akzeptables Tempo zu achten. Wir können Klienten auch darauf aufmerksam machen, daß frühere Erlebnisse von Streß, Beziehungsverlust oder Traumata auftauchen können, wenn sie ihr Gewahrsein wieder auf den eigenen Körper richten.

Auch müssen wir bei jeder psychotherapeutischen Intervention den Vorrang einer kollaborativen therapeutischen Beziehung als Grundlage einer erfolgreichen Behandlung im Auge behalten. Dadurch wird sichergestellt, daß Interventionen jeweils zu einem Zeitpunkt und in einem Tempo angeboten werden, die den Bedürfnissen bestimmter Klienten entsprechen, so daß der therapeutische Rapport nicht gefährdet wird. Außerdem ist es aus klinischer Sicht wichtig, daß Klienten zu uns »nein« sagen können. Wir können sie auch daran erinnern, daß es einzig und allein ihre Entscheidung ist, ob sie eine Yoga-Übung ausprobieren wollen, und daß sie zu jedem beliebigen Zeitpunkt damit aufhören können. Die Freiheit, darüber entscheiden zu können, ob man eine Yoga-Intervention akzeptiert oder ablehnt, wirkt befähigend und ist ein unverzichtbarer Bestandteil jeder erfolgreichen Therapie. Auf dieser Grundlage relationaler Sicherheit aufbauend können wir Klienten Yoga-Interventionen anbieten, um ihr Selbstgewahrsein zu fördern und allmählich ihre Fähigkeit zur Selbstregulation zu verbessern.

Es ist sinnvoll, sich zunächst um therapeutischen Rapport zu bemühen und sich über eventuelle gesundheitliche Probleme zu informieren, bevor man damit beginnt, an der Stärkung des somatischen Gewahrseins zu arbeiten und Bewegungs- und Atemübungen vorzustellen. Manchmal müssen wir Klienten bitten, mit ihrem Arzt darüber zu sprechen, ob die Ausführung von Yoga-Übungen in ihrem speziellen Fall ratsam ist. Weiterhin kann es sinnvoll sein, mit ihnen das *Body Perception Questionnaire* (Porges 1993) durchzuarbeiten, unter Einbeziehung der ergänzenden Fragen zur medizinischen Vorgeschichte, die im Anhang des vorliegenden Buches wiedergegeben werden. Diese Fragen kann man zusammen mit der *Neuroception of Psychological Safety Scale* (Morton et al. 2022) benutzen, um mit den Klienten über ihre Wahrnehmung autonomer Signale für Leiden und für Sicherheit zu sprechen. Ist bei ihnen das Gewahrsein des eigenen Leidens stark ausgeprägt, und können sie sich kaum auf Sicherheit hin orientieren, müssen wir bei der Vorstellung von Yoga-Interventionen höchstwahrscheinlich sehr langsam vorgehen.

Um eventuelle Kontraindikationen richtig einzuschätzen, müssen wir uns darüber klar werden, ob es Gründe zur Besorgnis bezüglich der Sicherheit von Klienten gibt. Beispielsweise könnte jemand über eine Neigung zu Selbstschädigungen berichten, etwa in Form von Selbstverletzungen, Suizidgedanken, Suchtverhalten oder einer Eßstörung. Solche Verhaltensweisen deuten darauf hin, daß die Fähigkeit der Betreffenden zur Selbstregulation ihres emotionalen Leidens in der Zeit zwischen den Therapiesitzungen beeinträchtigt ist. Und wenn sich ein Klient in einer Krise befindet oder wenn er eine akute traumatische Belastung erlebt hat, kann er sich in einem Zustand starker Erregung, der Panik, Empfindungstaubheit, Zittrigkeit, Schlaflosigkeit, Übelkeit oder Benommenheit befinden. In beiden Fällen können Bottom-up-Interventionen, die das somatische Gewahrsein stärken sollen, noch zusätzlich destabilisierend wirken. Stattdessen sollte man auf eine Stabilisierung setzende Interventionen bevorzugen. Falls wir überdies herausfinden, daß ein Klient sein Leiden zu überwinden versucht, indem er trinkt, zu viel ißt oder sehr viel Zeit an Bildschirmen verbringt (durch Surfen im Internet, Aktivität in den sozialen Medien und Beschäftigung mit Video-Spielen), können wir den Betroffenen dazu bringen, dysfunktionale Bewältigungsstrategien durch gesunde zu ersetzen, beispielsweise indem er sich um regelmäßiges Essen und das regelmäßige Trinken nichtalkoholischer Getränke bemüht, morgendliche und abendliche Gewohnheiten entwickelt, um den Verlauf seines Lebens voraussehbarer zu gestalten, oder indem er in seinen Tagesverlauf Bemühungen zur Förderung der Schlafhygiene einbezieht, etwa indem er seinen Koffeinkonsum reduziert und die vor Bildschirmen verbrachte Zeit nach Anbruch der Dunkelheit einschränkt. In der Therapie können wir die Ursprünge des Suchtverhaltens und von selbstaggressiven Gedanken und Verhaltensweisen sowie entsprechender Trigger erforschen. Stabilisierung erfordert eine Verbesserung der Belastungstoleranz, wodurch wiederum die Wahrscheinlichkeit impulsiven Verhaltens der Klienten verringert wird. Derartige Veränderungen von Lebensgewohnheiten befinden sich im Einklang mit den in den *Yamas* und *Niyamas* beschriebenen Leitlinien, was in diesem Zusammenhang nützlich sein kann. Falls es uns als wichtig erscheint, können wir Klienten zu erkennen helfen, daß diese Schritte für die Yoga-Praxis wesentlich sind, weil sie ihnen helfen werden, ihre Gedanken und Verhaltensweisen so zu verfeinern, daß sie sich gefahrlos weiterbewegen können.

Wird ein Schüler oder Klient zu einer Gewahrseins-, Bewegungs- oder Atemübung aus der Yoga-Tradition angeleitet, können während dessen Emotionen aufkommen. Im Rahmen der auf Co-Regulation zielenden therapeutischen Beziehung entdecken wir möglicherweise, daß sich ein Klient in der Lage fühlt, sich der

Auflösung früherer Emotionen zu öffnen, und oft berichten Betroffene dann über ein Gefühl der Erleichterung. Berichten Klienten jedoch, daß sie sich überwältigt oder dissoziiert fühlen, können wir auf Interventionen zurückgreifen, die ihnen helfen, ein Gefühl der Sicherheit wiederherzustellen. Dies erreichen wir, indem wir sie dazu bringen, ihr exterozeptives sensorisches Gewahrsein zu nutzen, indem sie sich auf etwas im Raum konzentrieren, das sie daran erinnert, daß sie aktuell in Sicherheit sind, oder indem sie sich auf den Klang Ihrer Stimme konzentrieren. Falls Klienten berichten, daß sie sich erstarrt oder gefangen fühlen, können wir ihnen vorschlagen, kleine Bewegungen auszuführen, etwa indem sie ihre Finger oder Zehen hin und her bewegen. Manchmal ist es auch nützlich, mit ihnen gemeinsam aufzustehen, zu gehen oder Arme und Beine auszuschütteln.

## MIAS GESCHICHTE
### Die Kunst der Aufmerksamkeit

Die folgende klinische Vignette zeigt, wie man die Anwendung der Polyvagal-Theorie in Verbindung mit Yoga einem Klienten nahebringen kann. Statt sich mit bestimmten Yoga-Interventionen zu befassen, wird in diesem Fallbeispiel der dynamische Austausch von achtsamem Gewahrsein in einer co-regulierenden Beziehung erforscht. Die Klientin hat mir dankenswerterweise gestattet, hier über ihre Geschichte zu berichten. Daß sie neben unserer Arbeit im Rahmen einer Einzeltherapie auch den Kurs für therapeutisches Yoga bei Trauma besuchte, hat ihr ermöglicht, ihr Selbstverständnis im Gruppenrahmen zu verbessern.

Mia kam mit dem konkreten Wunsch zur Therapie, mit Hilfe eines körperzentrierten Ansatzes an der Genesung von einem Trauma zu arbeiten. Sie teilte mir mit, sie leide an Borreliose und myalgischer Enzephalomyelitis, auch bekannt unter dem Namen chronisches Erschöpfungssyndrom (ME/CFS). Anfangs beschrieb sie ihre Kindheit positiv: Sie hatte großen Respekt vor ihrer Familie, insbesondere vor ihrem Vater. In unseren ersten gemeinsamen Sitzungen fiel mir ein Muster auf, das zum Ausdruck kam, wenn ich mich auf mein eigenes Nervensystem einstimmte. Obwohl ich mich zu Beginn jeder Sitzung sehr wach und präsent fühlte, wurde ich irgendwann im weiteren Verlauf der Arbeit unerklärlich müde. Als ich das Gefühl hatte, mein therapeutischer Rapport zu Mia sei stark genug, berichtete ich ihr von meiner Beobachtung. Ich versicherte ihr auch, es sei nicht ihre Aufgabe, mich gut zu unterhalten oder dafür zu sorgen, daß ich wach bliebe. Mein Erlebnis plötzlichen Ermüdens teilte ich ihr in einem Moment mit, in dem dieses Phänomen auftrat, und ich sagte ihr, ich sei neugierig darauf, was sie selbst im betreffenden Moment beobachtet habe. Als sie mich anschaute, sah ich, daß ihr Tränen in den Augen standen. Sie sagte, sie habe sich im gleichen Moment benommen gefühlt, aber gegen dieses Gefühl angekämpft, um präsent zu bleiben. Sie erklärte, sie müsse verbergen, wenn sie sich müde oder benommen fühle, weil ihr das helfe, weiterzumachen, wenn sie arbeite oder sich darauf konzentrieren müsse, sich um ihren Sohn zu kümmern. Sie berichtete, manchmal habe sie das Gefühl, in einem Nebel zu leben. Sie hatte gelernt, sich über ihr eigenes Nervensystem hinwegzusetzen, um ihr Überleben zu sichern. Indem ich ihr mitgeteilt hatte, wie es mir selbst ergangen war, hatte ich sie dazu gebracht, sich selbst aus der Deckung hervorzuwagen. Ihr rollten Tränen über die Wangen. Sie sagte: »Ich habe mich schon so oft im Leben so gefühlt.«

Ich war neugierig, wie es für Mia gewesen war, ihr authentisches Selbsterleben verbergen zu müssen. Ich fragte sie, wie sie es empfunden hatte, ihre wahren Gefühle zu verbergen, und empfahl ihr, auf ihre Körperempfindungen zu achten. Dann fragte ich sie, ob ihr an dem Drang, ihre Empfindungen zu verbergen, etwas vertraut sei. Sie berichtete über eine starke Assoziation mit einer Situation, in der sie etwa fünf Jahre alt gewesen war. Zu der Zeit hatten ihre Eltern zwei stark traumatisierte Pflegekinder aufgenommen. Mia hatte sich vor dem älteren Jungen gefürchtet, und wegen des etwa drei Jahre alten Mädchens hatte sie sich Sorgen gemacht. Obwohl auch sie erst fünf Jahre alt gewesen war, hatte sie den Schmerz und die Verletzlichkeit ihrer kleinen Pflegeschwester sehr stark wahrgenommen. In diesem Moment sei sie zu der Überzeugung gekommen, das kleine Mädchen brauche ihre Mutter, und ihre Aufgabe sei es, ihrer Mutter zu helfen, sich um das Kind zu kümmern. Das hatte zur Folge, daß sie ihre eigenen Emotionen – Traurigkeit, Eifersucht, Wut und Furcht – zu verstecken begann. Sie lernte, ein »gutes kleines Mädchen« zu sein, und schnitt so die Verbindung zu ihren eigenen Bedürfnissen ab. In dieser Zeit lernte sie, ihr authentisches Selbst zu verbergen.

Während dieses Prozesses fiel mir auf, daß ich in meinem eigenen Körper nicht mehr die somatische Resonanz der Erschöpfung spürte. Ich empfahl Mia weiterhin, auf ihre Körperempfindungen und Emotionen zu achten. Im Laufe der Therapie bemerkte sie von Zeit zu Zeit Wellen von Benommenheit, Benebeltheit oder Erschöpfung. Fokussierte sie jedoch auf diese Empfindungen, erlebte sie augenblicklich einen Ausbruch von Traurigkeit und Leid, der sich in ein Empfinden von innerer Ruhe und Erleichterung auflöste. In solchen Augenblicken wurde es auch möglich, regulierend wirkende Yoga-Übungen zu erforschen, etwa indem sie ihre Hände auf das Gesicht legte und so die Berührung ihrer Haut spürte oder indem sie ihre Atmung verlangsamte, um ihre Tendenz, schneller zu atmen, beobachten zu können, wenn sie über für sie schwierige Ereignisse sprach. Manchmal beschäftigten wir uns mit subtilen Haltungsveränderungen wie einem leichten Einziehen des Kinns, wodurch sie sich besser mit sich selbst verbunden fühlte und was ihr Gefühl der Benommenheit verringerte.

Im Rahmen einer Psychoedukation sprachen wir über das Toleranzfenster und die Polyvagal-Theorie. Mia lernte, selbst zu erkennen, wann sie ihr Toleranzfenster verließ und ob sie sich infolge von Angst angespannt fühlte, was sich bei ihr in der Tendenz äußerte, schneller zu sprechen und zu denken. Sie fand auch heraus, wann sie in den Zustand der Übererregung wechselte und auf Gefühle der Erschöpfung und Benommenheit sich selbst gegenüber fürsorglicher reagierte. Wir hielten jedesmal inne, wenn diese Empfindungen in einer Sitzung auftauchten. Voraussehbar erhielt sie dadurch jedesmal die Möglichkeit, sich in ihre Emotionen zu vertiefen und sich einen Teil von sich selbst wieder anzueignen. Schließlich erkannten wir in ihrer Benommenheit einen Verbündeten in ihrem Bemühen um Genesung von ihrem Trauma, weil dieser Zustand ihr half, sich selbst treu zu bleiben und sich um ihre eigenen Bedürfnisse zu kümmern.

An einem bestimmten Punkt im Laufe unserer gemeinsamen Arbeit sprach Mia über ein Trauma, das sie mit Anfang Zwanzig erlebt hatte: Sie war damals entführt worden, in großer Gefahr gewesen und dieser nur sehr knapp entkommen. Uns beiden fiel ihre Tendenz auf, ihr Trauma abzutun. Sie hatte die Wirkung des Ereignisses heruntergespielt, weil sie überlebt hatte und der Gefahr unbeschadet entkommen war. Schon als Kind hatte sie gelernt, sich über ihre Notlage hinwegzusetzen, und dieses Muster blieb bei ihr bis ins Erwachsenenalter bestehen. Aber ihr Nervensystem und ihr Körper erzählten eine andere Geschichte. Mia verfügte nun über Werkzeuge, mit deren Hilfe sie sich mit den Auswirkungen des Erlebten auseinandersetzen konnte. Sie tat dies mit Hilfe der somatischen Psychologie, von Yoga-Übungen und einer EMDR-Therapie, und es gelang ihr so, das traumatische Erlebnis in ihr Selbstempfinden zu integrieren und ihre Fähigkeit zu beschreiben, gleichzeitig sowohl ihrer Verletzlichkeit als auch ihrer Stärke gewahr zu bleiben.

Zwecks Ergänzung unserer psychotherapeutischen Arbeit nahm Mia an meinem Kurs in therapeutischem Yoga mit dem Ziel der Genesung von ihrem Trauma teil. Dieser Kurs fand zunächst physisch statt und wurde nach Beginn der Pandemie zu einer Online-Veranstaltung. Anfangs sagte Mia, sie sorge sich, sie könne sich für die Emotionen und das Leiden der anderen Kursteilnehmer verantwortlich fühlen. Im Rahmen der therapeutischen Arbeit gelang es uns herauszufinden, in welcher Verbindung diese Thematik mit ihrem Verantwortungsgefühl und ihrer Empathie in ihrer frühen Kindheit stand. Ich unterstützte sie auch bei dem Bemühen zu erkennen, daß ihre Yoga-Matte für sie als Grenze fungierte, die es ihr ermöglichte, während der gemeinsamen Arbeit im Kurs ihren eigenen Bedürfnissen den Vorrang zu geben. Sie erlebte eine wichtige Veränderung zum Positiven, als ihr klar wurde, daß sie nicht für den Schmerz anderer verantwortlich war. Sie schaffte es auch, sich darin zu üben, die Aufmerksamkeit auf subtile Veränderungen in ihrem Nervensystem, im Körper und im Geist zu richten. Bei jedem Kurstreffen erhielt sie Gelegenheit, bewußtes Atmen zu erforschen, durch Bewegung körperliche Kraft zu entwickeln und ihr Nervensystem zu nähren, indem sie sich in der Stille niederließ und gleichzeitig Mitgefühl gegenüber sich selbst entwickelte. Außerdem gelang es Mia, sich gesehen und als anerkanntes Mitglied einer heilenden Gemeinschaft unterstützt zu fühlen. Sie wurde angeregt, sich aus ihrem Versteck hervorzuwagen. Und ihre anhaltende Verbundenheit mit den anderen Kursteilnehmern ermöglichte ihr, ihr psychisches und körperliches Wohl zu fördern. Dies schlug sich in einer Verringerung der Erschöpfungssymptome, einem Zuwachs an Energie und einer Reduzierung der PTBS-Symptome nieder.

## Selbstentdeckungsübungen

Vielleicht erinnern Sie sich noch daran, daß wir mehr als nur Wissen benötigen, um essentielle Veränderungen herbeizuführen. Wir müssen das Wissen mit Praktiken verbinden, die uns zu einem tieferen Verständnis verhelfen. Deshalb finden Sie in diesem Buch am Ende jedes Kapitels Möglichkeiten, die jeweils erläuterte Theorie durch Übungen zu erproben. Diese sind stets so geschrieben, daß Sie sie als Skript für die Arbeit mit Klienten oder Schülern benutzen können. Ich empfehle Ihnen, die Übungen auch selbst auszuführen, um sich einerseits mit dieser Art von Arbeit vertraut zu machen, und andererseits ihre eigene Präsenz als Lehrer oder Therapeut zu stärken. Sie können die Formulierungen entsprechend den Bedürfnissen der von Ihnen Betreuten verändern. Für einige ist es besser, jeweils nur einen Teil einer Übung zu erforschen, um die jeweils vermittelte Fertigkeit in einem Tempo, dem sie gewachsen sind, weiterentwickeln zu können. Wenn Sie sich auf die Fähigkeit zur Co-Regulation verlassen, ist es wichtig, sich nicht nur auf die nonverbalen Signale der Klienten oder Schüler einzustimmen, sondern auch der eigenen Signale gewahr zu bleiben. Wichtig ist in jedem Fall, den Prozeß nicht zu überstürzen. Hat sich beispielsweise jemand in einem Zustand der Wut verfangen, und Sie greifen zu schnell auf Interventionen zurück, die auf Besänftigung abzielen, kann die Person sich abgespeist oder abgekanzelt fühlen. Andererseits kann das Gefühl, sich in einem Zustand des Shutdown oder Kollaps zu befinden, Menschen helfen, zu ihrer Trauer in Kontakt zu treten, und aufgrund dessen empfinden sie möglicherweise eine stärkere Erleichterung, wenn sie ein Gefühl der Leere in ihrem Körper empfinden. Machen Sie Ihre Klienten oder Schüler darauf aufmerksam, daß sie selbst entscheiden können, ob sie unterstützende Bewegungen oder Atemübungen erforschen wollen.

In den beiden folgenden Übungen geht es um die Verstärkung des Gewahrseins der Geist-Körper-Verbindung. Die erste Übung versucht Klienten zu vermitteln, daß sie selbst entscheiden, worauf sie ihre Aufmerksamkeit richten. Die Übung versucht sie dazu zu bringen, darauf zu achten, wie sich das Fokussieren auf das (innere) sensorische Gewahrsein vom Fokussieren der Aufmerksamkeit auf (äußere) sensorische Signale unterscheidet. Die Übung schließt mit einer Einladung, duales Gewahrsein zu entwickeln. Die zweite Übung zielt auf die Stärkung der Wahrnehmung der Neurozeption, indem sie zum Beachten von Signalen für Gefahr und Sicherheit anregt, die in den Bereichen des Körpers, des Geistes, der Atmung und der Emotionen auftauchen. Die Übenden sollen lernen, den aktuellen Zustand ihres Nervensystems zu erkennen, indem sie feststellen, ob sie sich ruhig und behaglich fühlen oder ob sie eine Defensivreaktion verspüren. Die Übung beginnt mit einer kurzen Erläuterung der Polyvagal-Theorie, gefolgt von einer sensorischen Übung und der Einladung herauszufinden, welche Art von Unterstützung oder Bewegung sie benötigen könnten, um Verbundenheit und Sicherheit stärker zu spüren.

Wenn wir uns unser inneres Empfinden vergegenwärtigen, können wir uns darauf verlassen, daß uns dieses körpereigene Neurofeedbacksystem hilft, unseren ständig wechselnden Bedürfnissen gerecht zu werden. Wenn wir uns eingestehen, daß wir uns bedroht fühlen, können wir uns auf Möglichkeiten konzentrieren, unseren Körper zu stärken und unser Nervensystem zu rekalibrieren. Dies kann bedeuten, daß wir unserer Verletzlichkeit mit Selbstmitgefühl begegnen oder daß wir Atem- oder Bewegungsübungen ausführen, um ein Gefühl des Behagens zu fördern. Diese Übungen zielen darauf ab, Menschen beim Aufbau einer Beziehung zu ihrem Körper zu unterstützen.

## ÜBUNG

### Wahl des Aufmerksamkeitsfokus und duales Gewahrsein

***Psychoedukation*** Die Übung soll Sie dazu anregen, über Ihre Möglichkeiten, duales Gewahrsein zu entwickeln, nachzudenken. Das duale Gewahrsein hilft Ihnen, in Ihrer Umgebung Signale zu entdecken, die zeigen, daß Sie in Sicherheit sind, wobei Sie gleichzeitig auf innere Empfindungen und Emotionen achten.

***Beobachten der Aufmerksamkeit*** Stellen Sie fest, was Ihre Aufmerksamkeit ohne Ihr Zutun anzieht. Neigen Sie instinktiv eher zur Wahrnehmung innerer Körperempfindungen? Oder richten Sie Ihre Aufmerksamkeit eher auf Ihre äußere Umgebung?

Ich lade Sie ein, die Aufmerksamkeit bewußt auf Ihre äußere Umgebung zu richten. Stellen Sie fest, was sich für Sie verändert, wenn Sie sich auf Anblicke und Geräusche in Ihrer Umgebung konzentrieren. Sie können ein bestimmtes Objekt in Ihrer Umgebung anschauen, etwa ein Kunstwerk oder das Bild, das Sie sehen, wenn Sie aus einem Fenster schauen. Während Sie sich in der Umgebung umschauen, können Sie nicht nur die Augen, sondern auch den Kopf bewegen. Was sehen Sie, wenn Sie Ihr Gewahrsein ausweiten, um das Panorama des Raums, der Sie umgibt, in sich aufzunehmen? Achten Sie darauf, wie sich diese subtilen Veränderungen und Bewegungen auf Ihr Empfinden Ihrer selbst im gegenwärtigen Augenblick auswirken.

Wenn Sie möchten, können Sie anschließend erforschen, wie es sich auswirkt, wenn Sie die Aufmerksamkeit auf Ihre inneren Empfindungen richten. Vielleicht möchten Sie insbesondere auf Ihre Arme, Hände und Finger fokussieren. Oder Sie konzentrieren sich darauf, wie Sie sich in der Nähe der Mittellinie Ihres Körpers fühlen, im Bereich des Bauches und des Brustkorbs. Oder Sie fokussieren auch auf einen bestimmten Empfindungsbereich. Oder Sie richten den Fokus Ihrer Aufmerksamkeit auf das allgemeine Empfinden Ihres Körpers als eines Ganzen. Achten Sie in jedem Fall darauf, wie sich diese subtilen Verlagerungen der Aufmerksamkeit auf Ihr Empfinden Ihrer selbst im gegenwärtigen Augenblick auswirken.

***Wahl des Aufmerksamkeitsfokus*** Vielleicht fällt Ihnen auf, daß Sie Ihre Aufmerksamkeit lieber nach innen oder nach außen richten. Sie können sie in jedem Augenblick entweder auf Ihre Empfindungen im Inneren Ihres Körpers oder auf die äußere Umgebung richten. Viele Menschen empfinden das Fokussieren auf äußere Objekte als emotional weniger intensiv als das Fokussieren auf Empfindungen im Körperinneren, weil Letzteres mit einem verstärkten Gewahrsein von Emotionen verbunden ist. Sie selbst entscheiden, in welche Richtung Sie Ihre Aufmerksamkeit in einem bestimmten Augenblick lenken. Das aktive Ausrichten der Aufmerksamkeit hilft Ihnen, zur Ruhe zu kommen und Ihr Gefühl der eigenen Sicherheit zu stärken, während Sie Ihr Gewahrsein auf Ihre eigenen inneren Empfindungen richten.

***Duales Gewahrsein*** Wenn Sie möchten, können Sie erforschen, wie es ist, die Aufmerksamkeit auf äußere Signale zu richten, die Ihnen zeigen, daß Sie aktuell in Sicherheit sind, während Sie gleichzeitig die Aufmerksamkeit auf Empfindungen oder Emotionen richten, die in diesem Moment für Sie präsent sind. Achten Sie darauf, wie Sie sich fühlen, während Sie sich auf das Geschehen in Ihrem Inneren konzentrieren und gleichzeitig Ihrer Umgebung gewahr bleiben.

## ÜBUNG

## Spüren und Unterstützen

***Psychoedukation*** Diese Übung verstärkt die Wahrnehmung körperlicher, mentaler und emotionaler Signale, die Ihnen über den aktuellen Zustand Ihres Nervensystems Auskunft geben. Ich empfehle Ihnen, während der gesamten Übung darauf zu achten, ob Sie sich ruhig und entspannt oder in irgendeiner Hinsicht angespannt oder nicht sicher fühlen. Es gibt keine richtige oder falsche Antwort auf diese Übung, in der Sie den Zustand Ihres Körpers und Geistes kennenlernen.

Bevor wir beginnen, wollen wir uns ein wenig Zeit nehmen, um über die Zustände Ihres Nervensystems zu reflektieren.

1. **Sicher und verbunden** Der erste Zustand, in dem sich Ihr Nervensystem befinden kann, wird *ventral-vagaler Schaltkreis* oder *System für soziale Verbundenheit* genannt. In einem ventral-vagalen Zustand befinden Sie sich, wenn Sie sich sicher, verbunden, ruhig und entspannt fühlen.
2. **Besänftigend und gefällig** Bei der zweiten Gruppe von Zuständen geht es um die Aktivierung des Systems für soziale Verbundenheit im Kontext einer Bedrohung. Vielleicht neigen Sie dazu, sich von Ihrem Körper und Ihren Emotionen zu distanzieren, wenn Sie die Bedürfnisse anderer Menschen zu erfüllen bemüht sind. Möglicherweise versuchen Sie anderen dann in einem solchen Maße gefällig zu sein, daß Sie vergessen, sich um Ihre eigenen Bedürfnisse und deren Erfüllung zu kümmern.
3. **Kampf und Flucht** Der dritte Zustand ist der Ihres Sympathischen Nervensystems (SNS), das Ihnen ermöglicht, zu kämpfen oder zu fliehen. In diesem Zustand können Sie besorgt, auf der Hut, wütend, unruhig oder rastlos sein.
4. **Rückzug und Kollaps** Der vierte Zustand wird mit dem dorsal-vagalen Schaltkreis in Verbindung gebracht. Wenn Sie sich länger nicht sicher fühlen, wird dieser Zustand zu Ihrem Schutz aktiviert. Er kann bewirken, daß Sie sich nicht mehr mit sich selbst verbunden, gefühlstaub, benebelt, kollabiert oder zurückgezogen fühlen.
5. **Spiel** Der fünfte Zustand tritt ein, wenn Sie sich sicher und bereit zum Handeln fühlen. Dann wird gleichzeitig Ihr SNS und Ihr ventral-vagaler Schaltkreis aktiv, und das ermöglicht Ihnen, zu spielen, Begeisterung zu empfinden und Freude auszudrücken.
6. **Ausruhen und Verdauen *(rest and digest)*** Der sechste Zustand ermöglicht Ihnen, sich zu entspannen. Wenn Sie sich sicher fühlen, wird der dorsal-vagale Schaltkreis zusammen mit dem ventral-vagalen Schaltkreis aktiviert. Das hilft Ihnen, zur Ruhe zu kommen, sich zu entspannen, Ihre Nahrung zu verdauen und nachts gut zu schlafen.

Ihr Nervensystem verändert sich ständig und reagiert sehr stark auf Unterstützung. Beispielsweise kann sich das bloße Plazieren einer Hand über dem Herzen oder mehrmaliges Atmen sehr schnell darauf auswirken, wie Sie sich fühlen. Kennen Sie den aktuellen Zustand Ihres Nervensystems erst einmal, können Sie mit unterstützenden Veränderungen experimentieren, die Ihnen helfen, sich im Hier und Jetzt verbundener und sicherer zu fühlen. Die hier beschriebene Übung soll Sie dazu anregen, den aktuellen Zustand Ihres Nervensystems zu erforschen. Möglicherweise fällt Ihnen bei jeder erneuten Ausführung der Übung etwas anderes auf. Wenn Sie Informationen über Ihr Nervensystem sammeln möchten, empfehle ich Ihnen, Ihre Körperempfindungen, Ihre Atmung, Ihren Geist, Ihre Emotionen und alle energetischen Erscheinungen, die Sie heute erleben, zu beobachten. Hinsichtlich dieser Übung gibt es nichts, was Sie richtig oder falsch machen können: Es geht nur darum, auf das, was Sie erleben, zu achten. Sie sind hier so, wie Sie sind, willkommen.

**Spüren** Zunächst möchte ich Sie einladen, sich umzuschauen und sich den Raum zu vergegenwärtigen, in dem Sie sich befinden. Sie selbst können entscheiden, wie viel Sie spüren und in welchem Maße Sie Ihre Körperempfindungen spüren wollen. Sie können die Übung auch jederzeit abbrechen. Wenn es Ihnen angenehm ist, empfehle ich Ihnen, einige Male zu atmen und zu erforschen, was Sie in diesem Augenblick spüren.

Welches Feedback gibt Ihnen Ihr Körper über den Zustand Ihres Nervensystems? Fühlen Sie sich entspannt und ruhig? Oder fühlen Sie sich rastlos und angespannt? Fühlen Sie sich träge, kollabiert oder nicht mit sich selbst verbunden? Vielleicht spüren Sie etwas wie Ihren Herzschlag oder Ihre Körpertemperatur. Fällt Ihnen etwas auf, woran Sie erkennen, ob Sie sich sicher, auf der Hut, zurückgezogen, verspielt oder entspannt fühlen?

Was sagt Ihnen Ihr Atem über den aktuellen Zustand Ihres Nervensystems? Atmen Sie langsam und ruhig? Oder schnell und nur in den Brustkorb? Oder atmen Sie momentan sehr flach?

Nehmen Sie sich ein wenig Zeit, um sich die Arten Ihrer Gedanken in diesem Augenblick bewußt zu machen. Empfinden Sie Ihren Geist als klar und fokussiert? Jagen Ihre Gedanken einander? Fällt es Ihnen schwer, klar zu denken? Was sagt Ihnen der Zustand Ihres Geistes über Ihr Nervensystem?

Nehmen Sie sich ein wenig Zeit, um sich bewußt zu machen, ob Sie irgendwelche Emotionen wahrnehmen. Statt die Gefühle, die Sie erkennen, zu benennen zu versuchen, sollten Sie feststellen, ob Ihnen Ihre Emotionen etwas über den Zustand Ihres Nervensystems sagen. Verspüren Sie ein Gefühl der Verbundenheit und Leichtigkeit? Fühlen Sie sich verängstigt, panisch, wütend, gereizt oder frustriert? Achten Sie darauf, ob Sie Hoffnungslosigkeit, Hilflosigkeit, Depression oder Verzweiflung empfinden. Vielleicht fällt es Ihnen schwer, auch nur irgend etwas zu spüren. Zunächst einmal sammeln Sie diese Informationen, um den Zustand Ihres Nervensystems zu verstehen.

Der letzte Teil der Übung des In-sich-hinein-Spürens besteht darin, aufgrund dessen, wie Sie sich energetisch fühlen, Feedback über den Zustand Ihres Nervensystems zu sammeln. Vielleicht fühlen Sie sich wach und präsent, vielleicht übertrieben wachsam und nervös oder auch müde und benebelt.

Nehmen Sie sich nun ein wenig Zeit, um über das Feedback Ihres Körpers, Ihrer Atmung, Ihres Geistes, Ihrer Emotionen und Ihrer Energie nachzudenken. Was sagt Ihnen dies alles darüber, in welchem Zustand sich Ihr Nervensystem im gegenwärtigen Augenblick befindet?

***Unterstützen*** Nachdem Sie sich über den Zustand Ihres Nervensystems im klaren sind, können Sie kluge Entscheidungen darüber treffen, wie Sie Ihre Bemühungen, sich hier und jetzt sicher und verbunden zu fühlen, fördern könnten. Ich werde einige Möglichkeiten erläutern. Sie können sich noch einmal im Raum umschauen, damit Ihr Körper und Geist erkennen, daß Sie in diesem Moment in Sicherheit sind. Sie können aber auch eine Hand oder beide auf Ihr Herz, Ihren Bauch oder Ihre Stirn legen und feststellen, wie sich das anfühlt. Plazieren Sie Ihre Hände so, daß Sie sich stärker mit sich selbst verbunden fühlen. Möchten Sie momentan lieber ruhig bleiben? Oder würden Sie sich lieber bewegen? Sie können auch damit experimentieren, beide Füße auf den Boden zu stellen oder ein Kissen zu umarmen. Und Sie können sich hinstellen und spüren, wie Ihre Beine Sie unterstützen. Es gibt viele Möglichkeiten. Nehmen Sie sich ein wenig Zeit, um intuitiv zu erforschen, welche Veränderungen Sie gern vornehmen würden, um sich hier und jetzt besser unterstützt, sicherer und verbunden zu fühlen.

# 3

# Zentrierung

## Atmen und Werden

Daß wir ständig Streß erleben, ist unbestreitbar. Die meisten von uns werden im Laufe ihres Lebens mindestens einmal mit einem traumatischen Ereignis konfrontiert. Dies sollten wir im Auge behalten, denn die meisten Menschen, mit denen wir interagieren, mußten mit irgendeinem Unglück fertig werden. Das gilt für uns alle, ob Klienten, Yoga-Schüler, Yoga-Lehrer oder Psychotherapeuten. Unser aller Nervensystem versucht ständig, mit dem Streß fertig zu werden, den wir in der komplexen heutigen Welt erleben. Unser Nervensystem empfindet jede Form von Unsicherheit als Bedrohung. Mit kurzzeitigem Streß wird ein Nervensystem in der Regel fertig; eine anhaltende, permanente Bedrohung hingegen beeinträchtigt allmählich unsere Physiologie, und irgendwann fängt das wahrscheinlich an, sich negativ auf unsere Gesundheit auszuwirken. Streß und Traumata sammeln sich in Körper, Geist und Emotionen und wirken sich schädlich auf unsere Beziehungen zu anderen Menschen aus. Wird ein Trauma nicht aufgelöst, kann es unser Selbstempfinden beeinflussen oder sogar prägen. Falls uns keine Werkzeuge zur Verfügung stehen, die uns helfen, über eine traumageprägte Identität hinauszuschauen, glauben wir womöglich irgendwann, daß wir tatsächlich so sind.

Die Yoga-Philosophie erweitert unsere Sicht. Sie erinnert uns daran, daß wir schon ganz sind. Durch sie lernen wir, Illusionen zu durchschauen und Hindernisse zu entfernen, die es uns erschweren, unsere angeborene wahre Natur zu erkennen. Die Yoga-Übung ermöglicht uns, einen Zustand des Gleichmuts zu erleben, ein Gegengewicht zur destabilisierenden Wirkung von Streß und Traumata. Bewußte Nutzung des Atems, achtsamer Bewegungen und der Meditation hilft uns, unser Zentrum zu finden, den Ort in uns, den unsere traumatischen Erlebnisse nicht berührt haben. Auf dieser Grundlage können wir lernen, uns von unserer defensiven Physiologie zu lösen. Die Geist-Körper-Verbindung zu reaktivieren ist der Schlüssel auf dem Weg zum wahren Selbst. Doch dieser Prozeß kann zunächst als beängstigend empfunden werden. Es ist kaum von Nutzen, Bewegungs- oder Atemübungen auszuführen, wenn wir uns aufgrund dessen emotional überwältigt, verängstigt, entwurzelt oder erschöpft fühlen. Doch wenn wir das somatische Gewahrsein in einem Tempo integrieren, das sich nährend und unterstützend anfühlt, können wir letztlich das Vertrauen entwickeln, daß wir in der Lage sind, mit Unbehagen fertig zu werden, während wir ein Gefühl der Sicherheit aufrechterhalten.

In diesem Kapitel geht es darum, eine Verbindung zu Ihrem Zentrum herzustellen. Indem Sie sich mit Ihrem Zentrum verbinden, stellen Sie Kontakt zu Ihrer inneren Weisheit her, die Ihnen hilft, Ihren Heilungsprozeß zu steuern. Wir erforschen die Verbindung zwischen dem System der inneren Familie (IFS – R. C. Schwartz 1997/1997) und der Polyvagal-Theorie und beziehen das Ganze auf Yoga. Danielles Geschichte veranschaulicht die Nutzung von therapeutischem Yoga bei der Behandlung von Traumata und einer chronischen Erkrankung. Die Vignette veranschaulicht die Möglichkeit, eine Therapie, die auf der Arbeit mit Anteilen basiert, im Rahmen einer Traumabehandlung mit therapeutischem Yoga zu verbinden. Die Übungen am Ende des Kapitels werden Ihnen helfen, Atmung, Selbstmitgefühl, Selbstberührung und rhythmische Bewegungen zur Nährung Ihres Nervensystems zu nutzen.

## Zentrierung

Zentrierung ist kein statischer Seinszustand (Richards 1989), sondern repräsentiert unsere Fähigkeit, uns mit der Natur in Einklang zu bringen. Der Rhythmus von Expansion und Kontraktion ist ein grundlegendes Muster allen Lebens (Boadella 2015/1991). Wir können dies bei Blüten, die sich öffnen und schließen, beobachten, bei den Wellenbewegungen im Meer sowie beim Auf- und Untergang der Sonne. Das gleiche Muster finden wir auch in unserem Körper. Entsprechende Oszillationen sehen wir im Atem, im Herzschlag, im zirkadianen Rhythmus und in den Bewegungen der Zerebrospinalflüssigkeit. Auch unser ANS soll zwischen der energetisierenden Fähigkeit unseres SNS und erholsamen parasympathischen Zuständen pendeln. In der yogischen Tradition bezeichnet das Wort *Spanda* das Pulsieren des Lebens. Indem wir uns in diesen Rhythmus einstimmen, können wir beobachten, wie unsere Emotionen und mentalen Zustände sich ausdehnen und zusammenziehen. An manchen Tagen fühlen wir uns schrankenlos begeistert und kreativ inspiriert. Wir sind dann voller Energie und fühlen uns physisch leicht. Andererseits haben die meisten von uns auch Tage, an denen sie sich physisch schwer, emotional erschöpft oder mental ermüdet fühlen. Es gibt keinen schlechten oder falschen

Seinszustand, sondern es geht darum, Kontakt zu jener Weisheit herzustellen, die sowohl in der Expansion als auch in der Kontraktion zu finden ist. Das gelingt uns, wenn wir uns allem, was wir erleben, mitfühlend und neugierig nähern.

Zentrierung ist eng mit dem verbunden, was Richard Schwartz, der Begründer des Systems der inneren Familie (IFS – 1997/1997), als Verbindung mit dem Selbst bezeichnet. Das Selbst ist ein in jedem Menschen existierender Bewußtseinszustand, der Qualitäten beinhaltet, die durch die »8 C« repräsentiert werden: Mitgefühl *(compassion)*, Zuversicht *(confidence)*, Kreativität *(creativity)*, Mut *(courage)*, Klarheit *(clarity)*, Ruhe *(calmness)*, Verbundenheit *(connectedness)* und Neugier *(curiosity)*. Außerdem ist das Selbst auch in den »5 P« zu finden: Verspieltheit *(**p**layfulness)*, Geduld *(**p**atience)*, Präsenz *(**p**resence)*, Weitblick *(**p**erspective)* und Beharrlichkeit *(**p**ersistence)* (R. C. Schwartz & Sweezy 2019/2021). Sykes (2016) schreibt: »Wenn wir im IFS-Rahmen vom Selbst sprechen, meinen wir damit einen zentrierten Zustand verkörperten Selbstgewahrseins und des Sich-selbst-Akzeptierens, verbunden mit einem tiefen Empfinden unserer Verbindung zu anderen« (S. 37).

Das System der inneren Familie (IFS) erkennt wie alle Therapien, die an Persönlichkeitsanteilen arbeiten, an, daß es nicht ungewöhnlich ist, wenn Menschen verschiedene Anteile haben, die bestimmte Erinnerungen, Empfindungen, Überzeugungen und Emotionen bewahren. Unsere Anteile spiegeln unsere Ursprungsfamilie. Oft leiden wir unter unverheilten Wunden aus der Vergangenheit, bis wir die Möglichkeit erhalten, an ihrer Heilung und Auflösung zu arbeiten. Bleiben diese Wunden bestehen, können wir intrapsychische Wiederholungen von Beziehungsverletzungen erleben, die unsere Erzählungen beeinflussen. So kann es z. B. sein, daß wir uns übertrieben stark mit einem abschätzigen oder strengen inneren Kritiker identifizieren, der unsere schmerzhaften Emotionen erbittert ablehnt. Oder wir fühlen uns zeitweise in einem Maße jung und verletzlich, das Empfindungen entspricht, die wir aus unserer Kindheit kennen. Das System der inneren Familie bezeichnet drei Hauptarten von Anteilen: Verbannte, Manager und Feuerbekämpfer. Verbannte tragen die durch Traumata verursachten Lasten, darunter Emotionen, Empfindungen und Erinnerungen. Manager arbeiten daran, Gefühle der Verletzlichkeit unter Kontrolle zu halten, und erreichen das oft, indem sie hart arbeiten oder sich in Form eines inneren Kritikers manifestieren. Feuerbekämpfer neigen zum Ausagieren in Form von Süchten oder selbstschädigendem Verhalten, um das In-Erscheinung-Treten von Verbannten zu verhindern. Sowohl Manager als auch Feuerbekämpfer dienen dem Selbstschutz, und bei der Arbeit mit solchen Anteilen muß man oft ihre Rolle beim Kampf ums Überleben würdigen, sie aber gleichzeitig auch drängen, im Interesse der allgemeinen Entwicklung zurückzutreten.

Im Sinne der Polyvagal-Theorie erkennen wir an, daß sich das Selbst und die Anteile als unterschiedliche physiologische Zustände manifestieren. Wir können uns vorstellen, daß das Selbst in der Sicherheit des Systems für soziale Verbundenheit ruht, das ein Gefühl der Präsenz, des Mitgefühls und des Behagens fördert. Andererseits könnten wir auch einen Anteil registrieren, der sich in einer defensiven, vom SNS gespeisten Fluchtreaktion befindet, die uns antreibt, uns erbittert oder aggressiv zu schützen. Oder ein Anteil erhält einen unterwürfigen oder hilflosen Zustand aufrecht, aus dem keine bekannte Strategie in einen Zustand der Verbundenheit zurückführt oder ein Gefühl der Sicherheit wiederherzustellen in der Lage ist. Manchmal werden konkurrierende Bedürfnisse von konträren Anteilen vertreten. Beispielsweise kann ein Anteil ein Bedürfnis nach Nähe verkörpern, während ein anderer Anteil fürchtet, wir könnten unsere Autonomie verlieren, weshalb er sich aus der Verbindung zurückzieht. Solche Gegensätze können zu Gefühlen der Angst, zu Unschlüssigkeit, zu selbstsabotierendem Verhalten und manchmal auch zur Dissoziation führen. Im Sinne des Modells der strukturellen Dissoziation, einem anderen Ansatz der Arbeit mit Anteilen, tritt Dissoziation an Bruchlinien zwischen Motivationssystemen auf, die verschiedenen physiologischen Zuständen zuzuordnen sind (van der Hart et al. 2006/2008). Zur Spaltung eines integrierten Selbstempfindens kommt es zwischen einem Anteil, der das Bedürfnis nach einer Bindung verkörpert, und einem Anteil, der für das defensive Bedürfnis nach Selbsterhaltung steht.

Wenn wir traumatisierte Klienten oder Yoga-Schüler mit Achtsamkeit und Yoga-Übungen bekannt machen, sollten wir uns über ihr inneres System im klaren und in der Lage sein, eventuell vorhandene dissoziative Symptome zu erkennen. Sie können zur Depersonalisierung neigen, sich von ihrem Körper und ihren Emotionen getrennt fühlen oder eine Derealisation erleben, was bedeutet, daß sie die Welt, die sie umgibt, als irreal erleben. Manchmal verstärkt die Ausführung spiritueller Übungen solche dissoziativen Tendenzen, weil sie als Techniken, Empfindungen oder Emotionen zu umgehen, mißverstanden werden können. Oft vermag ein liebevolles und nicht urteilendes Gespräch über Dissoziation das Gefühl der Scham, das solche Menschen wegen ihrer Erlebnisse plagt, zu verringern. Im Idealfall wird dadurch ihre Fähigkeit gestärkt, über dissoziative Symptome zu sprechen – etwa über das Gefühl, daß die Welt nicht real ist, Empfindungslosigkeit oder Benebeltheit. Gelegentlich untersuchen wir auch, ob sich die Betroffenen manchmal jünger fühlen, als sie tatsächlich sind, oder ob es ihnen schwerfällt, sich an bestimmte Ereignisse zu erinnern.

Bei der Arbeit am Körpergewahrsein oder am bewußten Atmen können Sie entsprechende Übungen vorstellen, wobei Sie den Klienten oder Schülern erklären, daß beim Üben Gefühle der Verletzlichkeit, schützende Anteile und eine defensive Physiologie zutage treten können. Es kann wichtig sein, ihnen zu versichern, daß das Auftauchen schwieriger Gedanken, Gefühle oder Körperempfindungen völlig normal und zu erwarten ist. Ist ihnen dies nicht klar, verfestigt sich bei ihnen möglicherweise die Ansicht, daß sie die Übungen falsch ausführen. Vielleicht fällt Ihnen auf, daß ein Klient oder Schüler versucht, eine Übung perfekt auszuführen, oder daß er sich selbst gegenüber sehr kritisch ist, wenn er das Gefühl hat, die Übung nicht »richtig« zu bewältigen. Auch dadurch erhalten wir Informationen über das innere System des Klienten. Entscheidend ist jedoch, daß alle Anteile für unser Wohlbefinden wichtig sind; es gibt »keine schlechten Anteile« (R. C. Schwartz 2021/2022). In einer Therapie müssen wir uns mit allen unseren Anteilen vertraut machen und Emotionen und Empfindungen der verschiedenen Anteile in unser umfassendes Selbstempfinden integrieren.

Im therapeutischen Yoga haben wir ausreichende Gelegenheiten, uns mit Anteilen von uns vertraut zu machen, die Verletzungen aufweisen. Durch Übung können wir lernen, uns allen unseren Emotionen und Empfindungen mit Neugier, Mitgefühl und mit einer uns selbst akzeptierenden Haltung zu nähern. Wir lernen auf diese Weise, uns unseren Gefühlen der Verletzlichkeit liebevoll zu öffnen. Im IFS-Modell wird das Selbst als unberührt, als ungeschädigt und als Quelle der Weisheit verstanden. Wir treten zu ihm in Verbindung, indem wir einen mitfühlenden Zeugen unseres Erlebens im gegenwärtigen Augenblick entwickeln. Sich zu zentrieren fördert einen sicheren Halt im Toleranzfenster, so daß wir schließlich unsere Fähigkeit, angesichts eines größeren Spektrums von Emotionen und Empfindungen präsent zu bleiben, erweitern können. Wenn wir das Klavierspielen erlernen, machen wir uns zunächst mit den Tönen einer einzigen Oktave vertraut; im Laufe der Zeit und entsprechende Übung vorausgesetzt, können wir ein Maß an Sicherheit entwickeln, das es uns ermöglicht, auf der gesamten Tastatur zu spielen. Wir lernen dann, uns im erweiterten Bereich der Töne und Rhythmen immer freier zu bewegen. Im gleichen Sinne können wir uns die Zentrierung als Grundlage des Selbst vorstellen, die unsere Fähigkeit zur Expansion und unser Vermögen, unsere einzigartigen Begabungen in der Welt zum Ausdruck zu bringen, vergrößern.

Die Zentrierung ermöglicht uns zu erkennen, daß traumatische Ereignisse unser Leben nicht zu bestimmen brauchen. Statt unsere Schwierigkeiten zu verleugnen, lernen wir, uns ihnen mit dem Ziel, sie zu transformieren, zuzuwenden. Die Yoga-Übung kann uns letztlich helfen, Gefühle des Schreckens, der Wut, der Scham und der Verzweiflung durchzuarbeiten. Wir lernen, daß wir letztlich ein stärkeres Gefühl der Freiheit, der Weisheit, der Stärke und des Friedens entdecken können. Zentrierung unterstützt unser Wirken in der Welt, ohne daß wir unser zentrales Selbstempfinden verlieren. Lösen wir uns von einer restriktiven Identifikation mit unseren Verletzungen, können wir die Verbindung zu einem umfassenderen Selbstempfinden wiederherstellen, das sowohl stabil ist als auch flexibel auf unsere Umgebung reagiert. Wir erkennen dann, daß unsere Wunden zu Rissen werden, durch die das Licht dringt; sie öffnen das mitfühlende Herz.

## Flexibilität des Nervensystems

Wir assoziieren Yoga oft mit der Beweglichkeit des menschlichen Körpers. Die Anwendung der Polyvagal-Theorie auf Yoga zielt auf die Entwicklung einer stärkeren Flexibilität des Nervensystems. Das hilft uns, mit einer Vielfalt erregender und erholsamer Zustände umzugehen, so daß wir uns schneller von Streß erholen und leichter aus einem Zustand erhöhter Wachsamkeit in einen der Entspannung wechseln können. Büßt unser Nervensystem seine Resilienz ein, werden unsere Ressourcen durch Alltagsstressoren strapaziert und erschöpft. Streß und Traumata können eine Dysregulation des ANS zur Folge haben, die Dysautonomie genannt wird. Dieser Zustand ist oft verbunden mit Symptomen wie Erschöpfung, Benommenheit, Schlafstörungen, geringem Durchhaltevermögen beim Training und einer Beeinträchtigung der Fähigkeit, sich von Streß zu erholen. Mit Dysautonomie ist die Neigung zu erhöhter Sensibilität gegenüber exterozeptivem und interozeptivem sensorischem Input verbunden, was Angst- und Panikgefühle verstärken kann und manchmal zur Entstehung einer chronischen, kollabierten Immobilisierungsreaktion führt (Beauchaine 2015). Ein Beispiel für Dysautonomie ist das Posturale (orthostatische) Tachykardiesyndrom (POTS), für das eine stark überhöhte Herzfrequenz im Stehen charakteristisch ist. Oft führt dies zu Symptomen wie Schwindel, Benommenheit, einer Präsynkope oder einer voll ausgeprägten vasovagalen Synkope bis hin zur Ohnmacht (Wells et al. 2018). Das Ehlers-Danlos-Syndrom (EDS) ist ein weiteres Beispiel für Dysautonomie und wird mit Hypermobilität der Gelenke und Hyperelastizität des Bindegewebes in Verbindung gebracht (Bulbena et al. 2017).

Dysautonomiebehandlungen sind am wirksamsten, wenn sie sowohl auf die Symptome verschlimmernde psychische als auch auf physiologische Faktoren zielen. Auf psychologischer Ebene bietet uns Achtsamkeit bei der Körperwahrnehmung die Möglichkeit, über unsere automatischen Überzeugungen und Beurteilungen hinsichtlich unserer somatischen Erlebnisse zu reflektieren. Dies ermöglicht die von Price und Weng (2021) so genannte »somatische Neubeurteilung« *(somatic reappraisal)*, eine Bezeichnung für den Prozeß der Überprüfung von Deutungen unserer Empfindungen. In diesem Sinne können wir den Heilungsprozeß als eine Sequenz korrigierender interozeptiver Augenblicke verstehen, in denen wir ein neues und gestärktes Selbstempfinden entwickeln, das uns hilft, früher entstandene Gefühle des Überwältigtseins oder der Hilflosigkeit aufzulösen (Payne et al. 2015). Wir erreichen dies, indem wir unsere Aufmerksamkeit auf sensorische

Erlebnisse richten und gleichzeitig unsere Gedanken und Emotionen beobachten. Möglicherweise stellen wir dann fest, daß wir auf unsere Empfindungen furchtsam reagieren. Durch diese Furcht kann eine negative Feedbackschleife entstehen, die unsere Symptome verstärkt. Oder uns fallen Überzeugungen auf, die besagen, daß wir nicht mit unserem Schmerz fertig werden können oder daß wir hilflos sind. Sobald uns diese seit langem gehegten Gedanken oder Überzeugungen bewußt geworden sind, können wir die kognitive und affektive Belastung verändern und so die Verstärkung unserer Symptome vermeiden. Wir verfeinern dann einen neuartigen inneren Monolog, der die Gefahr der automatischen Aktivierung einer furchtbasierten Reaktion verringert und unser Gefühl der Wahlfreiheit und Befähigung stärkt.

Unsere mentalen Narrative spiegeln häufig den aktuellen Zustand unseres Nervensystems. Deb Dana (2018/2018) schreibt: »Der Geist erzählt, was das Nervensystem weiß. Die Erzählung resultiert aus dem Zustand« (S. 47). Der Geist ist besser in der Lage, eine optimistische und hoffnungsvolle Erzählung über Möglichkeiten zu entwickeln, wenn wir vom Erleben einer Bedrohung zu einer Empfindung von Sicherheit und Verbundenheit wechseln. Um an den physiologischen Faktoren, die eine Dysautonomie verschlimmern können, zu arbeiten, können wir auch direkt auf die Veränderung des Zustandes des ANS fokussieren. Eine Möglichkeit, das Nervensystem zu verändern, besteht in der Nutzung von Interventionen, die ein inneres Empfinden von Behagen verstärken und gleichzeitig unsere Fähigkeit, mit Streß fertig zu werden, sanft verbessern. Ziel dieser Übungen ist die Stärkung des vagalen Tonus und der Effizienz des Vagus.

Der vagale Tonus gibt Aufschluß darüber, wie gut das PNS die Aktivität des SNS vermittelt oder reguliert. Er wird mit Hilfe der Herzratenvariabilität (HRV) gemessen, die Veränderungen der Abstände zwischen den Herzschlägen in Beziehung zur Atmung darstellt. Dies wird auch Respiratorische Sinusarrhythmie (RSA – Laborde et al. 2017) genannt. Die Herzfrequenz steigt normalerweise beim Einatmen an (wird schneller) und fällt beim Ausatmen ab (wird langsamer). Im Falle einer starken HRV zählen wir beim Einatmen mehr Herzschläge als beim Ausatmen. Außerdem können wir, wenn wir langsam, rhythmisch und achtsam atmen, ein gleichmäßiges und konstantes Muster beobachten. Grundsätzlich wird ein mit Hilfe der HRV gemessener stärkerer vagaler Tonus mit besseren kognitiven Leistungen, einer besseren Fähigkeit zur Emotionsregulation, besserer physischer Gesundheit und besserer sozialer Funktionsfähigkeit in Verbindung gebracht.

Die vagale Effizienz ist ein Maßstab für unsere Fähigkeit, physiologische Herausforderungen zu ertragen und uns von ihnen zu erholen. Sie wird gemessen aufgrund unserer Fähigkeit, in Reaktion auf Streß effizient die Vagusbremse lösen und sie später reaktivieren zu können (Porges 2021, 2022). Lösen wir die Vagusbremse, leitet das SNS eine Mobilisierungsreaktion ein, indem es die Herzfrequenz erhöht. Ist der Streß vorüber, ermöglicht uns die Reaktivierung der Vagusbremse die Rückkehr in einen Zustand der Ruhe. Ein beliebter Test für die Effizienz des Vagus besteht darin festzustellen, wie gut sich jemand an die mit einer Haltungsveränderung verbundenen Erfordernisse anpassen kann. Beispielsweise erfordert der Wechsel aus der Rückenlage auf dem Boden in den aufrechten Stand, die Vagusbremse so lange zu lösen, daß die Herzfrequenz steigt und so die Blutzufuhr zum Gehirn verstärkt. Nachdem die Haltungsveränderung erfolgt ist, wird die Vagusbremse reaktiviert, und die Herzfrequenz sinkt wieder. Veränderungen der Haltung beeinflussen die Blutdruckrezeptoren im Herzen, auch Barorezeptoren genannt. Bei Veränderungen des Blutdrucks übermitteln sie Signale an den Hirnstamm, die den vagalen Tonus dann entweder verstärken oder verringern (Porges 2017/2021).

Die Effizienz des Vagus gibt Aufschluß darüber, wie gut wir auf belastende Erlebnisse reagieren können; man kann dies auch als eine Form physiologischer Resilienz verstehen. Vielleicht erinnern Sie sich an eine Situation, in der Sie sehr schnell reagieren mußten, um nicht in einen Autounfall verwickelt zu werden oder um ein Kind vor Schaden zu bewahren. Daß in solchen Augenblicken unser Herzschlag beschleunigt wird, ist normal, denn das SNS soll dann eine schnelle Reaktion auf die Gefahr ermöglichen. Wir müssen zu solch einer Mobilisierung in der Lage sein, um auf Gefahren, die in unserer Umgebung auftauchen, reagieren zu können. Im Idealfall können wir uns von solchen belastenden Ereignissen recht schnell erholen, sobald die Gefahr aufgelöst worden ist. Haben wir hingegen schon häufiger Traumata oder eine schlechte Behandlung erlebt, fällt uns die Erholung von dieser Art von Stressoren möglicherweise schwerer, weil unser Vagus nicht so effizient arbeitet, wie er es normalerweise können sollte (Porges 2021). Die Effizienz des Vagus ist im Falle einer Dysautonomie meßbar verringert (Kolacz et al. 2021; Porges 2022). Verringerte Effizienz unseres Vagus macht uns anfälliger für negative Auswirkungen von Streß. So gibt es beispielsweise wissenschaftliche Untersuchungen, die darauf hindeuten, daß Menschen mit verringerter vagaler Effizienz während der COVID-19-Pandemie unter stärkeren körperlichen und psychischen Streßsymptomen litten (Kolacz et al. 2020).

## Pranayama

*Pranayama* ist eine Bezeichnung für Atemübungen der yogischen Tradition, die bewußt ausgeführt werden. Auch wenn wir uns hier mit dem Wert bewußten Atmens befassen, geht es wieder um den Bereich, in dem sich Wissenschaft, Soma und Seele überschneiden. Den alten Yoga-Lehren zufolge beruhigt und fokussiert atemzentrierte Meditation den Geist. Die moderne Hirnforschung hat herausgefunden, daß Pranayama-Praktiken Gehirnregionen stärken, die für Lernen, Gedächtnis, Entscheidungsfindung und Konzentration wichtige Rollen spielen (Melnychuk et al. 2018; Sevoz-Couche & Laborde 2022; Zelano et al. 2016). Die positive Wirkung bewußten Atmens verstärkt sich selbst; rhythmisches Atmen beruhigt den Körper und fokussiert den Geist, und das hilft uns, beim Atmen präsent zu bleiben.

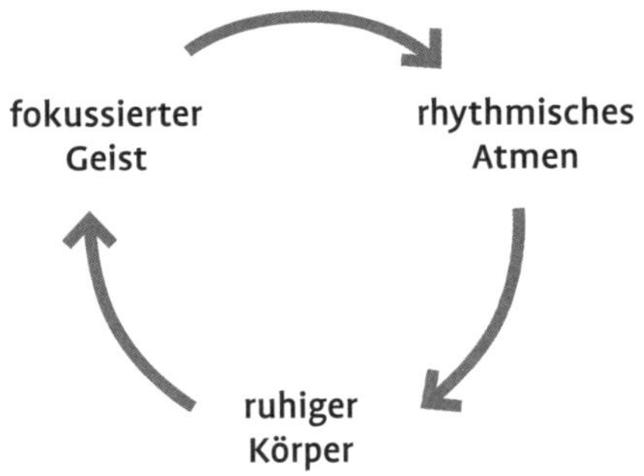


Abbildung 3.1 Dieses Diagramm veranschaulicht, wie rhythmisches Atmen einem ruhigen Körper und einem fokussierten Geist zugute kommt.

Man kann den Begriff *Pranayama* auf zwei Arten verstehen. Das Sanskrit-Wort *Prana* steht für »Lebenskraft«, eine Energie, die durch den Körper fließt. Das Wort *Yama* bedeutet »Kontrolle«; in diesem Kontext bezeichnet *Pranayama* also die »Atemkontrolle«. Aber es gibt auch das Sanskrit-Wort *Ayama*, das im Sinne von »Befreiung« übersetzt wird – woraus man schließen könnte, daß *Pranayama* unsere Lebenskraft-Energie befreit. Die Verbindung zum Atem wird mit unserer Verbindung zum Leben, zum Tod und zu einem tiefen Selbstempfinden assoziiert. Unsere Atmung verbindet uns mit unseren Emotionen. Fühlen wir uns beispielsweise durch Augenblicke der Ehrfurcht oder des Staunens inspiriert, neigen wir ganz natürlich zu einem tiefen Atemzug. Wenn wir atmen, zeigt das an, daß wir lebendig sind. Wenn wir uns in einem Raum befinden, in dem ein geliebter anderer Mensch stirbt, spüren wir, daß die Seele des Sterbenden beim letzten Ausatmen den Körper verläßt. Die Wörter Inspiration (Einatmung) und Exspiration (Ausatmung) enthalten die lateinische Wortwurzel *Spiritus* – ein Hinweis darauf, wie tief der Atem mit der Seele verbunden ist. Aus Sicht des Yoga sind Atem, Körper, Herz und Seele ein und dasselbe.

Streß und Traumata haben eine starke Wirkung auf unsere Art zu atmen. Fühlen wir uns bedroht, atmen wir wahrscheinlich schnell und flach und halten den

Atem manchmal auch an. Häufig halten Menschen traumabedingten Streß in Körperbereichen wie dem Zwerchfell und dem oberen Teil des Brustkorbs fest, die unsere Fähigkeit zu atmen beeinträchtigen. Aus wissenschaftlicher Sicht ist Pranayama die schnellste Möglichkeit, den Zustand unseres Nervensystems zu verändern, weil diese Übungen stark beruhigend auf den Körper wirken, indem sie die Vagusbahnen nutzen (Porges, aus dem Vorwort in A. Schwartz 2022/2023). Das ist unter anderem deshalb so, weil die Atmung den autonomen und den willensgesteuerten Zweig des Nervensystems vereint. Jedes Ausatmen ruft über das PNS eine beruhigende Reaktion hervor, und jedes Einatmen verstärkt über das SNS Wachheit und Fokus. Mit Hilfe von Pranayama können wir den Zustand des Nervensystems beeinflussen. Um das zu erreichen, können wir die Dauer des Einatmens und Ausatmens verändern, die Zahl der Atemzüge pro Minute modifizieren und den Körper achtsam entspannen.

Die Muskeln des Herzens und der Verdauungsorgane können wir zwar nicht direkt beeinflussen, wir können aber auf das Zwerchfell einwirken, weil es ein Skelettmuskel ist. Wenn wir schlafen, bewegt es sich autonom, und genauso verhält es sich während eines großen Teils unserer Zeit im Wachzustand; wir können es aber auch bewußt dehnen und kontrahieren, um unsere Reaktion auf Streß zu beeinflussen. Das Zwerchfell ist nicht nur ein Muskel, sondern es besteht auch aus einer großen Menge an Faszien oder Bindegewebe, und beide sind mit dem Bindegewebe in der Umgebung von Herz und Lunge verbunden. Beim Einatmen senkt sich das Zwerchfell, zieht am Perikardium um das Herz und verschafft so der Lunge mehr Raum, was ihr ermöglicht, sich in der Brusthöhle vollständig auszudehnen. Beim Ausatmen bewegt sich das Zwerchfell nach oben, was in Ruhezuständen ein passiver Prozeß ist. Wir können auch aktiv eingreifen und das Zwerchfell, die Bauch- und die Zwischenrippenmuskeln dazu bringen, schnelleres Ausatmen zu unterstützen. Der Vagusnerv durchquert das Zwerchfell am *Hiatus oesophageus* und innerviert von dort aus den Magen und andere Verdauungsorgane. Pranayama ermöglicht uns, chronische Anspannung im Körper zu verringern und gleichzeitig das Ausmaß der Bewegungsfähigkeit im Zwerchfell bewußt zu vergrößern, wodurch die Bauchatmung unterstützt wird. Dies kann zu einer allmählichen Verbesserung der Atemfähigkeit führen (Ma et al. 2017). Außerdem ermöglicht die Mobilisierung des Zwerchfells eine sanfte Massage des Vagusnervs und aller Vitalorgane durch die Rhythmen von Kontraktion und Expansion.

Herz und Hirnstamm verfügen über ein auf Chemorezeptoren basierendes Kommunikationsnetzwerk. Diese fungieren als Sensoren, die Veränderungen hinsichtlich der Sauerstoffsättigung, des Kohldioxids und des pH-Werts im Blut und in der Zerebrospinalflüssigkeit registrieren. Periphere Chemorezeptoren befinden sich in der Karotis sowie im Herzen im Bereich des Sinusknotens. Dies ist der Ort, an dem sich die Vagusbremse befindet. Die peripheren Chemorezeptoren registrieren Veränderungen des Blutflusses und übermitteln Signale zur Medulla, wo zentrale Chemorezeptoren sowohl diese Veränderungen als auch chemische Veränderungen im Blutstrom registrieren. Mittels dieser komplexen Feedbackschleife verlangsamen die Chemorezeptoren die Herzfrequenz entweder, indem sie die Vagusbremse aktivieren, oder sie erhöhen sie durch Lösen der Bremse. Im Idealfall geschieht das in abgestufter Form, was bedeutet, daß sich die Vagusbremse so löst, daß wir eine sympathische Aktivierung initiieren können, die stark genug ist, um uns zu helfen, flexibel auf Herausforderungen zu reagieren. Steigt oder fällt die Herzfrequenz zu schnell, kann eine vasovagale Synkope oder Ohnmacht die Folge sein. Steht eine Verringerung des Sauerstoffgehalts in Verbindung mit einer Erhöhung des Kohlendioxidgehalts bevor, initiieren die Chemorezeptoren eine Tachykardie, was Blutdruck und Herzfrequenz steigen läßt – eine Schutzreaktion, die darauf abzielt, die Blutzirkulation zu erhöhen. Eine Tachykardie beschleunigt den Herzschlag, was Benommenheit, Herzklopfen und Ohnmachtsanfälle hervorrufen kann. Manchmal leiten die Chemorezeptoren den Bradykardie-Reflex ein, der zur plötzlichen Verlangsamung der Herzfrequenz führt, wobei ähnliche Symptome wie Erschöpfung, Schwächezustände, Verwirrung, Kurzatmigkeit und Ohnmachtsanfälle vorkommen können.

Der Atem wird auch durch Dehnungsrezeptoren in der Lunge und in den Zwischenrippenmuskeln reguliert. Deren sensorisches Feedback wird im Rahmen des Hering-Breuer-Reflexes, welcher Timing und Muster der Atmung reguliert, über den Vagusnerv an den Hirnstamm weitergeleitet. Die Physiologie des Atemsystems ist mit dem Bedürfnis verbunden, von Zeit zu Zeit zu seufzen; dadurch wird ein tieferer Atemzug hervorgerufen, der für die Gesunderhaltung der Lunge wichtig ist (Del Negro et al. 2018; Ashhad et al. 2022). Seufzer kommen ungefähr alle fünf Minuten automatisch zustande, aber indem wir bewußt seufzen, leiten wir eine Art Reset des Nervensystems ein, der schnell ein Gefühl der Befreiung von Streß erzeugt (Balban et al. 2023; Vlemincx et al. 2012). Außerdem können wir, wenn wir die Atemfrequenz auf etwa sechs Atemzüge pro Minute senken, positive Auswirkungen auf die körperliche und psychische Gesundheit beobachten (Lin et al. 2014; Sevoz-Couche & Laborde 2022). Bei vielen Pranayama-Übungen wird empfohlen, durch die Nase statt durch den Mund zu atmen. Die Nasenatmung soll zu einer Verbesserung des Lungenvolumens und der kognitiven Leistungsfähigkeit führen, was der Stimulation des olfaktorischen Kortex zugeschrieben wird, der mit limbischen Regionen assoziiert wird, die für Gedächtnis und Lernen wichtige Rollen spielen sollen (Zelano et al. 2016).

In den yogischen Traditionen wird die Atembewegung mit der Geistesaktivität in Verbindung gebracht. *Sama vritti pranayama* ist der Name einer ausgleichend wirkenden Atemübung, bei der Einatmen und Ausatmen gleich lang sind. Das Sanskrit-Wort *Sama* bedeutet »gleich«, und *vritti* wird oft als »Bewegung« übersetzt, womit nicht nur Veränderungen der Atmung, sondern auch Bewegungen des Geistes gemeint sind. Diese alte Übungsform wird in der neueren Literatur als »kohärente Atmung« (Streeter et al. 2017) und als *Resonance frequency breathing* (RFB) – Pagaduan et al. 2019) bezeichnet, und in beiden Fällen beträgt die Dauer des Einatmens ebenso wie die Dauer des Ausatmens ca. fünf Sekunden; dadurch wird die Atemfrequenz auf etwa sechs Atemzüge pro Minute reduziert. Wenn wir zusätzlich kurze Pausen zwischen Ein- und Ausatmen einlegen, entsteht das sogenannte »Box Breathing«-Muster. Beispielsweise können wir vier Zählzeiten lang einatmen, die Luft dann zwei oder vier Zählzeiten lang in der Lunge halten, anschließend vier Zählzeiten lang ausatmen und schließlich zwei oder vier Zählzeiten lang keine Luft in die Lunge eindringen lassen. Wir können mit Hilfe der Atmung auch unser Nervensystem regulieren. Geht es um Symptome von Übererregung wie Angst, wird oft ein längeres Aus- als Einatmen empfohlen (Magnon et al. 2021). In anderen Fällen wird eine Verstärkung des Einatmens gegenüber dem Ausatmen nahegelegt, um das SNS zu aktivieren. Die *Kapalabhati* genannte Atemmethode ruft eine temporäre Streßreaktion hervor, der eine Erholungsphase folgt, welche die Effizienz des Vagus stärkt (Telles et al. 2011). Einige Menschen, die Pranayama kennenlernen, beschreiben, daß ihnen die temporäre Aktivierung ihres Kampf-oder-Flucht-Systems unangenehm ist; bei wiederholter Übung in Verbindung mit der Konzentration auf Signale für Sicherheit lassen solche anfänglichen Reaktionen allmählich nach.

Untersuchungen über die Einbeziehung bewußten Atmens in psychotherapeutische Arbeit haben gezeigt, daß sich dadurch Streß wirksam reduzieren läßt und daß sich derartige Übungen auf Angststörungen, Depression, PTBS, ADHS und streßbedingte körperliche Beschwerden positiv auswirken (Brown et al. 2013). Wenn man Schülern oder Klienten eine Atemübung vermittelt, ist es wichtig klarzumachen, daß es keine richtige oder falsche Reaktion auf solch eine Übung gibt. Es geht immer darum zu registrieren, was geschieht, auch wenn die Übung eine unangenehme Emotion oder Empfindung hervorruft. Manchmal treten durch das Fokussieren auf die Atmung Erinnerungen zutage, die mit traumatischen Ereignissen zusammenhängen, in deren Verlauf die Atmung der Betroffenen in irgendeiner Hinsicht beeinträchtigt wurde. Auch lassen atemfokussierte Interventionen häufig Trauer zutage treten. Solche Reaktionen geben Aufschluß über den Zustand von Körper, Geist und Emotionen und ermöglichen uns, die Übung so abzuwandeln, daß sie den Bedürfnissen der Übenden besser gerecht wird. Beispielsweise kann eine Übung, die eigentlich beruhigend wirken soll, eine entgegengesetzte Wirkung hervorrufen, indem sie Gefühle der Furcht oder Emotionen wie Wut oder

Traurigkeit aktiviert. Falls sich solche Reaktionen einstellen, sollten Sie vorsichtig vorgehen und sicherstellen, daß die betroffene Person selbst frei darüber entscheiden kann, ob sie weiter auf diese Weise atmen will. Zwar sind grundsätzlich alle Emotionen willkommen und ein wichtiger Teil des Heilungsprozesses, doch können Klienten oder Schüler nötigenfalls Pausen einlegen, um eine effektivere Reaktion auf ihr Unbehagen entwickeln zu können. Atemgewahrsein kann uns selbst und unseren Klienten ermöglichen, natürliche Atemrhythmen zu erkunden, die eine tiefere und spontanere Art zu atmen wiederherstellen, »nicht durch Anstrengung, sondern durch allmähliches Loslassen unseres Bedürfnisses, uns vor Gefühlen zu schützen, indem wir nicht atmen« (Totton 2002, S. 24).

## Selbstmitgefühl

Selbstmitgefühl beinhaltet, sich dem Leiden im eigenen Inneren mitfühlend zuzuwenden (Neff 2022). Es geht darum, einer selbstkritischen und selbstverurteilenden Haltung durch das Ausstrahlen von Güte zu begegnen. Selbstmitgefühl und liebende Güte verbessern den Tonus des Vagus und die Selbstregulationsfähigkeit (Kok et al. 2013; Kok & Fredrickson 2010). Untersuchungen haben auch eine Beziehung zwischen Selbstmitgefühl und Wohlbefinden und mit der Verringerung von Depression, Angst und Streß bestätigt (Ferrari et al. 2019; Phillips & Hine 2021). Sich auf Liebe, Zuwendung, Güte, Wertschätzung und Dankbarkeit zu konzentrieren kann Oxytocin freisetzen, einen körpereigenen Stoff, der uns vor Streß schützt und unser Gefühl sozialer Verbundenheit verstärkt (Bellosta-Batalla et al. 2020). Achtsamkeit regt uns an, auf unsere innere Stimme zu achten und uns, sobald uns eine selbstkritische Regung auffällt, auf das yogische Prinzip der Gewaltlosigkeit zu besinnen.

Selbstmitgefühl ist kein klar abgrenzbares Charaktermerkmal, sondern eine durch wiederholtes Üben mit der Zeit entstehende Fertigkeit. Statt zu versuchen, das Erleben von körperlichem Schmerz oder emotionalem Leiden zu ignorieren, können wir uns, indem wir uns in der Anwendung von Selbstmitgefühl üben, unserem Leiden mit liebender Güte zuwenden. Einige Menschen reagieren zunächst paradox, wenn man ihnen empfiehlt, ihr Selbstmitgefühl zu entwickeln. Statt Güte zu empfinden, sehen sie sich verstärkt mit ihrer Selbstkritik oder mit Gefühlen der eigenen Wertlosigkeit, der Furcht oder der Scham konfrontiert. Im Einklang mit der Polyvagal-Theorie beobachten wir, daß der Entwicklung der Fähigkeit zur Selbstregulation oft das Erleben von Co-Regulation vorangeht. Durch unsere Präsenz bieten wir eine nicht urteilende und zugewandte Haltung an, die unsere Klienten dabei unterstützt, diese Gefühle sich selbst gegenüber zu verinnerlichen. Im

Sinne des Systems der inneren Familie (IFS) ist Mitgefühl eine zentrale Qualität der Selbstenergie. Man kann sich Selbstkritik als einen Beschützeranteil vorstellen, der möglicherweise Erinnerungen an Situationen bewahrt, in denen es gefährlich war, sich um die Herstellung einer liebevollen Verbindung zu bemühen. Das Bedürfnis, uns selbst zu schützen, kann unserem Bedürfnis nach liebevoller Verbundenheit konträr gegenüberstehen. Falls Selbstkritik aufkommt, können wir unsere Klienten daran erinnern, daß sie nichts Falsches tun, und wir können ihnen empfehlen, den Beschützer-Anteil zu loben, weil er seine Aufgabe zu erfüllen versucht. Letztlich können wir solchen Klienten helfen, ihre belastenden Gedanken oder Emotionen zu akzeptieren und ihnen mitfühlend zu begegnen.

Verkörperungsübungen in Verbindung mit Selbstmitgefühl helfen, ein positives Selbstempfinden zu integrieren und zu verstärken. Das Fokussieren auf liebende Güte und Wertschätzung in Verbindung mit gezielten Atemübungen verstärkt offenbar die positive Wirkung, wie Messungen der Herzratenvariabilität (HRV – McCraty & Childre 2004; McCraty & Zayas 2014) gezeigt haben. Auch Selbstberührung *(self-havening)* in Verbindung mit Selbstmitgefühl kann der vagalen Regulation zugute kommen und ein Gefühl der Verbundenheit hervorrufen (Dana 2018/2018). Beispielsweise können wir Klienten vorschlagen, so lange eine Hand auf ihre Wange, hinter ihren Kopf, über ihr Herz oder auf den Bauch zu legen, wie sie sich damit wohlfühlen.

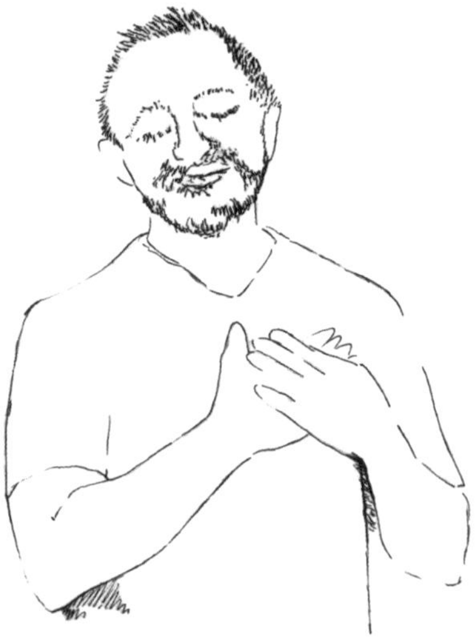

ABBILDUNG 3.2 Die Hände auf das Herz zu legen, kann helfen, zu einer Empfindung des Mitgefühls sich selbst gegenüber in Kontakt zu treten.

Mitfühlende Selbstberührungen *(self-havening)* ermöglichen, sich um bisher unerfüllte Bedürfnisse oder entwicklungsgeschichtliche Verletzungen zu kümmern und Klienten so zu ermöglichen, jüngere Ich-Anteile nachzubeeltern (Dreisoerner et al. 2021; Seoane 2016). Konkret beinhaltet Self-Havening, durch Selbstberührungen in den Bereichen des Gesichts, der Arme und der Handflächen Angst, traumatische Belastungen und Depression zu verringern (Truitt 2022/2024). Selbstberührungen können auch Empfindungen wiederbeleben, die einerseits neuronale Verbindungen neu entstehen lassen und andererseits schon existierende neuronale Verbindungen zwischen Körper und Gehirn verstärken. Sich wiederholende rhythmisch fließende Bewegungen tragen auch zur Beruhigung von Körper und Geist bei (Porges & Carter 2017). Eltern beruhigen ihre Babys intuitiv durch rhythmische Schaukelbewegungen. Rhythmische Stimulation ist aufgrund ihrer regulierenden Wirkung auf den Hirnstamm eine wirksame Möglichkeit, die Genesung von einem Trauma zu fördern (Perry 2006). Oft werden intuitive Bewegungen dieser Art nach der Kindheit aufgegeben, obwohl unser Körper auf rhythmische Schaukelbewegungen bis ins Erwachsenenalter hinein reagiert. Man kann sie leicht in Psychotherapiesitzungen einbeziehen, indem man Klienten vorschlägt, von Seite zu Seite zu schaukeln. In einer Yoga-Therapie-Sitzung können sanfte Schaukelbewegungen auch mit Übungen auf der Yoga-Matte verbunden werden.

## DANIELLES GESCHICHTE
### Atmen und Werden

Als ich Danielle das erste Mal begegnete, konnte sie kaum gehen und verließ nur selten ihr Haus. Ein Mitglied ihrer Familie hatte sie zu unserem Treffen gefahren und ihr geholfen, sich in meiner Praxis auf der Couch niederzulassen. Ich erfuhr, daß es für sie ein Schock gewesen war, als ihr Vater sich umgebracht hatte und sie ihn zu allem Überfluß auch noch hatte identifizieren müssen. Schon wenige Monate nach dem Vorfall mußte Danielle, eine erfolgreiche Biologin Anfang Dreißig, infolge einer Gastroparese (sie litt unter chronischer Übelkeit und starken Magenbeschwerden) das Leben, so wie sie es bisher gekannt hatte, aufgeben. Weil ihr Gastroenterologe davon überzeugt war, daß ihr Zustand durch den erlebten traumatischen Schock verursacht worden sein mußte, hatte er ihr eine Psychotherapie empfohlen. In unserer ersten gemeinsamen Sitzung empfand Danielle akute Angst und litt unter somatischen Beschwerden. Wir konzentrierten uns zunächst auf den Atem. Ich empfahl ihr, die Aufmerksamkeit auf den Bauch zu richten und eine Hand über das Zwerchfell zu legen. Indem ich das gleiche tat, spiegelte ich ihre Aktivität. Dann leitete ich sie an, langsam durch die Nase ein- und auszuatmen und dabei auf das Steigen und Fallen ihres Bauches zu achten. Auf diese Weise führten wir gemeinsam etwa zehn Atemzüge aus, bis ich merkte, daß Danielle deutlich ruhiger wirkte. Als ich sie fragte, was ihr aufgefallen sei, berichtete sie, ihre Übelkeit und ihre Angst hätten abgenommen. Sie erlebte augenblicklich ein Gefühl der Entlastung.

Bewußtes Atmen wurde zum Fundament unserer gemeinsamen Arbeit, in deren Verlauf ich allmählich lernte, ihre Vorgeschichte und ihre komplexen Erlebnisse besser zu verstehen. Ich erfuhr, daß ihre Eltern sich hatten scheiden lassen, als sie gerade erst neun Monate alt gewesen war, und daß beide unter psychischen Problemen gelitten hatten. Ihre Mutter hatte immer wieder unter starker Angst und Depressionen gelitten, und man hatte bei ihr das chronische Erschöpfungssyndrom diagnostiziert. Ihr Vater war alkoholkrank und litt unter einer schweren Depression, die ihn schließlich in den Suizid trieb. Außerdem hatte Danielle unter einer Stiefmutter gelitten, die zu emotionalen Mißhandlungen neigte und von der sie sich nicht geschützt fühlte. Die Klientin verfügte über viele Stärken. Sie war mit einem Mann verheiratet, der sie gut unterstützte; sie hatte Humor, hatte einen Sinn für Wissenschaft und war künstlerisch begabt.

Danielle kämpfte nicht nur mit ihrer Gastroparese, mit Angst und mit PTBS, sondern rang auch mit einem starken selbstkritischen Anteil, der manchmal in Form eigener Suizid-Ideen zum Ausdruck gelangte. Sie gab sich oft die Schuld an Ereignissen, auf die sie in Wahrheit keinen Einfluß hatte, und sie belastete sich mit Überzeugungen wie der, sie sei »schwach« und »im Unrecht«. Einige Monate nach Beginn unserer gemeinsamen Arbeit war Danielle sehr frustriert über sich, weil sie sich für unfähig hielt, für sich selbst einzutreten. In diesem Zustand empfand sie starke Scham, mit der Folge, daß sie Dinge aß und dazu Alkohol und Softdrinks trank, die ihre Gastroparese-Symptome verstärkten. Als wir uns mit den Gefühlen beschäftigten, die bei ihr auftauchten, erinnerte sie sich an eine Situation aus der Zeit, in der sie 14 Jahre alt gewesen war: Ihre Stiefmutter war plötzlich in ihr Zimmer gekommen und hatte alle ihre Sachen durchwühlt. Sie fühlte sich durch dieses Verhalten zutiefst verletzt, erstarrte deshalb und war nicht in der Lage, sich zu verteidigen. Die im folgenden beschriebene Sitzung, in der bewußtes Atmen, Selbstmitgefühl und die Teilearbeit wichtige Rollen spielten, veranschaulicht die Integration der genannten Ansätze.

DANIELLE: Gestern Abend sind mein Mann und ich zum Essen ausgegangen, und der für uns zuständige Kellner behandelte uns unmöglich. Ich wollte mich dagegen wehren, aber ich saß nur einfach da. Was war nur mit mir los? Ich fühlte mich dämlich! Nach dem Essen trank ich Mineralwasser, obwohl ich weiß, daß das meine Gastroparese verschlimmert. Warum tue ich mir so etwas immer wieder an? Ich habe das Gefühl, daß es mir nie gelingen wird, meinen Zustand zu verbessern!

ICH: Ich höre, daß es für Sie sehr schmerzhaft war, das Gefühl zu haben, daß Ihre Stimme versagte. Und ich weiß, daß Sie sich auch früher schon so gefühlt haben.

DANIELLE: Ja, es hat mich an meine Zeit mit meiner Stiefmutter erinnert und daran, daß ich mich ihr gegenüber nicht wehren konnte. Ich konnte nicht einmal meinem Vater sagen, was los war. In dieser Situation war ich, als ich 14 Jahre alt war und sie alle meine Sachen durchwühlte.

ICH: Richten Sie die Aufmerksamkeit auf Ihr vierzehnjähriges Selbst in dieser Erinnerung. Wie fühlen Sie sich diesem Anteil gegenüber?

DANIELLE: Ich fühle mich wütend. Was war nur mit mir los, daß ich mich ihr gegenüber nicht zur Wehr setzen konnte? Ich bin von mir selbst angeekelt. Sie war doch schwach!

ICH: So sehr Sie sich auch bemühten, gelang es Ihnen nicht, zu ihr durchzudringen.

DANIELLE: *(nickt und weint)* Ich konnte einfach nichts tun.

ICH: Sie haben das Beste getan, was Sie tun konnten. Ich nehme an, daß Sie sich völlig machtlos fühlten. Sie waren ja noch ein Kind.

DANIELLE: *(nickt)* Ich fühle mich immer noch schwach. Ich wünschte mir, ich hätte sie konfrontieren können.

ICH: Was fällt Ihnen jetzt auf?

DANIELLE: Mein Magen schmerzt.

ICH: Können Sie eine Hand über Ihren Magen legen und ein paarmal dort hineinatmen? *(Ich lege meine Hand auf meinen eigenen Magen, um diesen Prozeß zu spiegeln.)* Lassen Sie uns gemeinsam ein paarmal langsam in den Bauch hineinatmen.

DANIELLE: *(Legt selbst eine Hand über ihren Magen, und wir atmen mehrmals gemeinsam. Daraufhin fängt sie an, leise zu weinen.)* Ich habe das Gefühl, daß ich das kleine Mädchen halte.

ICH: Wenn Sie sich in die Situation zurückversetzen könnten, was würden Sie dann jetzt zu Ihrer Stiefmutter sagen wollen?

DANIELLE: »Du warst die Erwachsene! Fx&% dich! Du warst gemein zu mir, du hast mich beschuldigt, und du hast mir das Gefühl gegeben, ich sei schlecht! Ich will nie mehr mit dir sprechen!«

ICH: Was fällt Ihnen jetzt auf?

DANIELLE: Mein Herz rast!

ICH: Okay! Was braucht Ihr Körper jetzt?

DANIELLE: *(lächelt)* Das klingt jetzt vielleicht komisch, aber ich möchte mein Herz wieder halten, mit dem Blut und allem, und es wiegen. *(Legt ihre Hand auf ihr Herz und wiegt sich ein wenig von Seite zu Seite.)*

ICH: *(Ich lege meine Hand auf mein Herz.)* Was fällt Ihnen jetzt auf?

DANIELLE: Jetzt habe ich wieder Magenschmerzen.

ICH: Vielleicht möchten Sie Ihren Magen und Ihr Herz halten, während Sie atmen. *(Ich fange an, mich langsam von Seite zu Seite zu wiegen, wobei die eine Hand über meinem Magen und die andere über meinem Herzen liegt.)*

DANIELLE: *(Nickt und weint leise, während sie beide Hände auf ihrem Körper hält, atmet und sich wiegt.)*

ICH: Kehren Sie jetzt zu der Erinnerung an Ihr Leben im Alter von 14 Jahren zurück. Was meinen Sie, was Ihr junges Ich brauchte?

DANIELLE: *(Spricht jetzt zu ihrem jüngeren Ich, während Sie die Hände weiter auf ihren Magen und ihr Herz hält und sich langsam von Seite zu Seite wiegt.)* Es war nie deine Schuld, und du hast nichts falsch gemacht.

ICH: Was fällt Ihnen jetzt auf?

Danielle: Sie fürchtet sich und traut mir nicht.

Ich: Ach ja, sie konnte Erwachsenen damals nicht vertrauen. Vertraut sie Ihnen heute?

Danielle: *(weint)* Ich habe ihr wegen all dieser Jahre Vorwürfe gemacht. *(Spricht jetzt mit ihrem jüngeren Ich.)* Ich habe dich beschuldigt. Es tut mir leid, daß ich dich in dieser ganzen langen Zeit zurückgewiesen habe.

Ich: Was fällt Ihnen jetzt auf?

Danielle: Sie läuft mit offenen Armen auf mich zu und umarmt mich kräftig. *(Weint und lächelt.)* Das fühlt sich sehr gut an.

Ich: Wie fühlen Sie sich jetzt, während Sie sich ihr zuwenden?

Danielle: Ich spüre so viel Liebe!

Ich: Ich bin neugierig, wie Sie sich jetzt bei dem Gedanken fühlen, das Mineralwasser zu trinken.

Danielle: Oh, Fx&% dich! Das war meine Art, mich selbst zu bestrafen. Ich will mir das nicht mehr antun!

Ich: Was könnten Sie stattdessen tun?

Danielle: Ich will die kleine Danielle nicht mehr beschuldigen. Ich weiß jetzt, wie ich für mich selbst einstehen kann. *(Sie seufzt spontan und lächelt gleichzeitig.)*

Ich: Wie fühlen Sie sich jetzt?

Danielle: Ich bin baff! Das war unglaublich! Mein Magen schmerzt gar nicht mehr. Ich fühle mich, als wäre ich high! *(Wir lachen zusammen.)*

Ich: Lassen Sie dieses gute Gefühl einfach zu.

Aufgrund der andauernden Therapie war Danielle besser in der Lage, die Verbindung zwischen ihren Überzeugungen, Emotionen, Verhaltensweisen und Symptomen zu erkennen. Mit der Zeit gingen ihre Symptome so weit zurück, daß sie nicht nur wieder selbständig ihre Wohnung verlassen, sondern auch wieder Auto fahren und in andere Länder reisen konnte. Wie bei chronischen Erkrankungen häufig der Fall, verschwanden ihre Symptome nicht vollständig; es gelang ihr aber, die Häufigkeit ihres Auftretens zu verringern, weil ihr nun eine größere Vielfalt an Hilfsmitteln zur Verfügung stand, unter anderem ein Yoga-Übungsprogramm für zu Hause.

## Zentrierende Übungen

Die vier zentrierenden Übungen, die in diesem Kapitel vorgestellt werden, betreffen bewußte Atmung, Selbstmitgefühl, Selbstberührung und sanfte wiegende Bewegungen. Bezüglich des Atmens empfehle ich, nur jeweils eine der vier Übungen auszuführen; falls es Ihnen bei einem bestimmten Klienten als richtig erscheint, können Sie aber auch in einer Sitzung an allen vier Atemübungen arbeiten. Bedenken Sie, daß es nicht möglich ist, durch Manipulation, Tricks oder Abkürzungen in einen Zustand der Sicherheit zu gelangen. Unser Körper ist in der Lage, sich aus einem Defensivzustand zu befreien, wenn wir uns in hinreichend sicheren, vertrauenswürdigen und liebevollen Beziehungen befinden, ganz gleich, ob es sich um Beziehungen zu einem anderen Menschen oder um eine Beziehung zu uns selbst handelt. Wir kehren hier zum yogischen Prinzip der Gewaltlosigkeit zurück, das Klienten dazu anregt, sich sanft und gütig ihren Emotionen, Empfindungen und Defensivreaktionen zuzuwenden.

Die folgenden Übungen können in einer psychotherapeutischen Einzelsitzung oder im Rahmen von Gruppenarbeit erforscht werden. Führen Sie die Übungen möglichst jeweils zusammen mit Ihren Klienten aus, denn dann können Sie die Ausführung veranschaulichen und Co-Regulation anbieten, während Sie gemeinsam atmen und sich bewegen. Möglicherweise müssen Sie die Beschreibungen für die Ausführung der Übungen so abändern, daß sie auf die speziellen Bedürfnisse bestimmter Klienten abgestimmt sind. Das ermöglicht Ihnen, sich auf die betreffenden Individuen einzustimmen und dabei aktuelle kontextuelle und lebensgeschichtliche Aspekte zu berücksichtigen, die zu den konkret vorliegenden Symptomen geführt haben. Die positive Wirkung der Übungen wird noch verstärkt, wenn die Klienten sie auch zwischen den Therapiesitzungen ausführen, was sie zudem ohne weiteres auch mehrmals täglich tun können. Viele Klienten berichten, daß sie vergessen, wie sie selbst die Verbindung zu ihrem Zentrum stärken können, wenn sie sich getriggert oder von einer Situation überwältigt fühlen. Deshalb kann es nützlich sein, die Übungsanleitungen aufzunehmen, damit die Klienten die Aufnahmen nötigenfalls zwischen den Sitzungen benutzen können.

### ÜBUNG

### Bewußtes Atmen

***Psychoedukation*** Wenn Sie unter chronischem Streß leiden oder ein Trauma erlebt haben, kann sich Ihr ANS in einem Zustand der Dysregulation befinden, was dazu führt, daß Sie sich angespannt und verängstigt, gereizt und rastlos fühlen oder daß Sie in einen Zustand der Erschöpfung, Hoffnungslosigkeit oder Depression verfallen. Glücklicherweise können Sie Ihr Nervensystem wieder in einen Zustand der Ausgeglichenheit versetzen. Mit Hilfe der Atmung läßt sich das Nervensystem besonders schnell beruhigen und in einen ausgeglichenen Zustand bringen. Das Einatmen ist mit dem SNS verbunden und führt zu einem leichten Anstieg der Herzfrequenz. Das mit dem PNS verbundene Ausatmen hingegen senkt die Herzfrequenz und beruhigt den Geist. Langsames und rhythmisches Atmen hat eine beruhigende Wirkung auf das Nervensystem. Anschließend werden vier Atemübungen beschrieben, die Sie zu jeder Tageszeit und auch mehrmals am Tag ausführen können, falls Ihnen das als nützlich erscheint. Wir werden das Atmen etwa fünf Minuten gemeinsam erforschen, aber Sie können die Übung beliebig lange fortsetzen, wenn Sie sie allein ausführen.

***Rhythmisches Atmen*** Stellen Sie fest, wie Sie sich in diesem Augenblick in Ihrem Körper und Geist fühlen. Wenn Sie bereit sind, können Sie anfangen, durch die Nase langsam jeweils fünf Zählzeiten lang ein- und fünf Zählzeiten lang auszuatmen. Fahren Sie fort, auf diese langsame und rhythmische Weise zu atmen. Ihr Bauch sollte beim Atmen weich und entspannt bleiben, so daß Sie eventuell sogar spüren, wie sich Ihr Bauch hebt und senkt. Vielleicht spüren Sie auch subtile Bewegungen im Brustkorb und im Bereich des Herz-Zentrums. Es ist völlig normal, daß dabei Ihre Gedanken abschweifen; kehren Sie dann zum Gewahrsein des Atems und aller eventuell mit dem rhythmischen Atmen einhergehenden Empfindungen zurück. Atmen Sie etwa zehn Atemzüge lang auf diese Weise. Hören Sie Ihrem Körper zu, und achten Sie darauf, wann Sie das Gefühl haben, daß die Übung zum Abschluß gebracht werden sollte. Vielleicht fällt Ihnen dann ein Gefühl der Leichtigkeit oder Befreiung auf, oder Sie wollen auf das Atmen keine Mühe mehr verwenden. Geben Sie von diesem Moment an jedes Bemühen, den Atem in irgendeiner Weise zu steuern, auf, und stellen Sie fest, was Sie in diesem Moment spüren und fühlen.

***Erweitertes Ausatmen*** Sie können Ihr rhythmisches Atmen auch variieren. Um die Entspannungsreaktion zu verstärken, wird häufig ein Schema gewählt, das vier Zählzeiten Einatmen und sechs oder acht Zählzeiten Ausatmen umfaßt. Falls Sie das ausprobieren, sollten Sie auf subtile Veränderungen Ihres Erlebens achten. Lassen Sie zu, daß Ihr Bauch sich bei jedem Atemzug hebt und senkt. Atmen Sie noch eine oder zwei Minuten lang weiter auf diese Weise, und lösen Sie sich dann wieder von dem Atemmuster. Wie fühlen Sie sich in diesem Augenblick in Körper und Geist? Lassen Sie noch etwa fünf bis zehn Atemzüge nach diesem Schema folgen. Sobald Sie das Gefühl haben, einen Abschluß erreicht zu haben, können Sie jeden

Versuch, Ihre Atmung zu beeinflussen, aufgeben und sich darauf konzentrieren, was Sie in diesem Moment spüren und fühlen.

***Box-Breathing*** Diese Übung ermöglicht Ihnen, kurze Atempausen zu erforschen, die Sie jeweils nach dem vollständigen Ein- und Ausatmen einlegen. Atmen Sie zunächst vier Zählzeiten lang ein, und pausieren Sie dann zwei oder vier Zählzeiten in diesem Zustand, bevor Sie vier Zählzeiten lang ausatmen. Auch an diesem Punkt können Sie zwei oder vier Zählzeiten lang innehalten, bevor Sie mit dem Einatmen fortfahren. Atmen Sie noch zirka fünf bis zehn Mal auf diese Weise. Sobald Sie das Gefühl haben, daß es genug ist, geben Sie jeden Versuch, Ihren Atem zu beeinflussen, auf und stellen fest, was Sie in diesem Augenblick spüren und fühlen.

***Seufzen*** Erforschen Sie, wie es sich auswirkt, wenn Sie ein paarmal seufzen. Man kann Seufzer als eine Art Reset des Nervensystems verstehen. Atmen Sie wenn möglich tiefer durch die Nase ein, als Sie es normalerweise tun, und lassen Sie die Atemluft anschließend langsam durch die Nase oder den Mund vollständig ausströmen. Sie können sogar ausprobieren, wie es sich auswirkt, wenn Sie doppelt einatmen, um Ihre Lunge wirklich bis zum Rand mit Luft zu füllen, und anschließend lange und langsam ausatmen und die Atemluft so wieder aus dem Körper zu befördern. Sie können die Atemluft auch in Verbindung mit einem Ton ausströmen lassen. Wiederholen Sie dies zwei oder drei Mal. Sobald Sie das Gefühl haben, einen Abschluß erreicht zu haben, geben Sie jeden Versuch, die Atmung weiter zu beeinflussen, auf, und achten darauf, was Sie in diesem Moment spüren und fühlen.

## ÜBUNG

## Selbstmitgefühl

***Psychoedukation*** Wenn wir uns in Selbstmitgefühl üben wollen, müssen wir lernen, uns selbst gegenüber liebevoll zu sein. Sich selbst voll und ganz zu akzeptieren, fällt einigen leicht, anderen hingegen nicht. Bei der Arbeit an dieser Übung sollte man sich klar machen, daß es keine richtige oder falsche Art, darauf zu reagieren, gibt. Falls problematische Emotionen auftauchen, sollten wir sie gemeinsam erforschen.

***Selbstmitgefühl*** Stellen Sie fest, wie Sie sich in diesem Augenblick in Körper und Geist fühlen. Sie können dabei eine Hand oder beide Hände auf Ihr Herz legen.

Treten Sie zu Ihrer Atmung und dem Gefühl, daß Ihre Hand auf dem Herzen ruht, in Verbindung, und nehmen Sie sich gleichzeitig vor, sich selbst in diesem Augenblick so zu akzeptieren und zu lieben, wie Sie sind. Sehen Sie sich momentan mit Schwierigkeiten oder Herausforderungen konfrontiert? Wenn ja, empfehle ich Ihnen, Ihre Wahrnehmung der aktuellen Herausforderung in die Übung einzubeziehen. Selbstmitgefühl zu entwickeln ist so, als würden Sie sich mit einer Decke aus Güte vollständig umhüllen. Dies betrifft sowohl die Anteile von Ihnen, die sich stark, wertvoll oder fähig fühlen, als auch die Anteile, die sich verletzlich, wertlos, ängstlich oder beschämt fühlen. Sie schaffen Raum für alles, was Ihnen eigen ist, so daß alles willkommen geheißen wird.

Falls es Ihnen schwerfällt, das Gefühl des Akzeptierens und der Liebe sich selbst gegenüber zu mobilisieren, können Sie erforschen, wie es ist, wenn Sie sich vorstellen, daß jemand anders, dem Sie wichtig sind, Sie akzeptiert und Ihnen gegenüber Mitgefühl zeigt. Und sollte Ihnen auch das schwerfallen, können Sie sich vorstellen, ein Gefühl des Akzeptierens und der Güte einem Menschen entgegenzubringen, den zu lieben Ihnen leicht fällt. Und falls es Ihnen leichter fällt, können Sie dieses Gefühl auch einem Haustier entgegenbringen. Achten Sie darauf, welches Gefühl in Ihrem Herzen aufkommt, während Sie diese Praxis weiter erforschen. Falls Sie sich ein Gefühl der Wärme oder Wertschätzung erschlossen haben, können Sie beschließen, dieses Gefühl auf sich selbst zu richten.

Atmen Sie zum Abschluß der Übung einige Male tief, und verbinden Sie sich während dessen mit Ihrem Herzen. Achten Sie dabei auf in diesem Moment eventuell aufkommende Gefühle der Fürsorglichkeit, des Mitgefühls, der Wärme oder der Wertschätzung. Was fällt Ihnen in Ihrem Körper und Geist auf?

## ÜBUNG

## Selbstberührung

***Psychoedukation*** Diese Übung zielt darauf ab, durch nährende Selbstberührung Ihre Verbindung zu Ihrem Zentrum zu verstärken. Es ist wichtig, daß Sie sich selbst würdigen. Sie können jeden Teil dieser Übung jederzeit initiieren oder beenden.

***Selbstberührung*** Beginnen Sie damit, auf Ihre Körperempfindungen, Ihren Atem, die Qualität Ihrer Gedanken und alle Emotionen zu achten, die in diesem Augenblick für Sie präsent sind. Ich empfehle Ihnen, auf sämtliche subtilen Veränderungen zu achten, die während des Ausführens der Übung bei Ihnen auftreten. Reiben Sie zunächst Ihre Hände gegeneinander, so daß auf Ihren Handflächen Wärme entsteht. Wenn Sie möchten, können Sie nun die rechte Hand zur linken Schulter führen. Spüren Sie, wie Ihre Hand auf der Schulter liegt. Führen Sie, sobald Sie sich bereit fühlen, die Hand langsam am linken Oberarm entlang zum Ellbogen und von dort zur linken Hand. Beim Wiederholen dieser Selbstberührung können Sie entscheiden, ob Sie eine sehr sanfte Berührung bevorzugen oder ob Sie die Muskeln des linken Arms lieber leicht massieren. Wechseln Sie anschließend die Seiten, indem Sie Ihre linke Hand zur rechten Schulter führen und sich dann von dort aus langsam in Richtung der rechten Hand bewegen. Auch hierbei können Sie die Berührung so dosieren, daß die Stärke des Drucks Sie im betreffenden Augenblick bestmöglich unterstützt. Anschließend können Sie beide Hände jeweils zur Schulter auf der anderen Körperseite führen und sie dort ruhen lassen, als würden Sie sich selbst liebevoll umarmen. Auch können Sie Ihre Hände einige Male sanft von den Schultern zu den Ellbogen bewegen.

Als Nächstes können Sie Ihre Hände zum Gesicht und zum Kopf bewegen. Führen Sie zunächst beide Hände zur Stirn, und lassen Sie die Finger vom Zentrum der Stirn nach außen in Richtung der Schläfen wandern. Sie können die Finger von dort zum Nasenrücken führen und erforschen, wie es sich anfühlt, wenn Ihre Hände über die Wangenknochen zu den Ohren wandern. Eventuell können Sie eine Hand zur Stirn und die andere zum Hinterkopf in der Nähe der Schädelbasis bewegen. Versuchen Sie beim Atmen zu spüren, wie es sich anfühlt, Ihren Kopf zwischen beiden Händen zu halten.

Sie können weiterhin erforschen, wie es sich anfühlt, eine Handfläche oder beide auf Ihr Herz zu legen oder eine Hand auf das Herz und die andere auf den Bauch. Sie können Ihre Hände so lange bewegen, bis Sie eine Position erreicht haben, die Sie als besonders unterstützend empfinden. Atmen Sie dann mehrmals tief, und fügen Sie die Intention hinzu, eine liebevolle Verbindung zu Ihrem Körper herzustellen.

Wenn Sie das Gefühl haben, einen Abschluß erreicht zu haben, lassen Sie beide Hände entweder seitlich am Körper herabhängen, oder Sie legen sie in den Schoß. Spüren Sie Körper und Geist. Was nehmen Sie jetzt wahr?

## ÜBUNG

## Rhythmische Bewegung

***Psychoedukation*** Rhythmische Bewegungen sind eine ausgezeichnete Methode der Beruhigung des Nervensystems. Wie Sie sich vorstellen können, ein kleines Kind zu beruhigen, lädt die folgende Übung Sie ein, sehr sanfte Bewegungen der Wirbelsäule zu erkunden, indem Sie Ihren Körper eine Wiegebewegung von Seite zu Seite ausführen lassen. Wie bei allen Übungen können Sie sich auch in diesem

Fall dafür entscheiden, die Übung zu einem beliebigen Zeitpunkt zu beenden. Dies zu entscheiden bleibt einzig und allein Ihnen überlassen.

***Rhythmische Bewegung*** Atmen Sie ein paarmal, und achten Sie dabei auf Körperempfindungen, Gedanken und alle in diesem Moment für Sie präsente Emotionen. Falls Sie sich dabei wohlfühlen, können Sie sanfte seitliche Wiegebewegungen ausführen. Dazu können Sie Ihre Sitzhaltung so verändern, daß die Bewegung unterstützt wird, indem Sie beispielsweise die Füße fest auf den Boden stellen. Achten Sie darauf, wie Sie sich fühlen, wenn Sie Ihren Körper von Seite zu Seite wiegen. Je nach Vorliebe können Sie sich dabei langsam oder schneller bewegen. Achten Sie auf das Ein- und Ausströmen Ihres Atems, und finden Sie heraus, wie Ihre Bewegungen dadurch unterstützt werden. Sie können auch erforschen, wie es wirkt, wenn Sie Ihre Hände auf Ihr Herz oder Ihren Bauch legen, während Sie den Körper von Seite zu Seite wiegen. Fahren Sie etwa eine Minute damit fort, und kehren Sie anschließend in den Zustand der Ruhe zurück. Achten Sie darauf, was in Reaktion auf die Wiegebewegungen bei Ihnen auftaucht.

# 4

# Zurück in die Balance
## Resourcing, Rewiring und Resilienz

Gemäß einer Definition der Weltgesundheitsorganisation besteht Gesundheit nicht im Fehlen von Krankheiten, sondern es geht um Wohlbefinden (WHO, o. D.). Wenn wir Traumata erlebt haben oder unter chronischen gesundheitlichen Problemen leiden, sollten wir uns nicht nur um psychische und körperliche Symptome, sondern auch um unser spirituelles Wohl kümmern. Chronische Beschwerden können sich sehr stark auf unser Selbstempfinden auswirken. Viele psychologische und medizinische Interventionen zielen darauf ab, Leiden zu verringern oder völlig zu eliminieren, verkennen aber, daß es vielen von uns auch wichtig ist, Verbundenheit, Zufriedenheit, Erfüllung, Freude und eine optimistische Sicht der Zukunft zu entwickeln. Yoga ermutigt uns dazu, uns als ganze Person zu verstehen, und das umfaßt Geist, Körper und Seele. In einer Psychotherapie kann Yoga eine Grundlage für unser eigenes Wohl und das Wohl unserer Klienten schaffen. Wir begrüßen die spirituelle Erkundung. Man kann Spiritualität als Gefühl der Zugehörigkeit oder der Verbundenheit mit etwas, das über uns selbst hinausreicht, verstehen, als Verbundensein mit der ganzen Natur und mit dem Leben (Vieten & Lukoff 2022). Oft wird Spiritualität als eine Sehnsucht danach verstanden, in unserem Leben einen tiefen Sinn zu entdecken.

Richten wir unsere Aufmerksamkeit auf das Wohlbefinden, entfernt uns das vom medizinischen Modell, das sich auf den Aspekt der Krankheit konzentriert. Dem medizinischen Modell zufolge sind Patienten passive Empfänger einer ärztlichen oder psychotherapeutischen Behandlung. Hingegen ist die Grundlage der Integration von Geist-Körper-Interventionen wie Achtsamkeit und Yoga in eine

Psychotherapie ein biopsychosozialer Ansatz. Innerhalb dieses Modells wird die Beziehung zwischen Therapeuten und Klienten als Partnerschaft zwischen Gleichgestellten verstanden (Gatchel 2004). Wir sehen unsere Klienten nicht als »reparaturbedürftig« an, sondern erkennen an, daß sie schon ganz sind. Die Integration von Yoga in eine Psychotherapie besteht nicht nur darin, bestimmte zusätzliche Interventionen zu nutzen, sondern wird auch durch unsere Präsenz unterstützt. Wenn wir Neugier, Mitgefühl und Aufgeschlossenheit zeigen, laden wir dadurch unsere Klienten ein, ihre innere Quelle der Weisheit zu nutzen. Das können wir aber nur, wenn wir bereit sind, uns von dem Bedürfnis zu lösen, Klienten zu sagen, was sie tun sollen, damit sie von ihrem Leiden erlöst werden. Stattdessen hören wir uns mit einer Haltung der Verbundenheit und Fürsorglichkeit an, was sie brauchen.

Ganz gleich, wie traumatisiert wir auch sein mögen, wir bewahren weiterhin die Fähigkeit, Freude, Wärme, Dankbarkeit, Wertschätzung und Liebe zu empfinden. Den Zugang zu diesen positiven Emotionen zu stärken ist für die Genesung von einem Trauma ebenso wichtig, wie uns um unseren Schmerz zu kümmern (Fonzo 2018). Ein ganzheitlicher Ansatz der Traumabehandlung ermöglicht uns nicht nur, uns auf die Auflösung des Leidens unserer Klienten zu konzentrieren, sondern ermöglicht uns auch, ihre inhärente Ganzheit zu erkennen. Der Wechsel von einem Krankheits- (»**I**llness«) zu einem »Wohlfühl«-Modell (»**We**llness«) kommt einem Wechsel vom »Ich« zum »Wir« gleich, wodurch wir uns der Einheit zuwenden, die nicht nur in uns, sondern auch zwischen uns und anderen existiert (Kishan 2020). Das von der Polyvagal-Theorie entwickelte Konzept der Co-Regulation unterstützt diesen Wechsel, indem es uns dazu anhält, Sicherheit und Verbundenheit in Beziehungen zu fördern und auf diese Weise das Wohlbefinden unserer Klienten zu verbessern. Klienten, die sich in der therapeutischen Beziehung genährt fühlen, gelingt es eher, sich die nährende Wirkung positiver Emotionen zu erschließen. Bei dieser Art des Vorgehens mißachten wir ihr Leiden nicht, sondern wir stellen ihren Schmerz in einen umfassenderen Zusammenhang, der auch auf neu auftauchende Möglichkeiten achtet. Indem wir gemeinsam atmen und uns bewegen, unterstützen wir das Wohlbefinden; und aus dem gemeinsamen Erleben in Form eines reziproken relationalen Austauschs ersteht eine neue emergente Eigenschaft.

Therapeutische Interventionen im Sinne einer Yoga-Therapie machen Klienten mit Möglichkeiten bekannt, die sie sowohl in den Therapiesitzungen als auch außerhalb von ihnen erforschen können, um ihr ANS besser auszubalancieren, was Intensität und Dauer körperlicher Symptome verringern kann. Yoga-Übungen können zu einer Verringerung der Kortisolausschüttung führen, was Entzündungsprozesse verringern und Schmerzen lindern kann (Bussing et al. 2012; Riley & Park 2015). Yoga wirkt außerdem ausgleichend auf das ANS, was die Funktionsfähigkeit des Immunsystems und des endokrinen Systems verbessert (Djalilova et al. 2019; Estevao 2022; Kiecolt-Glaser et al. 2010). Vorliegende Untersuchungen legen nahe, dass Yoga sich positiv auf kardiovaskuläre Symptome, rheumatoide Arthritis, Fibromyalgie, Autoimmunkrankheiten und chronische Schmerzen auswirkt (Agarwal & Maroko-Afek 2018; Gonzalez et al. 2021; Sieczkowska et al. 2019; Wu et al. 2019). Am wichtigsten ist vielleicht, daß sich Yoga-Übende glücklicher fühlen und daß sie über befriedigendere Beziehungen berichten als Menschen, die dies nicht tun (Alexander et al. 2021; Ross et al. 2013; Ross et al. 2014). Yoga fördert auch die Entwicklung von Mut. Damit ist unsere Bereitschaft gemeint, trotz Unbehagen aktiv und unserer Entwicklung verpflichtet zu bleiben (Woodyard 2011). Bei der Yoga-Übung haben wir reichlich Gelegenheit, uns mit unseren Emotionen und Empfindungen zu befassen. Wir können uns dafür entscheiden, uns der Lösung schwieriger Probleme zu widmen, und gleichzeitig wissen, daß mit uns alles in Ordnung ist, so wie es ist.

In diesem Kapitel geht es um die Verbesserung der Fähigkeit, mit schwierigen oder belastenden Situationen fertig zu werden. Wir erforschen die Verbindungen zwischen Streß, Traumata, chronischen Schmerzen und Krankheiten. In diesem Zusammenhang werden wir uns mit der Neuromodulation beschäftigen sowie mit der Vagusnervstimulation, die es ermöglicht, das Nervensystem durch Versorgung mit neuen Ressourcen zu verändern. Mateos Fall ist ein anschauliches Beispiel dafür, wie Yoga-Atmung und Übungen zur Tonisierung des Vagus ihm halfen, mit Streß besser fertig zu werden, und ihn in die Lage versetzten, sich mit der Wirkung seiner Traumata auseinanderzusetzen. Zu den am Ende dieses Kapitels erläuterten Übungen zählen das abwechselnde Atmen durch beide Nasenöffnungen, bilaterale Bewegungen, natürliche Möglichkeiten der Vagusstimulation und eine somatische Übung in Selbstgewahrsein für den Umgang mit chronischen Schmerzen.

## Ausgleichen

Falls Sie jemals in der Baum-Haltung gestanden haben, haben Sie wahrscheinlich schnell bemerkt, daß Ihr Standfuß und der Knöchel eine Anzahl adaptiver und rekalibrierender Bewegungen ausführen, um Ihnen das Aufrechtbleiben zu ermöglichen. Ebenso nutzen wir, wenn wir die Balance zu wahren versuchen, um mit den Herausforderungen des Alltagslebens in der heutigen Welt fertig zu werden, subtile aktivierende und beruhigende Strategien, um unserem Nervensystem zu ermöglichen, Streß mit Resilienz entgegenzutreten. Resilienz ist unsere Fähigkeit, uns trotz widriger Umstände möglichst gut an die Gegebenheiten anzupassen. Resilienz hilft uns, auf schwierige Ereignisse flexibel zu reagieren. Allerdings verstehen wir Resilienz leider häufig als einen ausschließlich inneren Prozeß, obwohl unser Zugang zu bestimmten Ressourcen dabei tatsächlich eine wichtige Rolle spielt. Verkürzt gesagt erfordert Resilienz, daß wir mit anderen Menschen verbunden bleiben, was uns das Gefühl vermittelt, einer Gemeinschaft anzugehören. Die begrenzte Verfügbarkeit notwendiger Ressourcen ist eines der größten Probleme, mit denen wir in der Psychotherapie und Psychiatrie konfrontiert sind. Das bezieht sich einerseits auf die mit einer psychotherapeutischen Behandlung verbundenen

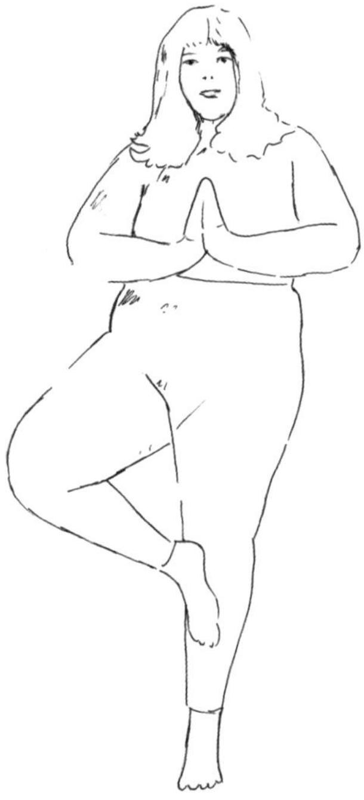

ABBILDUNG 4.1 Baum-Haltung

Kosten und andererseits auf die Schwierigkeit, Psychotherapeuten zu finden, die überhaupt in der Lage sind, mit Traumata sinnvoll umzugehen. Dies ist einer der Gründe, die Menschen dazu veranlassen, sich dem Yoga zuzuwenden – entweder um einen vollgültigen Ersatz für eine Psychotherapie zu finden oder um die Arbeit in der Therapie durch eine zusätzliche Maßnahme zu unterstützen. Sich der Yoga-Übung zu widmen ist leichter umzusetzen und weniger kostspielig als eine Psychotherapie. Das Anbieten von Kursen in therapeutischem Yoga, die sich speziell mit den Nachwirkungen von Traumata befassen, ermöglicht es, therapeutische Angebote einem größeren Kreis von Menschen zugänglich zu machen.

Wenn wir die Genesung von einem Trauma aus der Perspektive der Polyvagal-Theorie betrachten, sehen wir, daß ein Gefühl der Sicherheit eine Grundlage für die Entstehung von Resilienz ist und Mobilisierung für Spiel oder Immobilisierung für Rast und Entspannung ermöglicht. Dieses Gefühl von Sicherheit beruht auf einem Gefühl der Verbundenheit. Durch eine vertrauensvolle, co-regulierende Beziehung wecken wir das System für soziale Verbundenheit. Sobald wir in unserem eigenen inneren Empfinden von Sicherheit fest verwurzelt sind, können wir anderen Menschen mit Hilfe unserer Mimik und Stimmcharakteristik besser Signale der Verbundenheit und Sicherheit übermitteln. Dies ermöglicht uns, auf andere Menschen co-regulierend zu wirken. Somit erschließt uns unsere eigene Resilienz die Möglichkeit, in der Welt sinnvoll zu agieren, indem wir andere beispielsweise durch Mitgefühl, Wohlwollen und Großzügigkeit unterstützen.

Resilienz kann sich im physischen, emotionalen, mentalen, sozialen und spirituellen Bereich manifestieren (McGonigal 2015). Ein resilienter Körper kann unsere Stärken zum Ausdruck bringen und sich von unnötigen Anspannungen lösen, und er kann es uns ermöglichen, uns leicht und koordiniert durch die Welt zu bewegen. Selbst wenn Bewegungen nur eingeschränkt möglich sind, können wir aufgrund physischer Resilienz problemlos zwischen Zuständen der Wachheit, Begeisterung, Behaglichkeit, Entspannung und tiefer Ruhe wechseln. Emotional sind wir aufgrund von Resilienz in der Lage, ein ganzes Spektrum von Emotionen adäquat auszudrücken und zu erkennen, ohne eine übermäßig starke Bindung an eines unserer Gefühle zu entwickeln oder uns davon zu distanzieren. Mentale Resilienz versetzt uns in die Lage, das größere Bild zu sehen. Traumata können uns dazu bringen, kurzsichtig auf unsere Probleme zu fokussieren. Resilienz hingegen hilft uns, den Fokus der Aufmerksamkeit zu erweitern, was uns wiederum ermöglicht, uns Dinge aus unterschiedlichen Perspektiven anzuschauen, uns in die Situation anderer Menschen zu versetzen und im Umgang mit anderen empathischer zu werden. Soziale Resilienz beinhaltet, daß wir die Fähigkeit, bedeutsame Verbindungen zu anderen Menschen aufzubauen, weiterentwickeln – was dann unser Gefühl der Zugehörigkeit unterstützt. Spirituelle Resilienz beinhaltet den Mut, in uns selbst hineinzuschauen und uns über unsere Beziehung zu Sinn und Ziel klar zu werden.

Letztlich unterstützt Resilienz unsere Fähigkeit, uns weiterzuentwickeln. Wie ein Baum können wir, sofern wir gut in unserer Resilienz verwurzelt sind, den Stürmen des Lebens standhalten. Unsere Klienten kommen nicht zur Therapie, um so zu bleiben, wie sie sind. Selbst wenn es ihnen darum geht, ihre Symptome zu lindern, stellen wir, wenn wir ihre Ziele erforschen, meist fest, daß es ihnen um mehr als nur um ein neutrales Resultat geht. Sie wünschen sich mehr vom Leben. Sich zu entwickeln erfordert ein ausreichendes Maß an Stabilität, so daß letztlich unsere Fähigkeit, einer Herausforderung standzuhalten, vergrößert wird. Um die Weiterentwicklung zu fördern, unterstützen wir Klienten darin, sich an die Ränder ihrer Komfortzone zu begeben, um Neues zu entdecken. Eine zu geringe Herausforderung kann das Gefühl hervorrufen, daß die Therapie stagniert. Ist die Herausforderung zu groß, riskieren wir, daß sich Klienten überwältigt fühlen und entmutigt werden. Auf der Grundlage bedingungsloser positiver Zuwendung und des Akzeptierens schaffen wir Sicherheit, die unsere Klienten in ihrer Entwicklung fördert (Rogers 1995/1981).

## Streß, Trauma und Krankheit

Das Leben der meisten von uns ist komplex und beinhaltet die Bewältigung persönlicher, familiärer und beruflicher Anforderungen. Viele von uns mußten außerdem mit Traumata und deren Wirkung auf ihren Körper fertig werden. Zweifellos besteht eine Verbindung zwischen Streß und körperlichen Symptomen wie Kopfschmerzen, Bauchschmerzen und Erkältungen. Diese Beziehung wird durch chronischen Streß noch verstärkt. Es kommt dann zu einer anhaltenden Aktivierung des SNS, die mit einem hohen Kortisolspiegel einhergeht, was wiederum Auswirkungen hat auf die Gesundheit in Form eines erhöhten Blutzuckerspiegels, erhöhten Blutdrucks, erhöhter Gefahr der Entstehung von Herzerkrankungen und einer Beeinträchtigung der Immunfunktion (Scaer 2014). Hingegen kann eine chronische, unaufgelöste PTBS die nicht myelinisierten dorsal-vagalen Nervenbahnen über längere Zeitspannen dominieren lassen. Dadurch wird der Kortisolspiegel gesenkt, Entzündungsprozesse können stärker werden, und Autoimmunerkrankungen, Fibromyalgie und Verdauungsprobleme können auftreten (Bergmann 2012; Kolacz & Porges 2018; O'Donovan et al. 2012; Vachon-Presseau et al. 2013).

Die Verbindung zwischen Streß, Traumata und Gesundheit war Thema einer bahnbrechenden Studie, die Korrelationen zwischen belastenden Kindheitserlebnissen (ACEs – *Adverse Childhood Experiences*) und Krankheiten untersuchte

(Felitti et al. 1998). Vincent Felittis Studie beinhaltete ursprünglich gemeinschaftliche Bemühungen der *Centers for Disease Control* (CDC) und des Gesundheitsdienstleisters *Kaiser Permanente.* Die ACE-Studie untersuchte anhand von mehr als 17 000 Teilnehmern, wie sich zehn Kategorien belastender Kindheitserlebnisse langfristig auf die körperliche und psychische Gesundheit auswirken. Die Kategorien umfaßten das Erleben von körperlichen Mißhandlungen, verbalen Mißhandlungen, sexuellem Mißbrauch, emotionaler Vernachlässigung, körperlicher Vernachlässigung, häuslicher Gewalt in der Kindheit, Substanzmißbrauch durch Familienangehörige, psychischen Erkrankungen eines Familienmitglieds, Inhaftierung eines Haushaltsmitglieds und der Scheidung der Eltern. Zwei Drittel der Studienteilnehmer hatten in ihrer Kindheit mindestens ein belastendes Ereignis miterlebt; über zwanzig Prozent hatten drei oder mehr ACE-relevante Ereignisse erlebt; und wenn Probanden vier oder mehr belastende Kindheitserlebnisse gehabt hatten, bestand bei ihnen ein erhöhtes Risiko einer Herzerkrankung, der Entstehung von Krebs, von Substanzmißbrauch, Diabetes, eines Schlaganfalls, von Fettleibigkeit, Depression und Suizidalität. Bei Teilnehmern mit sechs oder mehr belastenden Kindheitserlebnissen war die Lebenserwartung um fast zwanzig Jahre geringer als normal. Die Studie wurde kürzlich mit Hilfe einer systematischen Meta-Analyse repliziert, die mehr als 20 Millionen Teilnehmer umfaßte (Grummitt et al. 2021). Ihre Ergebnisse deuteten darauf hin, daß belastende Kindheitserlebnisse eine wichtige begleitende Ursache für frühe Todesfälle sind. Es wurde festgestellt, daß bei Menschen, die in ihrer Kindheit mindestens ein Trauma erlebt haben, eine dreifach erhöhte Gefahr der Erkrankung an Long-COVID besteht (Kolacz et al. 2020; van den Hurk et al. 2022).

Ebenso wichtig ist es, belastende Faktoren in der äußeren Lebenssituation und entsprechende kulturbasierte Faktoren zu erkennen, denen Kinder außerhalb ihrer familiären Situation ausgesetzt sind. Bei der Auseinandersetzung mit belastenden Faktoren müssen wir uns auch um Aspekte wie Armut, Traumata infolge der Zugehörigkeit zu einer ethnischen Gruppe, Diskriminierung aufgrund einer sexuellen Orientierung oder aufgrund des Geschlechts, Unterbringung in einer Pflegeeinrichtung oder Pflegefamilie, Trennung von einer primären Bezugsperson infolge einer Deportation oder Immigration und Erleben oder Beobachten von Gewalttätigkeit kümmern (Bernard et al. 2021). Weiterhin müssen wir in diese Erörterung generationenübergreifende und kollektive Traumata einbeziehen, denn auch sie können unsere körperliche und psychische Gesundheit beeinträchtigen (Wolynn 2016/2017). Bei einem generationenübergreifenden Trauma handelt es sich um die Auswirkungen eines schwerwiegenden, nicht behandelten Traumas, das ein Familienmitglied oder mehrere Mitglieder einer Familie, einer Gruppe oder einer Gemeinschaft miterlebt haben und das dann von einer Generation zur nächsten weitergegeben wurde. Beispielsweise können auch die Nachkommen von Menschen, die Unterdrückung, Rassismus, Kolonisierung, Genozid, Versklavung und Kriege erlebt haben, die Wirkung solcher weit in der Vergangenheit liegender Ereignisse noch spüren (Hirschberger 2018). Als kollektives Trauma wird die Wirkung eines entsetzlichen Ereignisses bezeichnet, das eine Gruppe erlebt hat, das in der kollektiven Erinnerung der Gruppenmitglieder bewahrt wird und sich auch weiterhin auf die einzelnen Mitglieder der Gruppe auswirkt, auch wenn diese sich mittlerweile von den traumatischen Ereignissen zeitlich weit entfernt haben. Kollektive und generationenübergreifende Traumata werden sowohl durch epigenetische Faktoren als auch durch relationale Erlebnisse weitergegeben. Epigenetische Modifikationen hinsichtlich der Kortisolverarbeitung des Körpers können zu stärkerer Anfälligkeit für die Entwicklung von Angst, Depression und posttraumatischen Belastungen führen (Yehuda 2008).

Traumata gehen oft auf die nächste Generation über, wenn bei Eltern unaufgelöste Traumata bestehen, die sich in Form einer Dysregulation der Physiologie und der Emotionen manifestieren. Steht einem Elternteil kein kohärentes Narrativ über seine Vergangenheit zur Verfügung, ist dieser möglicherweise nur eingeschränkt in der Lage, mit der Wirkung der eigenen Emotionen und Handlungen auf seine Kinder achtsam umzugehen (Siegel & Bryson 2021/2021). Dies kann zur Folge haben, daß sich Kinder für den Schmerz ihrer Eltern verantwortlich fühlen, daß sie ihre Emotionen unterdrücken, um einem Elternteil nicht noch mehr Schmerz zuzufügen, oder daß sie sich verwirrt fühlen, weil ihnen nicht klar ist, woher ihre eigenen belastenden Emotionen stammen. Weil bei Kindern die rechte Hirnhälfte dominiert, werden solche Trauma-Vermächtnisse durch die Wahrnehmung und Assimilation von mimischem Ausdruck, Haltungen, Gesten, Stimmcharakteristika, Interaktionsstilen, Bewegungsmustern, Emotionen und Verhaltensweisen übermittelt. Diese Erlebnisse manifestieren sich als implizite Erinnerungen in Form von motorischen Mustern, Empfindungen, Emotionen und physiologischen Erregungszuständen. Beispielsweise könnten wir dazu konditioniert worden sein, uns klein zu machen, die Schultern zu buckeln oder Blickkontakt zu vermeiden, weil man uns beigebracht hat, auf diese Weise für unsere Sicherheit in der Welt zu sorgen.

Die Existenz belastender Kindheitserlebnisse und gemeinschaftsbasierter, kulturell bedingter und kollektiver Traumata kann verheerende Folgen für die psychische, emotionale und körperliche Gesundheit haben, wenn nicht an ihnen gearbeitet wird. Allerdings sollte man hohe ACE-Werte nicht wie eine lebenslange Freiheitsstrafe auffassen. Wir können mit Klienten über ACE-Faktoren sprechen, um ihnen verständlich zu machen, wie stark diese Ereignisse auf ihr Leben eingewirkt haben. Außerdem können schützende und die Resilienz stärkende Faktoren ACE verhindern. Beschützende Faktoren, die in der Kindheit eine Rolle spielen, sind unter anderem die Teilhabe an kulturspezifischen Unterstützungssystemen, die Beteiligung an Gemeinschaftsaktivitäten wie die Mitgliedschaft in einem Sportteam oder in einer künstlerisch arbeitenden Gruppe, sowie der Kontakt zu mindestens einem vertrauenswürdigen Erwachsenen, der uns versteht und an unserem Wohl interessiert ist (Bellis et al. 2018; Howell & Miller-Graff 2014). Selbst wenn uns diese Ressourcen in unserer Kindheit verwehrt geblieben sind, können wir im Erwachsenenalter immer noch unsere Resilienz stärken, indem wir unser Wohlbefinden verbessernden Handlungen und Verhaltensweisen den Vorzug geben.

## Streßinduzierte Neuroplastizität

Hebbs Gesetz zufolge reagieren Neuronen um so bevorzugter aufeinander, je häufiger Neuron A gleichzeitig mit Neuron B aktiv ist *(»What fires together, wires together«)*, und die Neuronen, die dadurch miteinander verbunden werden, werden neuronale Netzwerke genannt (Siegel 1999/2006). Diese Netzwerke liegen allen Erinnerungen zugrunde. Das Molekül *Brain-derived neurotrophic factor* (BDNF) spielt bei der Entstehung neuronaler Netzwerke eine Schlüsselrolle. BDNF stimuliert die Entstehung von neuronalen Verbindungen und Synapsenveränderungen, die mit Lernprozessen und der Entstehung von Erinnerungen zusammenhängen. Traumatische Ereignisse führen oft zu Furchtkonditionierung, was teilweise der komplexen Beziehung zwischen Kortisol und BDNF zuzuschreiben ist (Deppermann et al. 2014; Notaras & van den Buuse 2020). BDNF wird grundsätzlich als für das Lernen förderlich angesehen, außerdem als Puffer gegen Depression und als Faktor, der die Resilienz gegenüber Streß beeinflußt. Allerdings scheinen Menschen mit einer PTBS hohe BDNF-Spiegel zu haben (Mojtabavi et al. 2020). Diese paradoxe Beziehung läßt vermuten, daß PTBS eine Form von streßinduzierter Neuroplastizität ist, die sich verstärkend auf die Bildung langfristiger Erinnerungen auswirkt.

Traumatische Erinnerungen werden im Nervensystem im Kontext physiologischer Belastungszustände festgeschrieben. Die sensorischen Komponenten traumatischer Geschehnisse, wozu Bilder, Geräusche und Gerüche zählen, können sich mit Emotionen wie Furcht oder Schrecken verbinden. Wurde beispielsweise eine Frau von einem Mann mißhandelt oder mißbraucht, und der Betreffende roch nach einem bestimmten Parfüm, kann dieser Duft auch später noch eine durch ein Gefahrensignal induzierte Erregungsreaktion hervorrufen. Selbst wenn tatsächlich gar keine Gefahr besteht, können bestimmte bildliche Vorstellungen, Geräusche oder Gerüche eine Furchtreaktion auslösen oder reaktivieren. Die betroffene Person wird dann plötzlich von Erinnerungen an Situationen, in denen sie sich gefährdet fühlte, überflutet. Dies führt zum Wiedererleben von Flashbacks oder Albträumen. Die Reaktivierung durch den Trigger verstärkt das furchtbasierte neuronale Netzwerk. Wird ein neuronales Netzwerk, das eine traumatische Erinnerung birgt, reaktiviert, kann es für den betroffenen Menschen schwierig sein, kognitiv oder emotional flexibel zu bleiben (Bergmann 2012). Während eines Flashbacks haben wir möglicherweise Schwierigkeiten, uns an Situationen zu erinnern, in denen wir uns stark, im Besitz nützlicher Ressourcen und mit anderen Menschen verbunden fühlten.

Die mit chronischen Schmerzen verbundenen mentalen, emotionalen und behavioralen Muster können als eine Form streßinduzierter Neuroplastizität verstanden werden (Wang et al. 2018). Wie traumatische Erinnerungen werden auch chronische Schmerzen durch dysfunktionale neuronale Netzwerke erhalten (Grant 2016). Akute Schmerzen treten unmittelbar nach einer Verletzung oder bei Ausbruch einer Krankheit auf. Manchmal bleiben sie auch länger als die ursächliche Verletzung bestehen. Anhaltender Schmerz hängt mit Faktoren zusammen, die über die unmittelbare Verletzung hinaus mit der physischen Ursache verbunden sind, etwa mit einer anhaltenden strukturellen Imbalance. Und manchmal bleiben chronische Schmerzen bestehen, obwohl keine Infektion und keine körperliche Verletzung mehr existiert. Der Körper signalisiert dann weiter eine Gefahr, obwohl keine Gefahr mehr besteht. Die chronischen Schmerz vermittelnden neuronalen Netzwerke bleiben in niederen Gehirnzentren, die eine Sequenz von motorischen Fertigkeiten und Aktivitäten bergen, als prozedurale Erinnerungen bestehen. Die prozeduralen Erinnerungen sind eine Teilgruppe der impliziten Erinnerungen, die weder bewußtes Denken noch eine physische Verursachung erfordern. Beispielsweise belegen die sogenannten Phantomgliedschmerzen, daß Schmerzschaltkreise im Gehirn selbst dann als Nervenbahnen existieren, wenn eine physische Verursachung im Körper gar nicht existiert.

Die für Schmerz verantwortlichen Gehirnbereiche spielen auch bei der kognitiven, emotionalen und sozialen Informationsverarbeitung eine Rolle. Beispielsweise werden Gefühle der Zurückweisung und sozialer Isolation von den gleichen neuronalen Schaltkreisen verarbeitet, die auch physischen Schmerz vermitteln (Eisenberger 2012). Schmerz zu empfinden ist überlebenswichtig. Er hilft uns zu erkennen, welche Situationen gefährlich sein könnten, und ermöglicht uns so, Gefahren zu vermeiden. Berührt beispielsweise ein Kind einen heißen Herd, wirkt sich dieses Erlebnis sehr schnell auf sein Verhalten aus. Allerdings kann Schmerzerwartung bewirken, daß wir selbst dann Schmerz empfinden, wenn nie eine entsprechende Verletzung eingetreten ist (Bernatzky et al. 2011). Unsere Einschätzungen und emotionalen Reaktionen bezogen auf Schmerz können Symptome verstärken oder verringern (Ashar et al. 2022). Wenn wir die mit chronischem

Schmerz verbundenen neuromuskulären Muster nicht unterbrechen, kann uns die Furcht vor Schmerz dazu bringen, harmlosen somatosensorischen Input als gefährlich zu deuten. Durch solche Gefahreneinschätzungen entstehen Feedbackschleifen, die Schmerzsignale selbst dann aktivieren, wenn gar keine physische Ursache für Schmerzen vorliegt. Ein keineswegs bedrohliches Unbehagen im Unterrücken kann eine Furchtreaktion auslösen, die in Form von negativen Gedanken, Gefühlen der Hilflosigkeit, Muskelverspannungen und dadurch hervorgerufener und als schmerzhaft empfundener körperlicher Anspannung zum Ausdruck kommt.

Schmerzerwartungen können auch zu einem grundsätzlichen Vermeiden aller Arten von Bewegung oder Verhalten führen, die eine Verletzung zur Folge haben könnten. Jemand kann aufhören, seinen Körper zu trainieren, um keinen Anstieg der Herzfrequenz zu provozieren, vielleicht weil er die damit verbundenen Empfindungen im Brustkorb als beängstigend empfindet. Auch Vermeidungssymptome sind bei PTBS häufig. Möglicherweise bemerken wir bei uns die Tendenz, uns von bestimmten Menschen oder Orten, die uns an einen traumatischen Vorfall erinnern, fernzuhalten. Wird Vermeidungsverhalten nicht hinterfragt, kann es die Überzeugung verstärken, daß solche Situationen gefährlich sind. Vermeiden aktiviert durch Ausschüttung von Dopamin einen Belohnungsmechanismus und verstärkt dadurch bestimmte neuronale Netzwerke. Jedesmal wenn wir ein Verhalten vermeiden, von dem wir annehmen, wir könnten dadurch verletzt werden, empfangen wir ein inneres Belohnungssignal. Wir sind dann froh, einen weiteren Tag überlebt zu haben, aber wir entwickeln uns nicht weiter. Im Laufe der Zeit wird das Vermeiden dann in unser Selbstempfinden integriert, auch wenn es für die Überlebenssicherung nicht mehr wichtig ist. Vermeiden wird dann zu einem festen Bestandteil unserer Identität.

## Das geteilte Gehirn

Der Drang, die schmerzhafte Realität traumatisierender Erlebnisse auszublenden, bringt Menschen dazu, die Verbindung zu ihren Emotionen und Empfindungen zu unterbrechen oder zu dissoziieren. Im Sinne der Theorie der strukturellen Dissoziation können Menschen, die chronisch unter traumatischem Streß leiden, damit fertig zu werden versuchen, indem sie ein »denkendes Selbst« entwickeln, das es schafft zu überleben, indem es sich von den Gefühlen, die mit der Realität einer terrorisierenden Umgebung verbunden sind, abschneidet. Dies gilt insbesondere für Menschen, die in ihrer frühen Kindheit ein Trauma erlebt haben. Die dissoziative Spaltung tritt am *Corpus callosum* auf, der linke und rechte Hemisphäre voneinander trennt (Fisher 2017/2019; van der Hart et al. 2006/2008).

Die Teilung des Gehirns in zwei Hemisphären ermöglicht es den beiden Hälften, hinsichtlich der Aufmerksamkeit unterschiedliche Funktionen wahrzunehmen (McGilchrist 2009). In der linken Hemisphäre befinden sich das Broca-Areal und das Wernicke-Areal, die beide für das Sprechen, den sprachlichen Ausdruck und das Sprachverständnis wichtig sind. Außerdem konzentriert die linke Hemisphäre unsere Aufmerksamkeit und priorisiert Informationen, die uns helfen, Zukünftiges vorauszusagen. Doch ohne Kenntnis der sensorischen Informationen, die von der rechten Hemisphäre registriert werden, neigt die linke Hemisphäre zu übertrieben optimistischen Voraussagen. Hingegen ermöglicht uns die rechte Hemisphäre eine starke Erweiterung des Aufmerksamkeitsfokus. Sie ermöglicht uns, neue Möglichkeiten zu erkennen und Gefahrensignale zu identifizieren. Sie empfängt auch sensorische Informationen aus dem Körper und hilft uns dadurch, zu unserem impliziten Selbstempfinden in Kontakt zu treten, das auf unseren körperlichen und emotionalen Erlebnissen basiert (Schore 2019).

Traumatisierungen in der Entwicklungszeit stören die Reifung des *Corpus callosum* und wirken sich deshalb negativ auf die Integration von linker und rechter Hemisphäre aus (Teicher & Samson 2016). Fungieren die beiden Hirnhälften nicht als Einheit, wird es für uns immer schwieriger, ein kohärentes Narrativ über unsere Erlebnisse zu entwickeln, was ein desorganisiertes Selbstempfinden zur Folge hat. Aufgrund der mangelnden Integration der Hemisphären wird die traumatische sensorische Information dann mit der Zeit in der rechten Hirnhälfte verkapselt. Auf sich gestellt isoliert die linke Hemisphäre wahrscheinlich Teile vom Ganzen, wodurch wir in eine unnötige analytische Distanz von unseren Emotionen getrieben werden, die bewirken kann, daß wir uns erstarrt und von uns selbst oder anderen Menschen abgeschnitten fühlen.

Ein Trauma kann auch die Verbindungen zwischen den oberen und den unteren Gehirnzentren stören. PTBS wird gewöhnlich mit einer Verstärkung der Erregung des limbischen Systems und einer verringerten Funktionsfähigkeit der oberen Gehirnzentren, beispielsweise des Präfrontalkortex, in Verbindung gebracht (Harricharan et al. 2021). Dies kann ein Gefühl emotionaler Überflutung hervorrufen und unsere Fähigkeit verringern, objektiv zu beobachten, was wir erleben, über die Vergangenheit zu reflektieren oder Pläne für die Zukunft zu entwickeln. Hingegen ist für den dissoziativen PTBS-Subtypus eine übermäßige Inanspruchnahme der oberen Gehirnzentren charakteristisch, verbunden mit einer Verringerung der Fähigkeit, Emotionen und die sensorischen Komponenten von Erinnerungen zu erschließen (Lanius et al. 2012). Eine zu starke Aktivität der oberen Gehirnzentren kann zur Folge haben, daß wir auf andere Menschen distanziert oder »kopflastig« wirken. Trotzdem können vagale Afferenzen weiterhin neurozeptive Gefahrensignale zum Hirnstamm befördern. Hingegen bleiben uns Defensivreaktionen gegenüber anderen Menschen oder unserer Umgebung möglicherweise verborgen, wenn wir unseren Körper nicht spüren und fühlen. Unterdrücken wir die Wahrnehmung unserer Empfindungen, erhalten wir eher eine geringere Muskelkontraktion aufrecht, ohne es zu merken. Sitzen wir beispielsweise zu lange am Computer, können wir die Verbindung zu unserem somatischen Erleben verlieren und erst später merken, daß unser Nacken verspannt oder ein Fuß eingeschlafen ist. So etwas kommt zwar recht häufig vor, aber die längerfristige Unterdrückung von Empfindungen und Bewegungen kann chronische Schmerzen verstärken, weil wir dann leicht somatische Signale übersehen, die uns eigentlich helfen, auf Unbehagen adäquat zu reagieren (Fogel 2009).

Um traumatische Erinnerungen aufzulösen, müssen wir unserem somatischen Erleben und den mit ihm verbundenen Gedanken, Emotionen und Verhaltensmustern Aufmerksamkeit schenken. Dieser Reflexionsprozeß ermöglicht uns, Veränderungen zu erreichen. Kognitiv-behaviorale Therapien für die Behandlung von Traumata wie die *Cognitive Processing Therapy* (CPT), die *Narrative Expositionstherapie* (NET) und EMDR *(Eye Movement Desensitization and Reprocessing)* ermöglichen Klienten, durch Reflexion aktiv an der Veränderung von Gedanken und Verhaltensweisen teilzunehmen. Diese Therapien aktivieren im Gehirn sowohl Top-down- als auch Bottom-up-Aktivitäten. Emotionen und sensorische Informationen werden mit Hilfe des Vagus vom Körper zum Gehirn befördert. Manchmal stützen wir uns auf früher einmal wichtige, aber aktuell nicht mehr relevante Orientierungspunkte, was Fehleinschätzungen zur Folge haben kann. Der Präfrontalkortex ermöglicht uns jedoch, über solche Informationen zu reflektieren. Deshalb können wir uns nun einem somatischen Neueinschätzungsprozeß widmen und die Deutungen überprüfen, die wir bezüglich unserer Empfindungen formuliert hatten, und wir können den persönlichen Monolog verfeinern, der unsere Beziehung zur Vergangenheit, zu unserem Schmerz und zu unserem Selbstempfinden definiert (Price & Weng 2021).

Ähnlich animiert die *Pain Reprocessing Therapy* (PRT) Klienten dazu, ihre automatischen Einschätzungen schmerzbezogener Empfindungen zu überprüfen und eine Neueinschätzung dieser Empfindungen vorzunehmen (Ashar et al. 2022). Beispielsweise könnte ein Arzt einen Klienten aufgefordert haben, Körpertraining zu betreiben oder Bewegungsübungen auszuführen; der Betreffende vermeidet jedoch Bewegungen weiterhin, weil er glaubt, der damit verbundene Schmerz sei ein Gefahrensignal. Furcht motiviert uns dazu, uns zurückzuziehen, und anhaltendes Vermeiden von Bewegungen verstärkt die Einschätzung, daß wir uns in akuter Gefahr befinden. Doch die Top-down-Schaltkreise des Präfrontalkortex ermöglichen uns, uns dem gefürchteten Reiz zu nähern. Deshalb raten wir Klienten, Neueinschätzungen vorzunehmen, während sie sich Bewegungs- oder Haltungsübungen widmen, die sie vorher aus Furcht vor einer Schädigung gemieden haben. Die Klienten werden ermutigt, zu Beobachtern ihrer eigenen Empfindungen zu werden, wobei sie sich vergegenwärtigen sollen, daß zur Zeit keine Gefahr einer Schädigung besteht. Wir können Klienten auch dazu anregen, sich auf angenehme Körperempfindungen zu konzentrieren, beispielsweise auf die Temperatur ihres eigenen Atems oder darauf, sich in einen Bereich ihres Körpers zu versetzen, der frei von Schmerz ist. Es geht darum, Klienten zu helfen, sich von ihrer habituellen Konzentration auf Gefahrensignale zu lösen, indem man sie dazu bringt, sich auf Signale für Sicherheit zu konzentrieren.

Die Integration von Yoga in die psychotherapeutische Arbeit fördert Neugier und Selbstmitgefühl. Die Klienten werden dazu angeleitet, ihr Körpergewahrsein, bewußtes Atmen und sanfte Bewegungen zu erforschen, und all dies kann Leiden lindern. Die Klienten haben Gelegenheit herauszufinden, daß Erinnerungen an furchterweckende Ereignisse und schmerzhafte somatische Symptome nicht immer auf eine Gefahr hinweisen und auch nicht immer eine Gegenreaktion erfordern. Um das Zurückgreifen auf Vermeidungsverhalten einzuschränken, können wir unseren Klienten helfen, sich im Kontext von Sicherheit und Verbundenheit mit dem Material, dem sie eigentlich ausweichen wollten, auseinanderzusetzen. Yoga verweist darauf, daß es wichtig ist, die eigenen Gedanken zu beobachten, wenn man eine klarere Selbstwahrnehmung entwickeln will. Die *Sutras des Patanjali* empfehlen uns, die *Kleshas*, »Beeinträchtigungen des Geistes«, zu entfernen, die als mentale Muster unsere wahre Natur verdunkeln und trüben. Die *Kleshas* lassen uns unzutreffenderweise glauben, temporäre Geschehnisse würden für alle Zeiten bestehen bleiben, was uns zu der irrigen Annahme verleitet, unser Leiden werde nie enden. Wir vergessen, daß unser Leben nicht von Dauer ist und daß »auch das vergehen wird«. Außerdem können die *Kleshas* uns dazu bringen, einen Teil für das Ganze zu halten. Wir versäumen dann, das große Ganze im Blick zu behalten. Wenn wir nur die potentielle Bedrohung unmittelbar vor uns sehen, entgeht uns, daß es für uns von Vorteil ist, zeitweise etwas sehr Schwieriges zu tun, wovon wir längerfristig profitieren. Wir konzentrieren uns lieber auf sofortige Belohnungen als auf das Erreichen längerfristiger Ziele. Außerdem können uns die Kleshas dazu bringen, Lust und Schmerz zu verwechseln. Wenn wir uns beispielsweise ausschließlich auf angenehme Empfindungen konzentrieren, können wir leicht eventuell unangenehme Konsequenzen unseres Strebens übersehen. Wir greifen nach der zuckersüßen Belohnung, statt uns um unserer übergeordneten gesundheitlichen Ziele willen mit dem Unbehagen des Verlangens zu konfrontieren. Diese Verwechslung ist die Ursache für die Entstehung von Suchtverhalten. Die *Kleshas* können uns dazu bringen, uns ausschließlich auf negative Resultate einer Situation zu fixieren, ohne zu spüren, daß es auch positive Auswirkungen geben könnte. Hat beispielsweise jemand Angst davor, in der Öffentlichkeit zu sprechen, konzentriert sich der Betreffende womöglich ausschließlich auf das Gefühl der Peinlichkeit oder auf das körperliche Unbehagen, die seine Angst hervorbringen. Diese negativen Wahrnehmungen können Menschen dazu bringen, Gelegenheiten, das Reden in der Öffentlichkeit zu üben, grundsätzlich zu meiden. Dies wiederum hat zur Folge, daß ihnen die Annehmlichkeiten versagt bleiben, die es mit sich bringen kann, wenn man auf diese Weise zur Welt in Kontakt tritt.

## Resourcing und Rewiring positiver Neuroplastizität

Ein wichtiges Ziel jeder Traumabehandlung ist die Verbesserung des Zugangs zu positiven Emotionen (Fonzo 2018). Der Begriff *Resourcing* ist eine Bezeichnung für die Verstärkung positiver Zustände (Leeds 2009). Resilienz verhilft uns zu besserer kognitiver Flexibilität und Konstruktivität (Southwick & Charney 2018). Beispielsweise könnten wir uns an Situationen erinnern, in denen wir uns umsorgt, geschützt oder unterstützt fühlten, und über diese reflektieren. Wir können positive Zustände auch durch psychosensorische Interventionen verstärken, etwa indem wir eine Hand auf unser Herz legen oder unsere Sitzhaltung so lange verändern, bis wir uns geerdet und gestärkt fühlen. Wir sind dann besser in der Lage, zu zentralen, damit verbundenen Überzeugungen, Emotionen und innerem Empfinden in Kontakt zu treten. Das Fokussieren auf positive Erlebnisse leugnet und negiert die unvermeidlichen Herausforderungen nicht, mit denen wir alle im Leben konfrontiert werden. Vielmehr helfen uns diese Ressourcen, uns mit unserem Schmerz zu befassen, ohne uns dabei überwältigt zu fühlen.

Im Unterschied zu streßinduzierten neuroplastischen Veränderungen erinnert uns die Wissenschaft der Neuroplastizität daran, daß unser Gehirn ständig lernt und daß wir unsere Entwicklung in eine Richtung lenken können, die wir uns wünschen. Was wir wiederholt denken, fühlen, spüren und tun, schafft neue neuronale Netzwerke oder stärkt bereits bestehende Muster. Indem wir uns mit positiven Zuständen befassen und neue Ressourcen entwickeln, stärken wir positive Neuroplastizität, die das Nervensystem resilient macht (Hanson 2016/2013). Längerfristiges Üben kann es leichter machen, eine Verbindung zu der Kraft aufrechtzuerhalten, die Ressourcen selbst dann vermitteln, wenn wir mit schmerzhaften Ereignissen konfrontiert werden. Grundsätzlich wird Psychotherapie mit positiven Veränderungen der Neuroplastizität assoziiert; diese lassen sich mit Hilfe von Gehirn-Scans messen, die Veränderungen der Synapsenstärke und des Volumens der grauen Substanz in der Amygdala sowie im Bereich des Präfrontalkortex und der hinteren Parietalrinde dokumentieren (Appelbaum et al. 2022). Mittels Achtsamkeit und Yoga auf das Empfinden im Inneren des Körpers zu fokussieren scheint zu einer Verstärkung des BDNF *(Brain-derived neurotrophic factor)* zu führen (Cahn et al. 2017; Tolahunase et al. 2018). In einem Kontext von Sicherheit kann der BDNF das Empfinden positiver Zustände verstärken.

Das Ressourcing positiver Zustände ist für die Wirkkraft von EMDR unabdingbar (Shapiro 2018/2022). Die vorliegenden Forschungsergebnisse deuten darauf hin, daß EMDR die Furchtkonditionierung in der Amygdala, im Kleinhirn, im *Default Mode Network* (DMN – »Netzwerk des Ruhezustands«) und im Thalamus verringert (Bergmann 2008; Verger et al. 2020). Bei optimaler Funktionsweise erfüllen diese Gehirnbereiche einen koordinierten Zustand des Nervensystems, der mit Kreativität, Behagen, koordinierter Bewegung, besonderer Klarheit und Fokus assoziiert wird. Einer Theorie zufolge fördern rhythmische bilaterale Augenbewegungen die Kommunikation über das Corpus callosum auf eine dem REM-Schlaf ähnliche Weise (Stickgold 2002). Während wir uns durch die Welt bewegen, schweifen unsere Augen wie von selbst über die Umgebung. Im Laufe der Evolutionsgeschichte hat uns dies ermöglicht, in der Welt nach Nahrung zu suchen und uns vor Raubtieren zu schützen. Bilaterale Augenbewegungen regen die Dopaminausschüttung an, und das trägt dazu bei, daß wir Freude empfinden und uns belohnt fühlen können (Balban et al. 2021). Augenbewegungen auszuführen und gleichzeitig Signale für Sicherheit wahrzunehmen, kann bei der Verstärkung positiver Ressourcenzustände eine Rolle spielen, wohingegen das Ausführen von Augenbewegungen während der Konfrontation mit problematischen Erinnerungen möglicherweise die mit früheren traumatischen Ereignissen verbundene Furchtkonditionierung verringert (Leer et al. 2013). EMDR wird auch mit anderen Formen bilateraler Stimulation verbunden, darunter Self-Havening – Selbstberührung mit den Händen auf der jeweils anderen Schulter, Anhören alternierender Geräusche über einen Kopfhörer und Halten vibrierender Impulsgeber in den Händen. Ein weiterer EMDR zugeschriebener Wirkmechanismus beinhaltet, daß die bilaterale Stimulation duale Aufmerksamkeit voraussetzt, insofern der Klient auf den gegenwärtigen Augenblick achten muß, während er sich gleichzeitig mit Schmerz aus der Vergangenheit konfrontiert (Shapiro 2018/2022). Diese Aktivität fördert die Flexibilität der Aufmerksamkeit und hilft dem Klienten so, zwischen unterschiedlichen Verarbeitungsarten zu wechseln. Beispielsweise werden die Klienten aufgefordert, mit traumatischen Ereignissen assoziierte Bildvorstellungen, Emotionen und Empfindungen zu identifizieren und dadurch ihre rechte Hirnhälfte zu aktivieren. Außerdem wird ihnen empfohlen, über das Ereignis zu reflektieren, indem sie sich zunächst über zentrale einschränkende Überzeugungen klar werden und anschließend neue potentiell positive Überzeugungen beschreiben, die sie gern stärken würden, was die Verarbeitung in der linken Gehirnhälfte anregt. Den Klienten wird empfohlen, dem Prozeß zu vertrauen, indem sie ihrem Erleben neugierig begegnen, was den Bereich der Aufmerksamkeit vergrößert und die rechtshemisphärische Verarbeitung anregt. Während der Verarbeitung traumatischer Erinnerungen soll der Klient sein Erleben in der Gegenwart verfolgen und gegebenenfalls über Neuentdeckungen berichten. Anschließend wird jede neue Erkenntnis in das gesamte Gehirn integriert, und der Klient wird gebeten, darüber nachzudenken, in welcher Hinsicht diese neuen Informationen ganz generell für sein Selbstempfinden relevant sind. Danach sollen die Klienten Ziele für die Zukunft entwickeln, was ihnen hilft, neue Erkenntnisse in sinnvolle Aktivitäten einzubinden.

Die Getrenntheit unserer beiden Gehirnhälften mag uns zwar geholfen haben, traumatische Ereignisse zu überleben, doch die beiden Hemisphären müssen letztlich zusammenarbeiten, um uns zu ermöglichen, unsere Welt zu verstehen und auf sie zu reagieren (Bukalina 2005; McGilchrist 2019). Wie bereits erklärt wurde, nutzt die linke Hemisphäre die Sprache als ihr wichtigstes Werkzeug bei dem Bemühen, die Welt zu verstehen. Sind die linke und rechte Hemisphäre integriert, können wir besser über unsere Emotionen und Empfindungen reflektieren und ein Narrativ entwickeln, das uns hilft, realistischere Vorhersagen über unsere Zukunft zu formulieren. Die Kommunikation zwischen linker und rechter Hemisphäre ist für die Kreativität wichtig und ermöglicht uns, neue Informationen sinnvoll in unserem Leben zu nutzen. Weil viele von uns in Kulturen aufgewachsen sind, die der Verarbeitung in der linken Hemisphäre und in den oberen Gehirnarealen den Vorzug geben, benötigen wir oft rechtshemisphärische und sinnesbasierte Interventionen, um einen Ausgleich zwischen den Hemisphären zu erreichen. Interventionen, welche die Integration des Gehirns fördern, fokussieren stärker auf sensorische und emotionale Erlebnisse und widmen sich gleichzeitig Reflexionsprozessen, mit deren Hilfe wir achtsam über unser Erleben berichten können. Auf diese Weise können wir über schwierige Erlebnisse reflektieren, und gleichzeitig bleiben wir mit den Ressourcen der Neugier und des Mitgefühls verbunden. Dies macht die Reaktivität zu einem expliziten Prozeß, der den Automatismus von Verhalten zu verringern vermag. Die Folge ist, daß wir nicht automatisch »zu den Plätzchen greifen«, sondern das mit Begierde verbundene Unbehagen registrieren, bis es vergeht – was uns unserem übergeordneten Ziel näherbringt, einen gesunden Lebensstil zu entwickeln. Wenn wir an der Verarbeitung traumatischer Erinnerungen arbeiten, üben wir uns darin, über die Gefühle, Gedanken und Empfindungen zu reflektieren, die mit belastenden Ereignissen dieser Art verbunden sind, und gleichzeitig versuchen wir uns zu vergegenwärtigen, daß wir persönlich momentan in Sicherheit sind. Selbst wenn in der Welt, die uns umgibt, ständig Gefahrensignale auftauchen, können wir unsere Klienten einladen, auf Signale für Verbundenheit und Zugehörigkeit in der hinreichend sicheren Umgebung des Therapieraums zu fokussieren. Wir achten genau auf die uns gegenwärtig offenstehenden Wahlmöglichkeiten. Letztlich lädt uns dieser Reflexionsprozeß zur Entdeckung neuer kreativer Lösungen ein, so daß wir uns klarer darüber werden, wie wir unseren Lebensweg fortsetzen können.

Der therapeutische Yoga bietet viele Möglichkeiten, die eigenen Ressourcen zu stärken. Häufig empfinden Klienten Behagen, ein Gefühl des Friedens sowie spontane Augenblicke der Dankbarkeit und Freude, wenn sie sich der Yoga-Übung widmen. Außerdem werden wir dazu angehalten, solche Situationen zu genießen, was ein Schlüssel zu positiven Veränderungen der Neuroplastizität ist. Auch bilaterale Bewegungen finden bei Yoga-Übungen häufig statt. Die bekannteste unter diesen Übungen ist das abwechselnde Atmen durch jeweils eine der beiden Nasenöffnungen, ein Atemmuster, das Zwerchfellatmung mit dem Fokussieren auf das Ein- und Ausatmen verbindet.

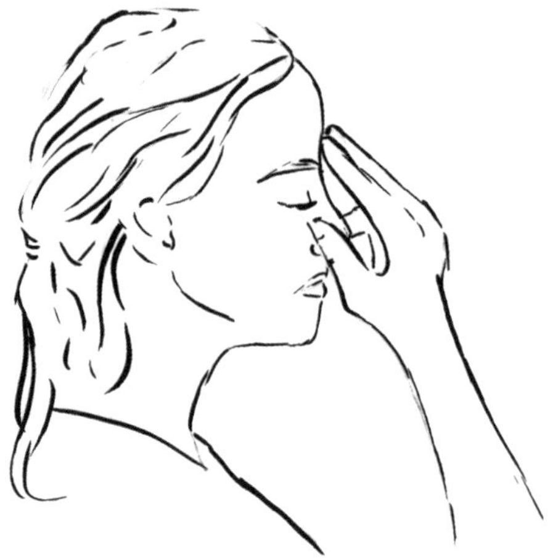

ABBILDUNG 4.2 Abwechselndes Atmen durch beide Nasenöffnungen

Diese Übung soll die Balance zwischen den beiden primären *Nadis* wiederherstellen, die links und rechts von der Wirbelsäule verlaufen. Nadis sind die Energiekanäle, durch die *Prana* fließt. Die Nadi *Pingala* wirkt energetisierend und wärmend auf das Nervensystem, lenkt die Aufmerksamkeit nach außen und aktiviert den Intellekt. Die Nadi *Ida* hingegen, die links von der Wirbelsäule verläuft, wird mit einem auf das Nervensystem beruhigend und kühlend wirkenden inneren Fluß der Aufmerksamkeit in Verbindung gebracht. Die Qualitäten der beiden Nadis werden mit dem sympathischen und dem parasympathischen Nervensystem assoziiert (Lutz 2021). Tatsächlich belegen neuere wissenschaftliche Studien, daß Atmen durch die rechte Nasenöffnung mit erhöhter Aktivität des SNS verbunden ist, wohingegen Atmen durch die linke Nasenöffnung eher parasympathischer Aktivität entspricht (Niazi et al. 2022). Sinn und Zweck des abwechselnden Atmens durch je eine Nasenöffnung ist, *Sushumna,* den zentralen Energiekanal, zu aktivieren und dadurch eine Empfindung der Balance hervorzurufen. Diese Balance wird als Zustand der Ruhe und des Friedens beschrieben, was man als einen Ausdruck der Aktivierung des ventralen Vagusschaltkreises verstehen könnte. Untersuchungen über die Praxis des abwechselnden Atmens durch die beiden Nasenöffnungen deuten darauf hin, daß dieser Vorgang beruhigend wirkt, mit einer Verstärkung der HRV (Herzratenvariabilität) verbunden ist und die kardiovaskuläre Gesundheit verbessert (Jovanov 2005; Saoji et al. 2019; Telles et al. 2017).

Yoga bietet auch Gelegenheiten, die Augen zu bewegen, denn wir experimentieren mit Bewegungen der Augen nach oben, nach unten, von Seite zu Seite, in jeder Diagonale und im Kreis in beide Richtungen. Zu den im Yoga gebräuchlichen Augenbewegungen zählt auch das abwechselnde Fokussieren der Augen auf ein Objekt in der Nähe und auf einen weit entfernten Punkt. Solche Augenbewegungen können die Belastung neutralisieren, die durch zu langes Schauen auf einen Computer-Bildschirm oder ein Smartphone-Display entstehen (Rizanti 2021). Das Entspannen der Augenmuskeln löst den okulokardialen Reflex aus, der eine parasympathische Reaktion hervorruft, die Herzfrequenz und Blutdruck senkt (Bowan 2008). Bei vielen Yoga-Übungen werden auch bilaterale Bewegungen ausgeführt, bei denen wir mit unseren Armen oder Beinen die Mittellinie unseres Körpers überqueren. Die beiden Hirnhälften sind mit dem sensorischen Gewahrsein und der motorischen Kontrolle der jeweils entgegengesetzten Körperseite verbunden (Serrien et al. 2006). Kreuzlaterale Bewegungen und insbesondere solche, die die Mittellinie des Körpers überqueren, sprechen beide Hirnhälften gleichzeitig an. Sie werden in Therapien genutzt, um Kinder bei der Ausführung von Aufgaben wie Lesen und Schreiben zu unterstützen (Hannaford 1995/1996).

Yoga bietet auch viele Möglichkeiten, den Gleichgewichtssinn zu trainieren, etwa wenn man in der Baum-Haltung auf einem Bein steht. Beim Ausbalancieren geht es darum, mehrere sensorische Systeme, darunter den Sehsinn und die Propriozeption, zu integrieren. Für diese Arbeit am Gleichgewichtssinn werden wichtige Bereiche im Innenohr aktiviert. Am Gleichgewichtssinn zu arbeiten wirkt sich erwiesenermaßen positiv auf das Gedächtnis, das räumliche Erkennungsvermögen und die Neuroplastizität aus – was sich aufgrund der Verstärkung des Kortex im visuellen und im vestibulären Bereich feststellen läßt (Rogge et al. 2017; Rogge et al. 2018). Der Gleichgewichtssinn ist mit dem propriozeptiven und dem vestibulären System verbunden, die Vagusbahnen im Innenohr aktivieren. Eine Yoga-

Übung, die das Gleichgewicht fördert, wie die Baum-Haltung, verstärkt ein Empfinden Ihres Körpers, was Ihnen zu spüren ermöglicht, wo im Raum und bezogen auf die Schwerkraft Sie beginnen und enden. Koordinierungsaufgaben wie kreuzlaterale Bewegungen und Balance-Übungen wurden auch mit einer Vergrößerung des Hippocampus-Volumens in Verbindung gebracht (Niemann et al. 2014). Von rhythmischen Bewegungen zwischen linker und rechter Körperseite wird angenommen, daß sie ein Gefühl der Integration von Geist und Körper hervorrufen.

Auch im hier geschilderten Zusammenhang können wir über den relationalen Austausch in einer Therapie als über eine Art von Yoga in einer Beziehung reflektieren. Unser Gehirn strebt nach Verbundenheit und wird durch sie gestärkt (Cozolino 2014/2007). Somit helfen wir unseren Klienten, wenn sie durch verbale und nonverbale Kommunikation Sicherheit in unserer gemeinsamen Beziehung erleben, ihr Gehirn neu zu vernetzen. Wir übermitteln ihnen durch unseren warmherzigen Gesichtsausdruck, durch den rhythmischen und prosodischen Ton unserer Stimme, durch Gesten der Offenheit beispielsweise in Form einer einladenden Kopfbewegung sowie durch eine Offenheit und Rezeptivität ausstrahlende Körperhaltung starke Signale für Sicherheit. Diese co-regulierend wirkenden Interventionen finden im Rahmen eines relationalen Austauschs statt, in dem wir als Therapeuten nicht nur das Erleben unserer Klienten, sondern auch unser eigenes inneres Empfinden im Blick haben. Diese Beziehung von rechter Hirnhälfte zu rechter Hirnhälfte hat hauptsächlich nonverbalen Charakter. Etwa 70 Prozent unserer Kommunikation ist nonverbal, und wir vertrauen nonverbalem Verhalten generell mehr als Worten. Es reicht nicht, die richtigen Worte zu finden, wenn ihnen unsere Körpersprache nicht entspricht. Als auf unsere Klienten eingestimmte Therapeuten haben wir unser eigenes somatisches Erleben im Blick, um unsere eigene Physiologie regulieren zu können. Es kommt vor, daß wir selbst somatische Resonanz oder Körperempfindungen bei uns bemerken, die dem Erleben eines Klienten entsprechen. Beispielsweise könnten wir einen Anstieg unserer Herzfrequenz bemerken, ein Stärkerwerden der Muskelspannung oder einen Drang, uns vorzulehnen, schneller zu atmen und schneller zu sprechen. In anderen Fällen bemerken wir vielleicht Erschöpfungsgefühle oder die Tendenz, die Verbindung zu unserem eigenen sensorischen Erleben zu unterbrechen. Solche Veränderungen zu spüren ermöglicht uns, unsere eigene Physiologie zu beeinflussen, und liefert uns die Grundlage für eine co-regulierende Umgebung.

Die Polyvagal-Theorie ist die Wissenschaft von der Sicherheit und Verbundenheit, des Vertrauens und der Zugehörigkeit, und sie verschafft uns viele Gelegenheiten, unsere Ressourcen zu stärken und unsere Resilienz neu zu gestalten. Deb Dana (2020/2020) integriert mit Hilfe des von ihr entwickelten BASIC-Rahmens die positive Macht der Neuroplastizität:

- *Befriend* – Sich unserem Nervensystem mit Neugier nähern.
- *Attend* – Auf unser inneres Empfinden achten.
- *Shape* – Durch Aktivierung des ventral-vagalen Schaltkreises unser Nervensystem formen.
- *Integrate* – Neue Resilienzmuster integrieren.
- *Connect* – Auf sichere und bedeutsame Weise Kontakt zu anderen Menschen herstellen.

Durch wiederholtes Üben können wir unsere Physiologie auf einen inneren Zustand des Behagens hin orientieren.

## Yoga als Neuromodulation

Als Neuromodulation werden Interventionen bezeichnet, die mittels sensorischem Input über den Vagusnerv auf eine bessere Regulation des ANS zielen. Wenn wir Übungen nutzen, die zur Veränderung des Nervensystems beitragen, können wir die sich allmählich verschärfenden Reaktionen auf Streß eindämmen und dadurch einerseits Symptome reduzieren und andererseits das generelle Wohlbefinden verbessern (Sharma 2014). Durch Wiederholung gestalten wir unser Nervensystem bewußt so um, daß sowohl unsere Resilienz unterstützt als auch unsere Fähigkeit verbessert wird, angesichts von Streß, Herausforderungen, Unbehagen, Differenzen und Konflikten präsent zu bleiben. Im medizinischen Bereich wird Neuromodulation mit Hilfe von Geräten praktiziert, die den Vagusnerv stimulieren, indem sie einen nicht wahrnehmbaren elektrischen Impuls an ihn übermitteln. Vagusnervstimulatoren können auf dem Brustkorb unter der Haut implantiert oder äußerlich am Tragus des Außenohrs befestigt werden, von wo sie durch die Haut Signale übermitteln. In beiden Fällen liefert das elektrische Signal passiven Input und verursacht so im ANS Veränderungen. Solche Geräte haben sich bei der Behandlung von Epilepsie, Migränekopfschmerzen, rheumatoider Arthritis, Angst und Depression bewährt (Goggins 2022).

Der Vagusnerv steht in enger Verbindung zur Immunfunktion und ist an der Bekämpfung von Entzündungsprozessen beteiligt. Ein gewisses Maß an Entzündungen ist normal, tritt temporär auf und ermöglicht es dem Körper, effektiv auf Krankheitserreger zu reagieren. Entzündungen entstehen, wenn der Körper Cytokine produziert, die das Immunsystem dazu veranlassen, auf Viren- oder Bakterienbefall zu reagieren. Allerdings veranlaßt eine unregulierte Cytokin-Reaktion unser Immunsystem in manchen Fällen dazu, gesundes Gewebe anzugreifen. Das ist bei Autoimmunkrankheiten der Fall. Die Stimulation des Vagusnervs scheint entzündungshemmend zu wirken, indem es die entzündungsfördernde Cytokin-Produktion unterbindet (Pavlov & Tracey 2012). Psychophysiologisch regulierend wirkende Interventionen können Klienten helfen, ihre körperliche Gesundheit und ihr Wohlbefinden zu verbessern.

Der Vagusnerv läßt sich aber nicht nur mit Hilfe elektronischer Geräte, sondern auch mit Hilfe natürlicher Mittel stimulieren. Eintauchen des Gesichts in kaltes Wasser wirkt durch Aktivierung des Tauchreflexes stimulierend auf den Vagusnerv (Al Haddad et al. 2010). Auch das sogenannte Valsalva-Manöver, bei dem die Probanden gegen einen verschlossenen Atemweg auszuatmen versuchen, ist eine simple Möglichkeit, den Vagusnerv zu stimulieren. Man atmet dabei tief ein, hält Mund und Nase verschlossen und versucht, in diesem Zustand auszuatmen; dadurch entsteht im Brustkorb, in der Kehle und in den Gehörgängen ein Druckgefühl. Eine weitere Möglichkeit ist die Karotissinusmassage, eine medizinische Intervention, die zur Diagnose und Behandlung von Tachyarrhythmien des Herzens benutzt wird. Man kann dieses Verfahren auch zur Selbstmassage verwenden, wenn man den vagalen Tonus stärken will. Dabei wird mit den Fingerspitzen leicht auf den Bereich seitlich am Hals gedrückt, wo der Puls der Karotisarterie am stärksten zu spüren ist. Das stimuliert die Barorezeptoren im *Sinus caroticus*, die den Druckanstieg beim Durchfluß des arteriellen Blutes durch diesen Bereich des Halses registrieren. Diese afferenten Signale gelangen durch den Vagusnerv zum Hirnstamm; sie tragen zur Regulation sowohl der Herzfrequenz als auch des Blutdrucks bei. Das Valsalva-Manöver und die Karotissinusmassage werden beide mit nachgewiesener Wirkung zur Behandlung von supraventrikulärer Tachykardie (SVT) verwendet (Lim et al. 1998; Mailk et al. 2018). *Ujjayi pranayama* ist eine Art sanfter Variante des Valsalva-Manövers: Eine leichte Verengung des Kehlkopfes schränkt dabei das Ausströmen der Luft aus der Lunge ein. Auch auf diese Weise entsteht ein leichter Druck im Brustkorb und in der Kehle, der auf den Vagusnerv stimulierend wirken kann.

Die Stimulation des Vagusnervs kann im Rahmen einer Psychotherapie auch durch rhythmisches Atmen, Klang- oder Musiktherapie, Massage oder Selbstberührung, Achtsamkeitsübung und Yoga hervorgerufen werden (Yuen & Sander 2017). Selbstberührungen in bestimmten Bereichen des Gesichts und der Ohren sind eine leicht umsetzbare Art der Stimulation von Vagusfasern. Wir üben leichten Druck auf bestimmte Bereiche des Gesichts aus – zwischen den Augenbrauen, unter den Augen und unter den Wangenknochen, wo der Vagusnerv der Hautoberfläche nahekommt (Rosenberg 2017/2018). Wir reiben diese Bereiche oft intuitiv, wenn wir gestreßt sind oder das Gefühl haben, bald Kopfschmerzen zu bekommen. Bewußtes Berühren dieser Akupressurpunkte am eigenen Körper ist eine natürliche Stimulation des Vagusnervs. Die *Self-Havening* genannte Berührungsmethode nutzt auch Streifbewegungen vom Zentrum der Stirn aus in Richtung der Schläfen und vom Zentrum aus über die Wangenknochen in Richtung der Ohren als Form der Neuromodulation, um Symptome von Depression, Angst und traumatischem Streß zu verringern (Truitt 2022/2024). Auch im Bereich des Außenohrs befinden sich viele Fasern des Vagusnervs. Der aurikuläre Bereich des Vagusnervs, auch Arnold-Nerv genannt, tritt im Ohrläppchen nah an die Hautoberfläche, weiterhin in der inneren Concha, die den Gehörgang umgibt, und im Tragus, dem Knorpel, der sich an der Vorderseite des Ohrs befindet. Ohrakupunktur wird für die Behandlung von PTBS, Suchtproblemen, Depression, Angst und Schlaflosigkeit eingesetzt. Einer Hypothese zufolge beruht diese Wirkung auf der Stimulation des Vagusnervs (Usichenko et al. 2017).

Singen, das Rezitieren von Mantras und Summen sind weitere Möglichkeiten, den Vagusnerv auf natürliche Weise zu stimulieren, wobei es nicht nur um Kehlkopf und Rachen geht, sondern auch um den Bereich, in dem der Vagusnerv durch das Ohr verläuft – was das Nervensystem beruhigen kann. Klänge stimulieren sehr wirksam den Vagusnerv und lindern defensive Zustände des Nervensystems (E. Miller et al. 2017). In sicheren Situationen stimmen sich der Steigbügelmuskel *(M. stapedius)* und der Trommelfellspanner *(M. tensor timpani)* des Mittelohrs auf den Klang der menschlichen Stimme ein und filtern niederfrequente Hintergrundgeräusche aus (Porges 2017/2021). Unser Nervensystem reagiert auch auf

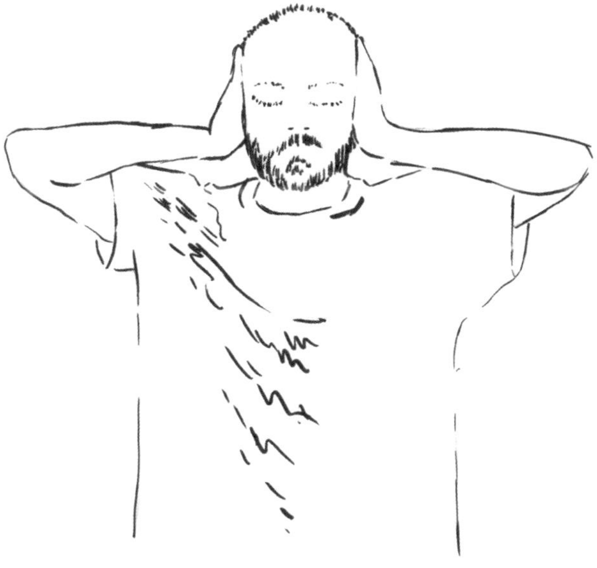

Abbildung 4.3 Die Bienenatmung

die beruhigende Wirkung der menschlichen Stimme und auf beruhigende Musik (Porges 2011/2010). Stephen Porges war an der Entwicklung einer akustischen neuromodulatorischen Intervention mit Namen *Safe and Sound Protocol* (SSP) beteiligt, die durch speziell gefilterte Musik den neuronalen Tonus der Mittelohrmuskeln verändert. In der Yoga-Tradition spielt das Summen in einer Atemübung mit Namen *Bhramari pranayama* eine wichtige Rolle. Dabei werden nicht nur die Muskeln im Innenohr und in der Kehle in Schwingungen versetzt, sondern auch langes, langsames Ausatmen wird gefördert, was eine Entspannungsreaktion hervorrufen kann, die sich aufgrund einer Erhöhung der Herzratenvariabilität (HRV) messen läßt (Nivethitha et al. 2017).

Übungen zur natürlichen Stimulation des Vagusnervs sind »minimalinvasive« Neuromodulationstechniken, bei denen die Gefahr des Auftretens unerwünschter Nebenwirkungen deutlich geringer ist als bei pharmakologischen Interventionen. Außerdem wird ihre Nutzung nicht durch die Notwendigkeit, finanzielle Mittel einzusetzen, belastet. Es wird vermutet, daß die Vagusnervstimulation die positive Neuroplastizität fördert und daß sie helfen kann, dysfunktionale neuronale Netzwerke zu verändern (Kaniusas et al. 2019). Die genannten Techniken sind leicht zu erlernen, und die Klienten können sie selbständig außerhalb der Therapiesitzungen anwenden und dadurch sowohl die Affektregulation als auch die physiologische Selbstregulation unterstützen. Grundsätzlich kann man die meisten yogabasierten Methoden bewußten Atmens sowie die meisten Haltungsveränderungen und achtsamen Bewegungen auch als Arten der Neuromodulation verstehen, die zu einer Verbesserung des vagalen Tonus führen (Zou et al. 2018). Ziel der yogabasierten Interventionen ist die Förderung der Fähigkeit des Vagusnervs, die Vagusbremse sowohl zu aktivieren als auch zu lösen, um uns einen besseren Umgang mit Streß zu ermöglichen. Es geht nicht darum, ständig einen entspannten Zustand aufrecht zu erhalten; sondern darum, unsere Fähigkeit zu verbessern, unser Nervensystem in Reaktion auf Streß zu rekalibieren, was uns einerseits das Maß an Mobilisierung ermöglicht, das wir brauchen, um mit Herausforderungen fertig zu werden, und uns andererseits befähigt, leichter in einen Zustand der Ruhe und Entspanntheit zurückzukehren.

## MATEOS GESCHICHTE
## Wiedererlangen der Resilienz

Mateo, ein Latino Mitte 40, war von seinem Hausarzt zu mir geschickt worden, nachdem im Vorjahr bei ihm zweimal Anfälle von supraventrikulärer Tachykardie (SVT) aufgetreten waren. Mateo gestand mir, er habe große Angst davor, erneut einen solchen Anfall zu erleben. Seine Herzfrequenz sei während dieser Episoden plötzlich angestiegen, er habe stark zu schwitzen angefangen, Atembeschwerden bekommen und geglaubt, es werde ein Herzinfarkt folgen oder er werde ohnmächtig werden. Er saß in meinem Behandlungsraum auf der Couch, war sichtlich erregt und atmete schnell. Ich legte meine Hand auf mein Herz und atmete, während ich ihm zuhörte, mehrmals langsam und tief. Auf diese Weise spiegelte ich ihm, daß mir klar sei, wie beängstigend das Erlebte für ihn gewesen sein müsse. Er erklärte, er sei sehr erleichtert gewesen, als er gemerkt habe, daß er keinen Herzinfarkt erlitten hatte; doch habe er sich seit jenen Erlebnissen nicht mehr sicher gefühlt. Er erklärte: »Es ist, als wartete ich ständig auf die nächste SVT.« Zwar hatte er vorher gern gejoggt und im Fitneßzentrum trainiert, damit aber aufgehört, weil er fürchtete, die erhöhte Herzfrequenz beim Training könnte erneut eine SVT auslösen. Mir fiel immer stärker seine Vigilanz und seine verstärkte Wahrnehmung somatischer Empfindungen auf.

Ich erklärte Mateo, es gebe Methoden, die ihm helfen könnten, sich weniger zu fürchten und den Streß, der die SVTs bei ihm auslöste, zu verringern. Ich wollte aber zunächst mehr über seine Vorgeschichte herausfinden. Als ich ihn nach seiner Kindheit fragte, erklärte er, daß er von einer alleinerziehenden Mutter aufgezogen worden sei, die Mexiko verlassen hatte, als er zwei Jahre alt gewesen war. Die Mutter hatte nur sehr wenig Englisch gesprochen und war bis zu ihrem Tod vor einigen Jahren eine nicht anerkannte Einwanderin (ohne Papiere) geblieben. Mateo war mittlerweile verheiratet und war US-Bürger; er litt aber immer noch unter Erinnerungen an Situationen, in denen er gefürchtet hatte, seine Mutter werde entdeckt und abgeschoben. Er berichtete auch, zwar habe er keine Erinnerungen an seinen Vater, doch man habe ihm erzählt, er sei Mitglied einer Gang gewesen, habe Drogen konsumiert und sei gegenüber seiner Mutter gewalttätig gewesen. Auch

Mateo selbst hatte als Teenager mit Drogen experimentiert und bis in die frühen Zwanziger große Mengen Alkohol konsumiert; allerdings war er schon seit über zwanzig Jahren abstinent und stolz darauf, daß er das geschafft hatte.

Als wir uns mit seinen Stärken beschäftigten, stellte sich heraus, daß er sich seiner Mutter nahe gefühlt hatte und daß er mit seiner Frau, mit der zusammen er drei Kinder hatte, eine gute Ehe führte. Mateo arbeitete im Baugewerbe und hatte sich in seinem Beruf bis vor kurzem immer respektiert gefühlt, bis er in letzter Zeit aufgehört hatte, schwere Gegenstände zu heben, weil er fürchtete, dadurch erneut eine SVT auszulösen. Mateo war in der Therapie sehr offen und verhielt sich sehr zugänglich. Er sagte, er sei immer sehr angespannt gewesen, versuche aber nun zu lernen, sich zu entspannen. Sein Arzt hatte ihm empfohlen, es einmal mit Yoga und Meditation zu versuchen. Mateo war neugierig darauf, wie ihm dies würde helfen können. Ich fragte ihn, wann er sich am stärksten mit sich selbst verbunden fühle, woraufhin er mir mitteilte, beim Joggen habe er sich immer wunderbar gefühlt, und er vermisse dieses Gefühl. Außerdem sagte er, es mache ihm Freude, Vater zu sein und mit seinen Kindern zu spielen. In diesem Moment fiel mir auf, daß Mateos Gesicht weicher wurde, sich seine Schultern entspannten und er tiefer zu atmen anfing. Ich spiegelte ihm diese Veränderungen und schlug ihm vor, noch ein wenig bei diesem Gefühl zu verweilen.

Ich teilte Mateo mit, daß wir uns im Rahmen seiner Therapie ein wenig mit Yoga beschäftigen könnten. Außerdem schlug ich vor, wir könnten uns mit den Auswirkungen seiner frühen Erlebnisse befassen, weil ihm das möglicherweise helfe, seine Reaktion auf Streß zu verstehen. Ich erklärte ihm auch die Beziehung zwischen negativen Kindheitserlebnissen und daraus resultierenden Auswirkungen auf die Gesundheit. Er war offen für alles, was ihm vielleicht würde helfen können. Außerdem fragte ich ihn, ob er sich ein Ziel für den Wiederbeginn des Joggens und die Wiederaufnahme seines Trainings im Fitneßstudio stecken wolle. Sein Arzt hatte ihm schon gesagt, er könne mit diesen Aktivitäten wieder beginnen, ohne sich in Gefahr zu bringen. Mateo wirkte überrascht, und ich erklärte ihm, daß seine Entscheidung, jedes Training zu vermeiden, angesichts seiner Angst vor einer weiteren SVT völlig verständlich sei, obwohl diese Angst unbegründet und Körpertraining sogar oft nützlich sei. Mateo erweckte daraufhin den Eindruck, gleichzeitig auf der Hut und neugierig zu sein.

Mein Gefühl war, es sei wichtig, Mateo zunächst einmal zu helfen, mit seiner akuten Angst und seinem somatischen Leiden fertig zu werden, und es mit Vagusnervstimulation und sanfter bilateraler Integration zu versuchen. In der nächsten Therapiesitzung erklärte ich Mateo einige Möglichkeiten, die er im Rahmen seiner täglichen Übungen nutzen konnte. Wir begannen mit dreiminütigem langem abwechselndem Atmen durch beide Nasenöffnungen, gefolgt von *Ujjayi Pranayama*, dem »Siegreichen Atem«. Diese Übung führten wir gemeinsam aus, und Mateo berichtete über einen kurzzeitigen Anstieg seiner Herzfrequenz, gefolgt von einem Gefühl der Ruhe im ganzen Körper. Er lächelte ungewöhnlich stark. Wir ergänzten sein Übungsrepertoire jede Woche um eine weitere Intervention zur Verbesserung des vagalen Tonus, wozu auch gehörte, an eine positive Erinnerung zu denken und gleichzeitig bilaterale Augenbewegungen und Selbstmassage der Ohrläppchen und des Tragus auszuführen.

Als Mateo seines Körpers bewußter wurde, fiel ihm auf, daß er dazu neigte, schnell und hauptsächlich in den oberen Teil des Brustkorbs zu atmen. Auch fand er heraus, daß er beim Auftauchen einer Empfindung im oberen Brustbereich das Gefühl hatte, etwas Übles wie eine SVT stehe bevor. Ich empfahl ihm, jeden Morgen den Vagusnerv zu stimulieren und dies zu wiederholen, wenn er eine Anspannung im Brustkorb bemerken würde oder Angst bekäme. Ich fragte ihn auch, ob er bereit sei, sich seinen schlimmsten Befürchtungen zu stellen, und äußerte die Vermutung, Gedanken dieser Art würden seine Atmung und seine Bewegungsfähigkeit weiter beeinträchtigen. Daraufhin wurde Mateo klar, wie eng seine Gedanken mit seinem Körper verbunden waren, und er war bereit, diese habituellen Denkmuster aufzugeben und sich wieder den yogischen Atemübungen und der Stärkung des vagalen Tonus zuzuwenden.

Im weiteren Verlauf unserer Zusammenarbeit beschäftigten wir uns mit der Wirkung seiner Kindheitserlebnisse auf sein Selbstgefühl. Ich fragte Mateo, ob er sich vorstellen könnte, wie es für ihn als kleinem Jungen gewesen sei, wenn er sich um den Einwandererstatus seiner Mutter gesorgt habe. Ihm kamen die Tränen, und er spürte, wie oft er in

Alarmbereitschaft versetzt worden war, als warte er darauf, daß etwas Schlimmes geschehen werde. Obwohl er sich an die Zeit, bevor er drei Jahre alt geworden war, gar nicht erinnern konnte, schlug ich ihm auch vor, sich auszumalen, wie er sich in Gegenwart seines Vaters gefühlt haben mochte oder wie es ihm wohl gegangen sei, wenn sein Vater seine Mutter geschlagen hatte. Als ihm klar wurde, daß kein Kind mit solchen Ängsten aufwachsen müssen solle, kamen ihm wieder die Tränen. Ich ließ Mateo mehrmals kurze Serien von bilateralen Augenbewegungen ausführen, während er eine starke Verbindung und Mitgefühl angesichts dessen empfand, was er als Kind durchgemacht hatte. Daraufhin dämmerte ihm die Erkenntnis, daß er es hier mit einer Parallele zu dem aktuellen Gefühl zu tun hatte, jeden Augenblick könne etwas Schreckliches passieren. Dann sprachen wir darüber, daß die schrecklichen Dinge schon geschehen und nun vorüber seien. Er reorientierte sich auf ein Gefühl der Sicherheit in seinem Körper und ein Gefühl der Entspannung in der Brust.

In unseren letzten gemeinsamen Sitzungen versuchte ich Mateo zu ermutigen, sein Training wieder aufzunehmen und es durch Strategien zu ergänzen, seine Gedanken zu beobachten, sich zu vergegenwärtigen, daß er jetzt in Sicherheit sei, und an der Stärkung seines vagalen Tonus zu arbeiten, sobald sich bei ihm die Angst melde. Als er in der folgenden Woche zu unserer Sitzung kam, hatte er einen Lauf von einer Meile absolviert. Er fühlte sich gut, weil er nun gemerkt hatte, daß er zu dieser geliebten Aktivität zurückkehren konnte. Im Laufe der Zeit integrierte er seine Übungsroutine wieder vollständig in seinen Tagesrhythmus.

## Ausgleichend wirkende Übungen

Die in diesem Kapitel beschriebenen Übungen zielen darauf, Klienten mit Ressourcen zu versorgen und ihre Neuroplastizität so zu verändern, daß eine bessere Balance im ANS und Resilienz entstehen. Die Übungen geben Gelegenheit zu bewußtem Atmen, zur natürlichen Stimulation des Vagusnervs, zur Ausführung bilateraler Bewegungen und zur Stärkung des somatischen Selbstgewahrseins bei chronischen Schmerzen. Viele der beschriebenen Übungen sind einfach auszuführen und erfordern nicht viel Zeit. Man kann sie im Rahmen von Psychotherapiesitzungen nutzen. Wenn wir irgendwelche Interventionen anbieten, sollten wir allerdings stets berücksichtigen, was für einen bestimmten Klienten einerseits sinnvoll und andererseits relevant ist, und das gilt natürlich auch für den therapeutischen Yoga. Eine Intervention anzubieten, die als langweilig empfunden wird oder mit der Situation eines bestimmten Klienten nicht viel zu tun hat, entfaltet in der Regel keine besonders positive therapeutische Wirkung. Die Übungen können auch bei der Arbeit mit Gruppen oder in Kursen in therapeutischem Yoga angeboten werden. Wie es grundsätzlich für alle Übungen gilt, erweist es sich auch hier manchmal als notwendig, die Skripts an die spezifischen Bedürfnisse eines bestimmten Klienten anzupassen. Die positiven Wirkungen der Übungen entfalten sich optimal, wenn die Klienten sie auch zwischen den Therapiesitzungen so oft wie nötig nutzen.

## ÜBUNG

### Atmen durch eine Nasenöffnung und Wechselatmung durch beide Nasenöffnungen

***Psychoedukation*** Das Atmen durch die beiden Nasenöffnungen ist nach den Yoga-Lehren jeweils mit bestimmten unterschiedlichen Zuständen des Nervensystems verbunden. Durch die rechte Nasenöffnung zu atmen verstärkt die sympathische Erregung mit der Folge, daß Sie sich wachsamer und wacher fühlen. Das Atmen durch die linke Nasenöffnung hingegen verstärkt den parasympathischen Tonus, was hilft, sich zu entspannen und sich ruhig zu fühlen. Welche der beiden Nasenöffnungen jeweils aktiver ist, wechselt im Tagesverlauf. Wir können aber auch ganz bewußt durch eine der beiden Nasenöffnungen atmen, um einen Zustand unseres Nervensystems zu stärken, der für eine zu bewältigende Aufgabe besonders wichtig ist. Abgesehen vom Atmen durch jeweils eine Nasenöffnung gibt es auch die Praxis des abwechselnden rhythmischen Ein- und Ausatmens durch je eine Nasenöffnung. In diesem Fall geht es nicht darum, einen bestimmten Zustand des ANS hervorzuheben, sondern wir versuchen, ein inneres Gefühl der Balance, der Ruhe und des Friedens zu erzeugen.

***Atmen durch eine Nasenöffnung*** Stellen Sie fest, wie Sie sich in diesem Moment körperlich und geistig fühlen. Sobald Sie bereit sind, können Sie anfangen, langsam durch die Nase ein- und auszuatmen. Versuchen Sie herauszufinden, welche Nasenöffnung dabei eine dominierende Rolle spielt. Sie können den Daumen der rechten Hand benutzen, um die rechte Nasenöffnung zu verschließen und so festzustellen, wie es sich anfühlt, nur durch die linke Nasenöffnung ein- und auszuatmen. Verschließen Sie danach die linke Nasenöffnung mit dem Mittel- oder

Ringfinger der rechten Hand, und spüren Sie, wie es ist, nur durch die rechte Nasenöffnung zu atmen. Können Sie spüren, ob sich eine Ihrer beiden Nasenöffnungen verstopfter oder offener anfühlt?

Ich empfehle Ihnen, nun zwei Minuten lang durch eine der beiden Nasenöffnungen zu atmen. Sie können hierfür zunächst diejenige wählen, die sich offener anfühlt. Sie können aber auch durch die verstopftere Nasenöffnung atmen und herauszufinden versuchen, was sich in der kurzen Zeitspanne verändert. Ausgehend von dem Wissen, daß die linke Nasenöffnung beruhigender wirkt und die rechte mehr Energie mobilisiert, können Sie entscheiden, durch welche Nasenöffnung Sie atmen wollen, um eine bestimmte Veränderung Ihrer Wachheit, die Sie sich wünschen, zu erreichen. Sobald Sie das entschieden haben, können Sie die passende Hand benutzen, um die Nasenöffnung auf der anderen Körperseite zu schließen, indem Sie die Finger so wie weiter oben empfohlen positionieren. Fahren Sie noch zwei Minuten fort, auf diese Weise langsam und rhythmisch zu atmen.

Was nehmen Sie jetzt wahr? Was hat sich während dieser kurzen Übung verändert? Sie können nun mit der zweiten Nasenöffnung genauso verfahren; Sie können aber auch zum abwechselnden Atmen durch beide Nasenöffnungen wechseln.

***Abwechselndes Atmen durch beide Nasenöffnungen*** Beim abwechselnden Atmen durch beide Nasenöffnungen verschließen Sie zunächst die rechte Nasenöffnung mit dem rechten Daumen, und gleichzeitig atmen Sie langsam durch die linke Nasenöffnung ein. Sobald sich die maximal mögliche Luftmenge in Ihrer Lunge befindet, verändern Sie die Handhaltung so, daß die linke Nasenöffnung verschlossen wird. Benutzen Sie dazu den Mittel- oder Ringfinger, und atmen Sie langsam durch die rechte Nasenöffnung aus. Das nächste Mal atmen Sie durch die rechte Nasenöffnung ein; sobald sich die maximal mögliche Luftmenge in Ihrer Lunge befindet, verändern Sie die Position Ihrer Hand und atmen durch die linke Nasenöffnung aus. Damit haben Sie einen Atemzyklus abgeschlossen. Fahren Sie noch zwei bis drei Minuten auf diese Weise fort, indem Sie abwechselnd durch beide Nasenöffnungen langsam ein- und ausatmen. Traditionell beenden wir diese Übung nach dem Ausatmen durch die linke Nasenöffnung. Stellen Sie anschließend fest, was Sie in Ihrem Körper und Geist wahrnehmen.

## ÜBUNG

### Die Bienenatmung

***Psychoedukation*** Bei der Atemübung mit Namen *Bhramari pranayama* summen die Übenden. Sie trägt zur Stimulation des Vagusnervs bei, weil der Klang nicht nur eine Vibration im Brustkorb und in der Kehle erzeugt, sondern auch das Innenohr anregt. *Bhramari pranayama* bedeutet übersetzt »Bienenatmung«. Es gibt mehrere Möglichkeiten, diese Übung zu erforschen, doch die traditionelle Methode besteht darin, die Handflächen auf die Ohren zu legen, um die Schwingungen im Kopf, in der Kehle und im Brustkorb optimal zu hören. Sie können aber auch die Daumen über die Ohren legen, die Augen schließen und letztere mit den Fingerspitzen bedecken; das hilft, die sensorische Wahrnehmung nach innen richten.

***Bienenatmung*** Sie können das Summen in jeder Ihnen als geeignet erscheinenden Tonlage erforschen. Sie können es mit einem höheren oder niedrigeren Ton versuchen und herausfinden, wie Sie diese unterschiedlichen Bereiche in Ihrem Körper spüren. Wenn Sie sich vorstellen, daß die Biene in den Blüten nach Nektar sucht, können Sie sich vielleicht vorstellen, daß Sie eine Empfindung der Süße und Verbundenheit mit Ihrem Herzen entwickeln. Fahren Sie mit dieser Übung fort, so lange Sie möchten. Wenn Sie das Gefühl haben, einen Abschluß erreicht zu haben, können Sie die Hände senken, auf den Schoß legen und ein paarmal atmen, um herauszufinden, wie sich die Übung auf Ihren Zustand ausgewirkt hat.

### ÜBUNG

## Stimulation des Vagusnervs mit Hilfe des siegreichen Atems

***Psychoedukation*** Bei dieser traditionellen Yoga-Übung wird im rückwärtigen Bereich der Kehle eine leichte Kontraktion erzeugt, und Sie atmen gegen eine teilweise verschlossene Luftröhre. Der siegreiche Atem, *Ujjayi pranayama*, wird mit einer sanften Version eines Valsalva-Manövers verglichen, das den Vagusnerv stimuliert, wobei der Klient gegen eine völlig verschlossene Luftröhre auszuatmen versucht, um in der Brust, in der Kehle und in den Gehörgängen ein Gefühl des Drucks zu erzeugen. *Ujjayi pranayama* ist Atmen gegen einen Widerstand, der einen hörbaren, meeresähnlichen Klang erzeugt, welcher ein Gefühl der Wärme in der Brust und in der Kehle verstärkt und einen beruhigenden Klang hervorruft.

***Der siegreiche Atem (Ujjayi pranayama)*** Stellen Sie sich vor, Sie versuchen, mit Ihrer Atemluft einen Spiegel beschlagen zu lassen, indem Sie ein »Ha« ertönen lassen und durch den Mund ausatmen. Atmen Sie weiter auf diese Weise, wobei Sie jedoch den Mund schließen und den Atem durch die Nase in den Körper ein- und ausströmen lassen. Atmen Sie so lange, bis es für Sie genug ist. Lösen Sie dann die Verengung in der Kehle auf, und atmen Sie eine Weile natürlich, während Sie sich mit der Wirkung dieser kurzen Übung vertraut machen.

## ÜBUNG

## Gesichtsakupressur

***Psychoedukation*** Bei dieser Übung massieren Sie Bereiche um die Augen und Ohren und am Kiefer und stimulieren dadurch Punkte, an denen der Vagusnerv der Hautoberfläche nahekommt. Sie können jederzeit entscheiden, Teile der Übung auszuführen oder damit aufzuhören.

***Gesichtsakupressur*** Achten Sie auf Ihre Körperempfindungen, Ihren Atem, die Art Ihrer Gedanken und alle in diesem Moment auftauchenden Emotionen. Registrieren Sie auch subtile Veränderungen, die eintreten, während Sie sich mit der Übung befassen.

Reiben Sie zunächst die Hände gegeneinander, um auf den Handflächen Wärme zu erzeugen. Falls es Ihnen lieber ist, können Sie die Bewegungen jeweils nur auf einer Seite des Gesichts ausführen. Meine Anleitung ist aber so formuliert, daß sie sich auf die gleichzeitige Stimulation beider Gesichtshälften bezieht. Sobald Sie sich bereit fühlen, können Sie Ihre Fingerspitzen zum Zentrum Ihrer Stirn führen, in den Bereich zwischen den Augenbrauen. Beginnen Sie dort sanft mit kleinen Kreisbewegungen in einer Richtung. Dosieren Sie den Druck so, wie es Ihnen als richtig erscheint. Sobald Sie sich dazu bereit fühlen, können Sie die Richtung Ihrer Kreisbewegungen wechseln. Halten Sie nun inne, und stellen Sie fest, was Sie wahrnehmen. Anschließend können Sie Ihre Fingerspitzen unter die Augen und über die Wangenknochen setzen. Wenn Sie möchten, führen Sie Ihre Fingerspitzen dann vom Nasenrücken nach außen, bis Sie einen weichen Punkt an der Innenseite beider Augen finden. Führen Sie nun erneut Kreisbewegungen mit den Fingerspitzen aus, und zwar genau über diesen Punkten, und kreisen Sie dabei zunächst in die eine und dann in die andere Richtung. Wenn Sie das Gefühl haben, zum Abschluß gekommen zu sein, pausieren Sie kurz und achten dann auf Empfindungen im Bereich des Gesichts. Wollen Sie mit der Übung fortfahren, können Sie Ihre Fingerspitzen seitlich neben die beiden Nasenöffnungen setzen und von dort nach außen in den Bereich unter Ihren Wangenknochen gleiten, bis Sie einen weichen Punkt ungefähr 2,5 cm von der Nase entfernt finden. Auch in dieser Situation können Sie mehrmals mit den Fingerspitzen Kreisbewegungen in beide Richtungen ausführen und dabei die Stärke des Drucks auf Ihre Bedürfnisse abstimmen. Lassen Sie die Hände ruhen, und achten Sie auf eventuell bei Ihnen auftauchende Empfindungen.

Die nächsten Druckpunkte, mit denen wir uns hier beschäftigen wollen, befinden sich auf den Ohren und in deren Umgebung. Die erste Bewegung besteht darin, daß Sie Daumen und Zeigefinger um beide Ohrläppchen legen. Das ermöglicht Ihnen, die Ohrläppchen nach innen und nach außen zu rollen. Suchen Sie anschließend den Knorpel an den Vorderseiten beider Ohren. Dies ist der Bereich des Tragus, den Sie sanft mit Daumen und Zeigefinger drücken können. Bleiben Sie hier so lange, wie Sie möchten. Der letzte Bereich, mit dem wir uns in diesem Rahmen beschäftigen, ist die Ohrmuschel; es geht hier um den inneren Bereich des Ohrs, der vor dem Gehörgang liegt. Sie können diesen Bereich sanft mit den Fingerspitzen massieren. Nachdem Sie diese Bewegungen beendet haben, sollten Sie mehrmals atmen und auf Empfindungen im Gesicht und damit verbundene Veränderungen in Körper und Geist achten.

## ÜBUNG

## Augenbewegungen

***Psychoedukation*** Diese Übung lädt Sie zum Erforschen von Augenbewegungen ein, die den Vagusnerv durch den okulokardialen Reflex stimulieren. Augenbewegungen sind ein wichtiger Aspekt der Yoga-Praxis. Yogis sind sich seit langem über die positive Wirkung des Bewegens der Augen von Seite zu Seite, aufwärts und abwärts und des Fokussierens der Sicht von nah bis fern im klaren. Unsere Augen sind aufgrund des okulokardialen Reflexes eng mit dem Herzen verbunden; diese Verbindung wird durch den okulokardialen Reflex ermöglicht, der die Herzfrequenz durch parasympathischen Einfluß verlangsamt und den Blutdruck senkt. Falls Ihr Blutdruck eher niedrig ist und Sie sogar manchmal in Ohnmacht fallen, empfehle ich Ihnen, mit Augenübungen der Yoga-Tradition sehr vorsichtig zu sein. Und falls Sie an Grünem Star leiden, sollten Sie diese Art von Übungen nur ausführen, wenn Sie mit Ihrem Arzt darüber gesprochen haben. Hören Sie sich das Feedback Ihres Körpers während und nach der Übung an.

***Augenbewegungen*** Nehmen Sie sich zunächst ein wenig Zeit, um festzustellen, wie sich Ihre Augen anfühlen. Erkennen Sie Anzeichen für Anspannung oder Erschöpfung? Das kann der Fall sein, wenn Sie stundenlang auf einen Computer- oder Handy-Bildschirm geschaut haben. Die Bewegungen, die Sie als nächste kennenlernen werden, dienen dazu Ihre Augenmuskeln zu aktivieren. Plazieren Sie zunächst den Daumen einer Hand etwa 15 cm vor Ihrem Gesicht. Fokussieren Sie den Blick mehrere Atemzüge lang auf den Fingernagel des Daumens. Schauen Sie anschließend in die Ferne, entweder aus dem Fenster oder durch den ganzen Raum, in dem Sie sich befinden. Auch hierbei sollten Sie mehrmals durchatmen und auf eventuelle Veränderungen dessen, wie Sie sich in Ihrem Körper fühlen, achten. Fahren Sie fort, Ihren Blick abwechselnd auf den Daumen und in die Ferne zu richten, und wiederholen Sie diese Wechsel etwa fünfmal. Richten Sie Ihren Blick danach wieder auf das Zentrum, und senken Sie die Hand.

Bewegen Sie die Augen dann nach links, aber halten Sie den Kopf dabei weiter geradeaus gerichtet. Bleiben Sie mit dem Blick zunächst etwa vier bis fünf tiefe Atemzüge lang nach links orientiert, und kehren Sie anschließend ins Zentrum zurück. Nehmen Sie sich ein wenig Zeit, um nach der Neuausrichtung des Blicks zur Ruhe zu kommen. Viele Menschen fühlen sich in solch einer Situation ein wenig benommen oder ihnen wird sogar ein wenig schlecht. Warten Sie, bis Reaktionen dieser Art nachlassen, und bewegen Sie die Augen dann nach rechts. Bleiben Sie vier oder fünf tiefe Atemzüge lang in dieser Haltung. Kehren Sie dann erneut mit dem Blick ins Zentrum zurück, und verweilen Sie dort, bis Sie sich beruhigt haben.

Sie können die Augen noch weitere zehn Mal von links nach rechts bewegen, diesmal ein wenig schneller, und die Augen anschließend im Zentrum verweilen lassen. Sie können das Tempo der Augenbewegungen Ihren Wünschen anpassen. Achten Sie darauf, was Ihnen in diesem Zusammenhang auffällt.

Falls Sie mit der Übung fortfahren wollen, können Sie emporschauen und mehrmals tief atmen, bevor Sie mit dem Blick ins Zentrum zurückkehren und dort innehalten. Senken Sie den Blick dann einige Atemzüge lang. Und bewegen Sie die Augen nach einer Pause aufwärts und abwärts, in einem Tempo, das Ihnen als das Richtige für Sie erscheint. Nach etwa zehn Zyklen können Sie den Blick wieder zentrieren.

Beginnen Sie nun mit einer diagonalen Bewegung zwischen der oberen linken und der unteren rechten Ecke Ihres Sehfelds. Wiederholen Sie dies etwa zehn Zyklen lang, und wechseln Sie dann in die andere Diagonale.

Die letzte Serie von Augenbewegungen besteht aus etwa zehn Kreisbewegungen im Uhrzeigersinn. Halten Sie danach kurz inne, bevor Sie Ihre Augen in der entgegengesetzten Richtung kreisen lassen. Sobald Sie das Gefühl haben, einen Abschluß erreicht zu haben, können Sie einige Atemzüge folgen lassen und sich in dieser Zeit über die Auswirkungen dieser Übung für die Augen klar werden.

### ÜBUNG

## Schmetterlingsumarmung und Visualisieren eines friedlichen Ortes

***Psychoedukation*** Die Schmetterlingsumarmung ist keine Yoga-Übung, sondern sie entstammt der EMDR-Therapie. Sie zielt jedoch wie Yoga auf die Integration der beiden Hemisphären. Sinn und Zweck der Übung ist, ein inneres Empfinden von Ruhe und Gelassenheit zu verstärken und gleichzeitig einen friedlichen Ort zu visualisieren.

***Visualisieren eines friedlichen Ortes*** Denken Sie an einen Augenblick, in dem Sie sich ruhig, friedlich oder entspannt fühlten. Wo waren Sie in dieser Situation? Waren Sie allein oder mit anderen zusammen? Wenn es Ihnen lieber ist, können Sie sich auch einen imaginären Ort vorstellen, an dem Sie sich sicher fühlen. Während Sie den friedlichen Ort visualisieren, können Sie auf die damit verbundenen sensorischen Eigenschaften achten. Wenn Sie sich beispielsweise vorstellen würden, Sie befänden sich am Meer, könnten Sie den blauen Himmel und das Wasser sehen, das Salz in der Meeresluft riechen, die Kühle auf der Haut spüren oder das Geräusch der Wellen hören. Welche sensorischen Details sind für Sie mit Ihrem friedlichen Ort verbunden? Nehmen Sie sich Zeit, bis Ihnen ein Bild vor Augen steht, das Sie als nährend empfinden.

***Die Schmetterlingsumarmung*** Genießen Sie Ihre Vorstellung von einem friedlichen Ort, und ergänzen Sie sie durch ein wenig bilaterale Stimulation in Form von Klopfen. Bei der Schmetterlingsumarmung legen Sie Ihre beiden Hände so auf den Brustkorb, daß die beiden Daumen einander überkreuzen. Vielleicht fällt Ihnen auf, daß Ihre Hände in dieser Position der Form eines Schmetterlings ähneln. Sie können die Hände im Zentrum der Brust ruhen lassen, so daß Ihre Finger jeweils zur Schulter der anderen Körperseite zeigen. Kehren Sie zu Ihrem Vorstellungsbild eines friedlichen Ortes zurück, und lassen Sie Ihre beiden Hände etwa zwanzig Sekunden lang abwechselnd auf die Vorderseite klopfen. Wenn Sie die Verbindung zu dem positiven Gefühl verlieren, können Sie das Klopfen unterbrechen und sich Zeit nehmen, um die Verbindung zu der Vorstellung eines friedlichen Ortes wiederherzustellen. Sofern Ihr Gefühl positiv und entspannt bleibt, können Sie das bilaterale Klopfen noch zwei- oder dreimal wiederholen, um Ihr Gefühl für diese Ressource zu stärken. Sobald Sie spüren, daß es genug ist, können Sie ein paarmal tief atmen und beobachten, wie sich diese Übung auswirkt.

## ÜBUNG

## In der Baum-Haltung die Balance wahren

***Psychoedukation*** Balance-Übungen sprechen das Gleichgewichtsorgan an sowie die vagalen Verbindungen im Innenohr, die beruhigend auf Körper und Geist wirken. Die Übung ermöglicht Ihnen, eine beruhigende Meditation in der Baum-Haltung zu erkunden, bei der Sie sich vorstellen, Sie lassen energetische Wurzeln tief in die Erde eindringen, um sich emporschwingen und sich anmutig und entspannt in der Welt ausdrücken zu können.

***Baum-Haltung*** Suchen Sie sich zunächst einen Platz, an dem es Ihnen möglich ist, bequem zu stehen. Sie können sich mit der Haltung vertraut machen, indem Sie sich an einem Stuhl festhalten oder eine Wand berühren. Vielleicht erweist es sich auch als nützlich, auf einen bestimmten Punkt auf dem Boden zu blicken.

Entscheiden Sie, welches Bein Ihr Standbein sein soll. Sobald Sie bereit sind, können Sie den Fuß des anderen Beins vom Boden lösen. Heben Sie dabei zunächst die Ferse an, während Sie die Zehen noch auf dem Boden lassen. Sie können aber auch die Sohle des erhobenen Fußes unterhalb oder oberhalb des Knies gegen die Innenseite Ihres Standbeins setzen. Nehmen Sie sich Zeit, um in dieser Haltung einen Zustand der Balance zu erreichen. Falls Sie schwanken, können Sie die Aufmerksamkeit wieder auf Ihr Standbein richten und sich vorstellen, daß sich seine Wurzeln tief in die Erde senken. Konzentrieren Sie das Körpergewicht auf das Standbein, und stellen Sie fest, wie der übrige Körper darauf reagiert. Sie können auch erforschen, wie es ist, wenn Sie Ihre Arme erheben und sie so quasi zu Ästen Ihres Baumes machen. Entwickeln Sie auf diese Weise Ihre besondere Form, und finden Sie einen Ausdruck, der sich heute für Sie genau richtig anfühlt. Wenn Sie das Gefühl haben, daß die Übung abgeschlossen ist, lassen Sie die Arme langsam wieder an den Körperseiten herabsinken. Setzen Sie dann beide Füße auf den Boden, um die Yoga-Haltung nachwirken zu lassen.

### ÜBUNG

## Somatisches Selbstgewahrsein bei chronischem Schmerz

***Psychoedukation*** Geist und Körper sind fest miteinander verbunden. Wie wir denken, wirkt sich auf unser Fühlen aus – und umgekehrt. Sind wir uns unserer Gedanken und unserer emotionalen Reaktionen nicht bewußt, erkennen wir möglicherweise nicht, wie diese Faktoren unser Selbsterleben und unser Erleben der Welt beeinflussen. Wie jede Achtsamkeitspraxis lädt auch Yoga uns dazu ein, das Bewußtsein der Beziehung zwischen unseren Gedanken, Gefühlen und Verhaltensweisen zu stärken. In der hier vorgestellten Übung geht es darum, an einem bestimmten Bereich des Unbehagens oder Schmerzes zu arbeiten. Sie werden zum Beobachter Ihrer inneren Welt und sind aktiv an der Gestaltung Ihres Selbstempfindens beteiligt. Die Übung umfaßt fünf Schritte, die Ihnen helfen sollen,

- Ihren inneren Zustand zu erkennen *(**R**ecognize)*,
- über Ihre Beziehung zu Schmerz zu reflektieren *(**R**eflect)*,
- neugierig und mitfühlend zu Ihren Gedanken und Gefühlen in Beziehung zu treten *(**R**elate)*,
- Ihre Gedanken so zu differenzieren *(**R**efine)*, daß sie Ihrem Wohlbefinden zugute kommen,
- und basierend auf diesen inneren Veränderungen Ihr Verhalten zu reorganisieren *(**R**eorganize)*.

[Anmerkung: Bei dieser Untersuchung geht es nur um chronische somatische Schmerzen, also um Situationen, in denen keine Gefahr weiterer Verletzungen besteht, sofern der betroffene Klient wie beim Yoga sanfte Bewegungen ausführt. Trotzdem sollte man mit den behandelnden Ärzten sprechen, um sich über eventuell vorliegende medizinische Ursachen für die Schmerzen zu informieren. Sie können dann mit den Klienten gemeinsam entscheiden, wie diese mit den Schmerzen am besten umgehen sollten, und darüber, ob es sinnvoll ist, ihnen zu helfen, vorsichtig wieder mit Übungen oder bewegungsbasierten Aktivitäten zu beginnen.]

***Erkennen (Recognize)*** Zunächst möchte ich Sie bitten, sich darüber klar zu werden, was Sie in diesem Moment wahrnehmen. Welche Empfindungen können Sie in Ihrem Körper lokalisieren? Spüren Sie in bestimmten Bereichen Schmerzen oder Unbehagen? Sie können sich einen schmerzenden Bereich aussuchen, an dem Sie mit Hilfe dieser Übung arbeiten wollen.

***Reflektieren*** Grundsätzlich deuten wir Schmerz als Gefahrensignal. Manchmal ist solch ein Signal aber auch irreführend. Dann besteht keine Verletzungsgefahr mehr, aber Ihr Gehirn verhält sich, als wären Sie immer noch in Gefahr, indem es in Form von Schmerzen weiterhin Gefahr signalisiert. Solch ein »Phantomschmerz« kann immer noch Gefühle der Furcht hervorrufen, und Sie können infolgedessen den Drang verspüren, Ihre Muskeln zu kontrahieren oder anzuspannen. Solche Verhaltensreaktionen sind natürlich, sie können den Schmerzzyklus aber auch verschlimmern. Sehen Sie sich in der Lage, über eventuelle Hinweise darauf zu reflektieren, daß Sie tatsächlich in Sicherheit sind, obwohl Sie den Schmerz verspüren? Vielleicht fällt Ihnen auf, daß der Schmerz stärker wird, wenn Sie sich gestreßt fühlen. Oder Ihnen sind die Resultate medizinischer Untersuchungen bekannt, aus denen hervorgeht, daß es bei Ihnen keine Verletzungen gibt, die zu diesem Schmerz beitragen könnten.

***In Beziehung treten (Relate)*** Während Sie diesen Bereich des Schmerzes oder Unbehagens spüren, empfehle ich Ihnen, Ihrem Erlebnis gegenüber neugierig zu sein. Gibt es irgendwelche Emotionen? Wann haben Sie sich vorher schon einmal so gefühlt? Wann haben Sie diesen Schmerz das erste Mal gespürt? Welche Gedanken tauchen bei Ihnen auf, wenn Sie über Ihre Empfindungen und Emotionen reflektieren? Sind Ihnen diese Gedanken vertraut? Manchmal haben wir Gedanken, die unser Schmerzerleben noch verstärken. Sie könnten beispielsweise glauben, daß das, was Sie momentan erleben, sich nie mehr ändern wird. Oder Sie glauben, daß Sie keine Möglichkeiten haben, Ihre momentane Situation zu verändern. Oder Sie fürchten, daß Sie einen Teil dessen, wer Sie wirklich sind, verlieren, wenn Sie diesen Schmerz auflösen. Vielleicht glauben Sie sogar, es schütze Sie, wenn Sie diesen Schmerz spüren. Erforschen Sie, wie es sich anfühlt, gegenüber bestimmten Gedanken, die Sie betreffen, Neugier zu entwickeln. Sie können auch erforschen, wie es sich auswirkt, wenn Sie angesichts des Schmerzes, den Sie aktuell oder seit langem verspüren, sich selbst gegenüber Mitgefühl entwickeln.

***Verfeinern (Refine)*** Nachdem Sie sich nun Ihre Gedanken bewußt gemacht haben, möchte ich Sie bitten zu erforschen, ob die Gedanken zutreffen und für Sie förderlich sind. Tatsächlich sind alle Erlebnisse vergänglich; sie alle kommen und gehen. Sie mögen sich zwar zuweilen machtlos fühlen, aber Sie können Entscheidungen treffen, die täglich Ihr Wohlbefinden verbessern. Durch Reflexion können Sie Ihre Überzeugungen verändern. Wenn Sie sich Ihren Schmerz vergegenwärtigen, was würden Sie dann jetzt gerne glauben? Statt zu sagen: »Ich werde mich nie besser fühlen« oder »Es wird immer nur noch schlimmer werden« oder »Ich kann mit diesem Schmerz nicht umgehen«, könnten Sie auch erforschen, wie es ist, wenn Sie zu sich selbst sagen: »Ich weiß, daß das nur zeitweilig so ist« oder »Ich habe Möglichkeiten, meine Situation zu verbessern« oder »Ich kann mich auch dann lieben und akzeptieren, wenn ich unter (Schmerzen, Unbehagen, Kopfschmerzen, Angst) leide.«

***Reorganisieren*** Nehmen Sie sich ein wenig Zeit, und stellen Sie fest, wie Sie sich beim Erforschen dieser neuen Überzeugungen fühlen. Wie könnten Sie auf Basis dieser Gedanken andere Entscheidungen treffen? Gibt es Bewegungen oder Aktivitäten, die Sie wieder ausführen möchten, obwohl Sie weiterhin diese schmerzhaften Empfindungen haben könnten? Ich empfehle Ihnen, weiterhin über habituelle Gedanken zu reflektieren und diese durch neue, positivere Überzeugungen zu ersetzen, während Sie sich diesen Aktivitäten widmen. Außerdem gewöhnen wir uns manchmal an, schmerzhaften Empfindungen zuviel Aufmerksamkeit zu schenken. Wenn das so ist, ist es von Vorteil, sich darin zu üben, die Aufmerksamkeit auf positive Gefühle und Empfindungen zu richten. Vielleicht spüren Sie die Temperatur Ihres Atems, wenn er durch die Nase in Ihren Körper und aus ihm wieder herausströmt. Vielleicht gibt es auch Bereiche in Ihrem Körper, in denen Sie keine Schmerzen spüren. Trainieren Sie Ihr Gehirn darauf, auf Signale für Sicherheit statt Signale für Gefahr zu fokussieren. Was geschieht mit den schmerzbasierten Empfindungen, wenn Sie Ihre Aufmerksamkeit erweitern? Nehmen Sie sich, bevor Sie diese Übung abschließen, für diese Erweiterung des Gewahrseins soviel Zeit, wie Sie brauchen.

# 5

# Energie wecken

## Achtsame Mobilisierung

Viele von uns verstehen Yoga als eine Möglichkeit, Streß zu verringern. Yoga hilft uns, zur Ruhe zu kommen und uns zu entspannen. Aber wenn wir Traumata erlitten haben, kann die Teilnahme an einem auf Beruhigung und Entspannung zielenden Yoga-Kurs Unbehagen, Unruhe, Reizbarkeit oder Furcht hervorrufen. Hat sich unser Körper über viele Jahre in einem Zustand defensiver Aktivierung befunden, kann es sein, daß wir es als schwierig, wenn nicht sogar als unmöglich empfinden, uns von den muskulären Verspannungen, die uns so lange geschützt haben, zu lösen. Unsere Angst vor dem Loslassen ist dann stärker als unser Wunsch, uns auszuruhen und zu entspannen. Die Polyvagal-Theorie veranschaulicht die Komplexität dieses Dilemmas. Im Idealfall ermöglicht uns unser System für soziale Verbundenheit, uns von unserem Bedürfnis, uns zu verteidigen, zu befreien, nämlich dann, wenn wir uns sicher und mit anderen Menschen verbunden fühlen. Haben wir jedoch Traumata und insbesondere Beziehungstraumata erlebt, können diese Möglichkeiten beeinträchtigt sein. Ein eigentlich sicherer Beziehungsraum kann dann das SNS aktivieren, wodurch die inneren Organe und die Muskeln kontrahiert werden. Oft müssen wir zunächst an dieser defensiven Mobilisierung arbeiten, bevor wir uns mit Stille verbundenen beruhigend wirkenden oder meditativen Übungen zuwenden können. Therapeutischer Yoga erschließt Möglichkeiten achtsamer Bewegung im Rahmen einer co-regulierenden Beziehung, die uns hilft, aktivierende Empfindungen oder belastende Emotionen wie Furcht und Wut ungefährdet durchzuarbeiten. Wir verbessern unsere Fähigkeit, angesichts von Schwierigkeiten präsent zu bleiben, indem wir Bewegungen erforschen, die als stärkende somatische Ressourcen erdend und befähigend wirken.

Achtsame Bewegung in Verbindung mit bewußtem Atmen verstärkt die Blutversorgung des Gehirns, was nicht nur die Neuproduktion von Nervenzellen stimuliert, sondern uns auch darin unterstützt, unsere weitere Entwicklung in eine von uns gewünschte Richtung zu lenken. Yoga hilft uns, durch gleichzeitige Aktivierung des Systems für soziale Verbundenheit und des SNS die Ressource des Spiels zu nutzen. Abgesehen von der Verbesserung der Streßtoleranz kann Yoga auch unseren Zugang zu positiven Emotionen wie Freude und Begeisterung verbessern. Einer der Faktoren, die Bewegung im Therapieraum behindern, ist der Widerstand von Klienten dagegen, sich von der Couch zu erheben. Dieses Kapitel vertieft sich stärker in die Überschneidung zwischen somatischer Psychologie und therapeutischem Yoga im Hinblick auf bewegungsbasierte Interventionen. Energetisierende Yogahaltungen helfen uns, Zustände der Befähigung und Stärkung zu erschließen. Wir erkennen an, daß unser Körper durch die Nachwirkungen früherer traumatischer Erlebnisse belastet ist, doch andererseits verfügen wir über ein intuitives inneres Empfinden dessen, was erforderlich ist, um die Belastungen der Vergangenheit aufzulösen. Der nicht zum Ausdruck gebrachte Ruf nach Hilfe, die Unfähigkeit davonzulaufen und der nicht realisierte Wunsch, einen Täter von sich weg zu stoßen, werden in unserem Soma bewahrt. Wir haben den Drang, Dinge zum Abschluß zu bringen, und dieser hilft uns, die Herrschaft über unseren Körper wiederzuerlangen und die Auflösung der belastenden Empfindungen zu genießen.

## Bewegung und die Macht des Spiels

In der Literatur über Streß wurde das SNS zunächst nur mit dem Überleben in Verbindung gebracht. Tatsächlich führt Streß oft zu negativen physischen und psychischen Symptomen wie Bluthochdruck und Angst. Wir brauchen das SNS aber auch, um zu gedeihen. Es ermöglicht uns, zu tanzen, Fußball zu spielen und auf Berge zu steigen. Im Sinne der Polyvagal-Theorie können wir das System für soziale Verbundenheit in Verbindung mit dem SNS nutzen. Das System für soziale Verbundenheit ermöglicht uns die Orientierung auf Signale für Verbundenheit und Sicherheit hin. Statt uns von Kampf und Flucht motivieren zu lassen, können wir auch die Welt erforschen, Begeisterung zum Ausdruck bringen und uns gestärkt fühlen. Dieser hybride Zustand lädt uns ein, uns neugierig und kreativ dem Spiel, dem Erlernen von Neuem und dem Selbstausdruck zu widmen.

Unser Nervensystem hilft uns zu überleben. Deshalb müssen wir die Vergangenheit nutzen, um die Zukunft vorhersagen zu können. Etwa 90 Prozent von dem, was wir über unsere Umgebung denken oder was wir von ihr wahrnehmen, basiert auf in der Vergangenheit Erlebtem (Cozolino 2016). Aber Spiel hilft uns, uns zeitweise von dem, was wir wissen, zu lösen, um Raum für Neues zu schaffen. Bewegung vermag, uns aus dem Kopf in unseren Körper zu bringen, und das gilt insbesondere, wenn wir spielen. In der Kindheit hilft uns Spiel, Probleme zu lösen. Es unterstützt unsere kognitive Entwicklung und fördert die Kreativität (Nijhof et al. 2018). Während unseres ganzen Lebens hilft uns Spiel nicht nur, mit Streß fertig zu werden, sondern auch, positive Emotionen wie Freude, Vergnügen und Glück zu genießen (Alexander et al. 2021). Spiel hilft uns beim Aufstieg auf der Leiter der Polyvagal-Zustände – von einer Reaktion auf eine Bedrohung aufwärts zum ventral-vagalen Zustand. Wir finden Glimmer (Dana 2018/2018) von Möglichkeit, wenn wir uns der Spontaneität öffnen.

Interventionen, die Bewegung im Psychotherapieraum fördern, animieren Klienten zum Erforschen von Bewegungsressourcen, die Energie mobilisieren, belebend wirken, befähigen, spielerisch sind und stärkend wirken. Die Übungen helfen uns, über den Tellerrand zu schauen und Klienten zum Verlassen der Couch zu bringen. Außerdem können wir im Rahmen eines Yoga-Kurses die Kraft der Bewegung mit der des Atems kombinieren und daraus die Einladung ableiten, uns als Mitglieder einer Gemeinschaft zu fühlen. Die Erkenntnisse der Polyvagal-Theorie befinden sich im Einklang mit den Lehren alter Weisheitstraditionen und kultureller Praktiken. Wir erkennen die Macht von Ritualen an, die soziale Bindungen erzeugen. In vielen Kulturen geschieht dies mit Hilfe von Tanz, Gesang und Trommeln. Gemeinsames Beten, gemeinsame Bewegungen, das Rezitieren heiliger Texte sowie Teetrinken und Essen sind Gelegenheiten, ein Gefühl der Zugehörigkeit zu erleben. Solche Aktivitäten synchronisieren unser Nervensystem zu Rhythmen der Kohärenz, die Gefühle der Kooperation, des Einander-Vertrauens und des Mitfühlens verstärken können (McCraty 2017).

## Übungsinduzierte Neuroplastizität

Bewegung ist Leben. Das gilt für die subtilsten Pulsveränderungen, die signalisieren, daß Sie leben, für den Atem, der Sauerstoff in den Körper befördert, und für den Fluß der Zerebrospinalflüssigkeit, die das Gehirn nährt. Bewegung ist ein Schlüssel zum Wohlbefinden; sie hilft uns, auf eine gute Art alt zu werden und uns gut zu fühlen. Vielleicht ist Yoga deshalb so populär. Indem wir unseren Körper bewegen, feiern wir unsere Lebendigkeit. Bewegung läßt *Prana*, die Lebensenergie, im Körper zirkulieren. Indem wir uns bewegen, schütten wir Endorphine aus, jene Wohlfühlstoffe, zu denen Dopamin, Oxytocin und Serotonin zählen (Faulkner et al. 2015). Körpertraining wird in Verbindung gebracht mit Verbesserungen hinsichtlich einer positiven Sicht und Stimmung sowie der Verringerung von Streß, Angst, Depression und PTBS. Körpertraining soll das beste natürliche Antidepressivum sein und zu einer Verbesserung der kognitiven Funktionsfähigkeit führen (Arden 2019). Mobilität und Flexibilität lindern Entzündungsprozesse und Schmerzen (Kiecolt-Glaser et al. 2010).

Leiden wir über längere Zeit unter Schmerzen, einem Trauma oder einer Krankheit, versuchen wir Bewegung und Körpertraining häufig zu meiden. Die daraus resultierende sitzende Lebensweise kann zu einem allmählich immer stärker werdenden Rückgang des Wohlbefindens führen. Indem wir Bewegungen meiden, verstärken wir, ohne daß es uns bewußt ist, das Gefühl, erfolgreich einer Gefahr entkommen zu sein (Pignatelli & Bonci 2015). Leider hat die Vorstellung, daß das Vermeiden uns gerettet hat, eine Belohnungsreaktion zur Folge, die zur Ausschüttung von Dopamin im Gehirn führt (Antunes et al. 2020). Den Schmerz, der mit schwierigen Ereignissen in unserem Leben verbunden ist, sollten wir spüren. Wenn wir die sensorischen Erlebnisse körperlichen und emotionalen Unbehagens im Blick behalten, stellen wir fest, daß in dem, was uns als feststehend oder dauerhaft erscheint, subtile Veränderungen stattfinden. Beispielsweise könnten Sie eine Schwere in Ihrem Brustkorb spüren, und dieses Gefühl könnte sich, während Sie in die Empfindungen hineinatmen, in ein Stocken der Stimme oder in eine Angespanntheit im Kiefer verwandeln. Indem wir auf derartige kleine Veränderungen achten, können wir erkennen, daß alles, was wir erleben, zeitlich begrenzt ist. Sich dem vorübergehenden Unbehagen, das Emotionen verursachen, zuzuwenden, mag sich anfangs bedrohlich anfühlen, und viele versuchen, solche schmerzhaften Gefühle zu vermeiden. Wird uns eine Herausforderung aufgezwungen, verspüren wir häufig eine Streßreaktion; doch wenn wir uns einem für uns problematischen Erlebnis bewußt zuwenden, kann das zur Entwicklung eines inneren Empfindens von Kompetenz und Befähigung führen. Wir brauchen oft Unterstützung und Ermutigung, um wahrgenommene Sicherheit und Stagnation zu überwinden. Wenn wir beschließen, regelmäßig Bewegungsübungen auszuführen, können wir im Idealfall spüren, daß das, was wir erleben, nicht so übel ist, wie wir erwartet hatten. Auch wenn wir im Bann der Annahme standen, daß wir uns schrecklich fühlen würden, entdecken wir möglicherweise, daß wir uns wohlfühlen. Außerdem lernen wir auf diese Weise, daß Unbehagen nicht immer gefährlich ist.

Wichtig ist auch, daß Dopamin die Plastizität der Synapsen auf positive Weise verstärken kann. Dopamin spielt verschiedene Rollen, die sich auf Bewegung, Motivation und Emotionsregulation auswirken. Körpertraining ist in diesem Zusammenhang von entscheidender Bedeutung, weil es die Dopaminausschüttung stimuliert, was zur Folge hat, daß wir ein natürliches »High« erleben (Greenwood 2019). Körpertraining gilt auch als eine der wirksamsten Möglichkeiten, die Neuroplastizität zu aktivieren (Arden 2019). Eine einzige Trainingseinheit verstärkt schon die Gehirndurchblutung, verbessert die Leistungsfähigkeit des Arbeitsgedächtnisses und die motorischen Fertigkeiten und beginnt mit der Produktion neuer neuronaler Verbindungen, die durch wiederholtes Üben verstärkt werden (El-Sayes et al. 2019). Im Übrigen hilft Gamma-Aminobuttersäure (GABA), eine Aminosäure, unseren Nervenzellen, mit dem restlichen Körper zu kommunizieren. Chronischer Streß und Traumata reduzieren den GABA-Spiegel. Doch jede Form von Bewegung, also auch Yoga-Übungen, hat einen Anstieg des GABA-Spiegels zur Folge (Streeter et al. 2012). Regelmäßiges aerobisches Training verstärkt die Konzentration von BDNF (*brain-derived neurotrophic factor* – ein Protein) sowie die Effizienz der Aufnahme von BDNF in das zentrale Nervensystem. Unmittelbar nach einem Bewegungstraining ist das Plastizitätsfenster größer und kann die Neueinschätzung von Emotionen und Empfindungen ermöglichen.

Yoga ermöglicht, sich zu bewegen und so in den Genuß der positiven Wirkungen trainingsgeförderter Neuroplastizität zu gelangen – wobei es sowohl um die physiologische als auch um die mentale Fitness geht. Zwar könnte Körpertraining die Entstehung neuer Neuronenverbindungen fördern, doch achtsame Bewegung hilft, unsere Entwicklung so zu organisieren, daß sie sich in eine bestimmte Richtung bewegt. Achtsamkeit spielt bei der Veränderung unserer Wahrnehmungen von Bewegung eine Schlüsselrolle. Bewegung in Verbindung mit bewußtem Atmen verstärkt die Blutzufuhr zum Gehirn und hilft uns so, uns gleichzeitig ruhig, fokussiert und voller Energie zu fühlen. Dehnung löst chronische Verspannung in den Muskeln und im Bindegewebe auf und fördert ein inneres Empfinden von Entspanntheit im Körper (Arden 2010). Die positiven Auswirkungen sind bei regelmäßiger Yoga-Praxis stärker (Cahn et al. 2017). Untersuchungen über die Gehirne von Menschen, die sich längere Zeit mindestens einmal wöchentlich der Yoga-Übung widmeten, fanden einen weniger starken altersbedingten Abbau und mehr graue Zellen in der Insel, den somatosensorischen Cortices, dem Hippocampus und dem visuellen Cortex vor als bei einer Kontrollgruppe (Villemure et al. 2014). Menschen, die regelmäßig Yoga-Übungen ausführen, scheinen auch Schmerz besser zu ertragen, ohne sich gegen ihn zur Wehr setzen zu müssen (Villemure et al. 2014). Im übrigen wird Yoga häufig in einer Umgebung praktiziert, in der nichts ablenkend wirkt und Gefühle innerer Ruhe gefördert werden. Wir werden dazu angehalten, uns auf das Hier und Jetzt zu konzentrieren, statt über die Vergangenheit zu grübeln oder Pläne für die Zukunft zu entwickeln. Yoga hilft uns, einen Zustand der Balance, Flexibilität und Resilienz in unserem Nervensystem zu kreieren, während wir zwischen achtsamer Mobilisierung mit Hilfe des SNS und absichtlicher Immobilisierung in einem Empfinden von Sicherheit zwecks Aktivierung des PNS wechseln.

## Annäherung und Vermeiden

Wir Menschen haben einen Negativitäts-Bias, der uns dazu bringt, Gefahrensignalen mehr Aufmerksamkeit zu schenken als Signalen für Sicherheit (Vaish et al. 2008). Fühlen wir uns bedroht, beeinflußt dieser psychophysiologische Zustand unsere Wahrnehmung der Umgebung. Wir können dann neutrale oder sogar positive Situationen als gefährlich wahrnehmen. Bleibt diese Verzerrung unserer Aufmerksamkeit unhinterfragt, kann sie die Wahrscheinlichkeit verringern, daß wir uns neuen, positiven oder sogar angenehmen Erlebnissen öffnen. Selbst die liebevolle Präsenz eines anderen Menschen können wir dann als bedrohlich erleben. Wir ziehen uns dann aus der Verbundenheit zurück oder fühlen uns aufgebracht oder sogar feindselig. In einer Therapie spielt die Dynamik von Annäherung und Vermeiden häufig eine Rolle, insbesondere wenn ein Patient ein Beziehungstrauma erlebt hat. Eine tiefer reichende Auseinandersetzung mit Sicherheit und Verbundenheit trägt zur Erklärung dieser Dynamik bei und ist die Grundlage unserer Arbeit mit Menschen, die sich vor Beziehungen fürchten und Verbundenheit meiden.

Sue Carter hat ihre wissenschaftliche Karriere der Erforschung von Oxytocin und Vasopressin gewidmet, zwei Hormonen, die für die Reaktion unseres Körpers auf Bedrohungen und für die Fähigkeit zu Intimität von Bedeutung sind. Oxytocin ist wichtig für das Gefühl von Sicherheit, das uns ermöglicht, Nähe zu suchen und Verbindungen zu anderen Menschen aufzubauen. Carter (2017) zufolge sind Oxytocin und Vasopressin Partnerhormone, die in für soziale Verbundenheit wichtigen Gehirnregionen zu finden sind. Beide werden im Hypothalamus produziert und gelangen über die Hirnanhangdrüse in den Körper – also die Drüse, die auch andere endokrine Funktionen steuert. Die beiden Hormone nutzen die gleichen Verbindungen und Rezeptoren im Gehirn und im Körper. Außerdem sind sie untrennbar mit der vagalen Regulation verbunden. Carter (2017) vertritt die Auffassung, daß Vasopressin ein altes Hormon ist, das bei der Reaktion auf Streß eine Rolle spielt, indem es Aggression oder körperliche Gewalttätigkeit initiiert. Bei starkem Streß und bei Traumata kann Vasopressin auch eine Shutdown-Reaktion auslösen, die den Stoffwechsel weniger stark belastet. Vasopressin kann bei Männern bewirken, daß sie eine beschützende Haltung gegenüber ihren nächsten Angehörigen entwickeln oder daß sie in bedrohlichen Situationen aggressiver werden; bei Frauen hingegen verursacht das Hormon eher einen Shutdown, eine Immobilisierungsreaktion, Depression und PTBS. Vasopressin verstärkt auch Entzündungsprozesse im Körper und kann die kognitiven Kapazitäten und das Verdauungssystem negativ beeinflussen. Oxytocin hingegen gilt als biologische Grundlage für Liebe. Charakteristisch für sie ist unsere Fähigkeit zum Aufbau von

Bindungen und dauerhaften sozialen Beziehungen. Oxytocin spielt auch für die weibliche Fortpflanzungsfähigkeit eine Rolle, wirkt aber auf Körper und Gehirn von Männern wie von Frauen. Trotzdem können Frauen stärker unter dem Einfluß der Wirkung von Oxytocin stehen und deshalb bei Streß Nähe und soziale Verbundenheit suchen. Unsere Fähigkeit zu fürsorglichem und nährendem Verhalten und unser biologisch fundierter Instinkt, Menschen, die wir lieben, zu schützen, unterliegen alle dem Einfluß von Oxytocin. Anders als Vasopressin ist Oxytocin zum Abbau defensiver Aktivierung in der Lage, was uns eine Immobilisierung ohne Furcht ermöglicht, wenn wir eine Verbindung zu einem anderen Menschen aufbauen, ein Kind stillen oder gebären wollen.

Oxytocin fördert prosoziale Verbundenheit, Bindungen und Immobilisierung im Kontext von Sicherheit. Vasopressin spielt sowohl bei der sympathischen Aktivierung als auch bei der dorsal-vagalen Shutdown-Reaktion eine Schlüsselrolle. Negative Erlebnisse in den ersten Lebensjahren können das Vasopressin-System sensibilisieren, das dann seinerseits die für Defensivreaktionen zuständigen Gehirnregionen sensibilisiert (C. S. Carter et al. 2020). Menschen, die in der Phase der Bindungsentwicklung eine Furchtkonditionierung aufgebaut haben, neigen zu paradoxen Reaktionen auf Oxytocin. Sie sind nicht dazu motiviert, positive, prosoziale Gefühle auszudrücken, sondern reagieren eher mit defensiven emotionalen oder behavioralen Reaktionen auf das Oxytocin. Befinden sich die Oxytocin-Verbindungen in einem Zustand der Dysregulation, stimulieren sie eher die Vasopressin-Rezeptoren; dadurch wird eine Streßreaktion initiiert, obwohl wir uns in einem Kontext befinden, für den Sicherheit und Verbundenheit kennzeichnend sind. In solchen Fällen reagieren Menschen eher mit Rückzug, Furcht oder Aggression. Aufgrund dessen bemühen sie sich bezüglich des Streßabbaus eher nicht um die Unterstützung anderer. Ohne soziale Verbundenheit verharren wir eher in einer sympathisch bestimmten Selbstschutzreaktion oder immobilisiert in einem parasympathisch bestimmten Gefühl der Hilflosigkeit.

Taucht diese Dynamik in einer Psychotherapie auf, sollte man sich vergegenwärtigen, daß Bindungserinnerungen implizit in unserem Selbstempfinden enthalten sind. Diese Reaktionen können in der Regel nicht durch rein kognitive Interventionen überwunden werden. Ein körperzentrierter Behandlungsansatz empfiehlt Klienten in solch einem Fall, an dem in Reaktion auf soziale Verbindungen auftauchenden inneren Empfinden zu arbeiten. Somatische Therapien empfehlen Klienten, das Feedback unseres Körpers über unsere Bedürfnisse bezüglich Getrenntheit und Nähe zu untersuchen.

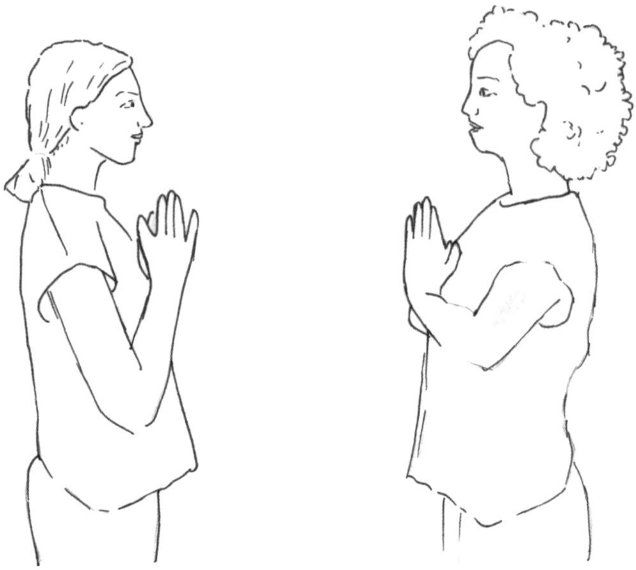

ABBILDUNG 5.1 Wir können mit Nähe experimentieren, indem wir auf das Feedback achten, das wir in Reaktion auf soziale Verbundenheit von unserem Körper erhalten.

Eine Intervention, die wir im Rahmen einer Therapie erforschen können, besteht darin, die Stühle, auf denen beide Beteiligte sitzen, näher zu einander hin oder weiter von einander weg zu rücken oder, wenn beide stehen, die Distanz zwischen den beiden Personen zu verändern. Indem wir so die Wirkung eines bestimmten Abstandes zwischen uns und unseren Klienten erforschen, können wir die Reaktion unseres Körpers auf solche subtilen Veränderungen herausfinden. Wir können Klienten auch vorschlagen, darauf zu achten, wie ihr Körper ihnen Feedback darüber gibt, wie sich »nein« in ihrem Körper anfühlt. Sie könnten beispielsweise ein Gefühl der Reizbarkeit und einen Drang, sich zu verteidigen, bemerken. Oder sie könnten Furcht verspüren und den Drang, sich zurückzuziehen. Diese Defensivreaktionen sind einmal in einer als unsicher empfundenen Umgebung entstanden; sie waren zu jener Zeit intelligente Reaktionen, die die Betroffenen schützten. Statt Klienten aufzufordern, ihre instinktiven Reaktionen kognitiv außer Kraft zu setzen, besteht ein somatischer Ansatz, mit dieser Dynamik umzugehen, darin, allen Bewegungsimpulsen, die ihr inneres Empfinden begleiten, unterstützend zu folgen. Beispielsweise können Klienten mit den Armen nach außen drücken, als wollten sie eine schwere Last von ihrem Brustkorb wegdrücken, oder sie können zurückzucken und sich kleiner machen. Oder sie könnten ihren Blick senken und wegschauen, während sie sich aus dem Kontakt zurückziehen. Wir können sie bitten, solche Bewegungen zu übertreiben und darauf zu achten, was sie somatisch und emotional erleben. Interventionen, die auf der Grundlage einer geistigen Haltung des Akzeptierens und der Neugier angeboten werden, können zu Wegbereitern der Veränderung werden. Solche instinktiven Reaktionen können nun unterstützt, erforscht und zum Abschluß gebracht werden. Oft entsteht auf diese Weise ein neuer, authentischer Wunsch nach Verbundenheit, nicht auf Zwang oder Willfährigkeit basierend, sondern auf echter Sehnsucht nach Verbundenheit. Anschließend können wir die Klienten bitten, darauf zu achten, wie sie die Verbindung zu sich selbst aufrechterhalten können, während sie sich in einer Beziehung befinden. Wir schaffen Raum sowohl für den Rückzug als auch für die Rückkehr in die Verbundenheit. Dieser interpersonale Yoga-Ansatz ermöglicht uns, eine hinreichend sichere Beziehung anzubieten, in der es Raum sowohl für Getrenntheit als auch für Zusammensein gibt. Der Ausdruck von Sehnsucht kann einer der kostbarsten Augenblicke einer Psychotherapie sein. Er kann sich in Form der Kontaktaufnahme mit den Augen äußern oder als ein sanfter Augenblick, in dem wir einem anderen Menschen die Möglichkeit geben, für uns zutiefst wichtig zu sein. Das Herz erfüllt dann den Raum zwischen zwei Menschen und verbindet sie so miteinander.

## Ein Drang hin zur Vollendung

Ein kognitiver Ansatz, der zur Genesung von Traumata führen soll, versucht, Klienten zu helfen, sich neue mentale Erklärungen für das, was geschehen ist, anzueignen (Ecker & Bridges 2020). Energetisch sind fortlaufende Veränderungen und anhaltender Streß sehr belastend für den Stoffwechsel. Unser Gehirn versucht ständig, zur Sicherung unseres Überlebens den Energieverbrauch zu verringern. Deshalb orientieren wir uns an früheren Erlebnissen, wenn wir uns und unsere Umgebung wahrnehmen und wenn wir versuchen, die Zukunft vorauszusagen. Haben wir ein Trauma erlebt, neigen wir eher zur Entwicklung umfassender negativer Überzeugungen, die dem Empfinden von Furcht, Schmerz, Scham oder Hilflosigkeit entsprechen. Solche Überzeugungen bezeichnen wir als Schemata. Ein Schema ist ein Muster von Gedanken, Gefühlen und Verhaltensweisen, das existierende Informationen organisiert und beeinflußt, wie wir neu eintreffende Informationen wahrnehmen. Ein Schema beeinflußt die Art, wie wir neu eintreffende Informationen deuten, indem wir in unsere vorgefaßten Erwartungsrahmen neuen Input einbeziehen. Manchmal verlassen wir uns stark auf Voraussagen über Worst-Case-Szenarien, um für unsere Sicherheit zu sorgen. Wurden wir beispielsweise einmal tief verletzt und in einer Beziehung zurückgewiesen, gelangen wir möglicherweise zu dem Schluß, wir seien nicht liebenswert oder alle Menschen verhielten sich verletzend oder gefühllos. Vielleicht machen wir uns dann sogar die Überzeugung zu eigen, die Welt sei ein unfreundlicher und gefährlicher Ort. Solche Überzeugungen können uns dazu bringen, Beziehungen zu anderen Menschen grundsätzlich zu vermeiden.

Wenn wir Beziehungen jedoch generell meiden, können wir die Überzeugungen, die wir zu unserem Schutz entwickeln, nicht mehr hinterfragen. Selbst wenn wir uns dann einer von uns als sicher empfundenen Beziehung zuwenden – beispielsweise in Form einer guten Psychotherapie –, können wir die in solch einem Zusammenhang erlebte Verbundenheit als unsicher empfinden. Auch wenn es äußere Anzeichen für die Sicherheit einer solchen Situation gibt, kann es sein, daß wir uns bedroht fühlen – was uns dazu bringt, uns zurückzuziehen oder die liebevolle und mitfühlende Präsenz eines anderen Menschen zu meiden. Wir verlassen uns dann auf frühere Erlebnisse, die unsere Deutung des gegenwärtigen Augenblicks beeinflussen, und unsere inneren Reaktionen entsprechen nicht unseren aktuellen Lebensumständen. Im Idealfall können wir unsere unzutreffenden Überzeugungen durch Reflexion über unsere Voreingenommenheiten und über Möglichkeiten, neue konträre Informationen aufzunehmen, hinterfragen. Das erfordert allerdings, daß wir uns wieder auf den gegenwärtigen Augenblick hin orientieren, denn nur so haben wir eine Chance zu erkennen, daß unser traumatisches Erlebnis vorüber ist und wir nun in Sicherheit sind. Wenn wir großes Glück haben, wird uns klar, daß wir für die Mißhandlungen, die wir in unserer Kindheit erlebt haben, nicht selbst verantwortlich waren, und wenn das der Fall ist, gelingt es uns vielleicht, die Last unserer Schuld- und Schamgefühle abzuwerfen. Wenn wir diesen Prozeß durchlaufen, entwickeln wir vielleicht irgendwann das Gefühl, zu einem Abschluß gelangt zu sein.

Ein Geist und Körper einbeziehender Weg zur Genesung von einem Trauma kümmert sich bei dem Bemühen, mit dem Erlebten zu einem Abschluß zu gelangen, nicht nur um die mentalen Schemata, sondern auch um das somatische Empfinden. Die Gestalttherapie erkennt an, daß uns allen ein angeborener Drang, Dinge zum Abschluß zu bringen, eigen ist, der uns einen Zyklus bestimmter vorhersehbarer Phasen durchleben läßt (Zinker 1977/1982). Diese Phasen sind:

- Empfinden
- Gewahrsein
- Mobilisierung
- Handeln
- Veränderung
- Assimilation

Wenn wir uns auf den Weg machen, achten wir zunächst auf unsere Empfindungen, um die mit diesen verbundenen Gefühle und Emotionen zu entdecken. Dieses Gewahrsein führt zur Mobilisierung unserer Energie, die uns ermöglicht, jede Handlung zu erforschen, die ein Gefühl der Zufriedenheit hervorruft, ganz gleich, ob durch Bewegung, eine neue Art zu atmen oder das Streben nach Verbundenheit. Nun haben wir eine Veränderung herbeigeführt, und dieses neuartige Erlebnis muß in unser Selbstempfinden integriert werden, und wenn das gelingt, erleben wir ein Gefühl des Abschlusses. Wird dieser Zyklus irgendwo unterbrochen, bleibt er unvollendet; dann versuchen unser Geist und unser Körper weiter, zu einer Auflösung zu gelangen.

Unser Körper birgt eine angeborene Weisheit, die uns durch Bewegungsimpulse geleitet und uns hilft, zu einem Gefühl der Auflösung zu gelangen. Nichts zwingt uns, unsere Vergangenheit abermals zu durchleben. Menschen, die ein schockierendes Ereignis erleben, breiten häufig die Arme aus und reißen die Augen weit auf; dem folgt eine Kontraktion ihres Körpers, bei der sie die Knie zur Brust ziehen und den Rücken runden. Diese Defensivhaltungen basieren auf Kontraktionen im Lendenmuskel und im Hüftbeuger, durch die wir instinktiv unsere wichtigsten inneren Organe zu schützen versuchen. Haltungsveränderungen treten oft infolge von instinktiven Reaktionen ein. Solche reflexhaften Veränderungen können wir bei Tieren und kleinen Kindern beobachten. Beispielsweise können wir uns einen Hund mit eingezogenem Schwanz oder eine verängstigte Katze mit hoch emporgestrecktem, gerundetem Rücken und erhobenem Schwanz vorstellen. Menschenbabys werden mit einem Moro- oder Schreckreflex geboren. In Reaktion auf ein lautes Geräusch oder eine abrupte Bewegung werfen sie den Kopf zurück, strecken Arme und Beine aus, weinen und ziehen Arme und Beine dann wieder zum Rumpf. Darüber hinaus kann uns der Achillessehnenreflex dazu bringen, angesichts einer Gefahr die hinteren Oberschenkelmuskeln und die Wadenmuskeln anzuspannen. Dies kann als Bestandteil der Erstarrungsreaktion zu Spannungsüberstreckung in den Knöchel-, Knie- oder Hüftgelenken führen. Kleine Kinder, die in dieser reflexhaften Reaktion verharren, gehen häufig auf den Zehen, statt die Füße vollständig auf den Boden zu setzen. Wir sind nicht dafür geschaffen, über längere Zeitspannen in einer Defensivhaltung zu verharren. Doch wenn wir chronischen emotionalen Schmerz erleben, verharren wir manchmal über viele Jahre in einer Defensivhaltung, und das kann unser Selbstempfinden prägen.

Unsere Haltung spiegelt unseren emotionalen Zustand. Neigen Sie beispielsweise zu depressiven Stimmungen, können Sie die Schultern hängen lassen, auf den Boden starren und einen generell verringerten Tonus haben. Fühlen Sie sich hingegen verängstigt, bleiben Sie vermutlich eher starr aufgerichtet, während Ihre Sinne wachsam Ihre Umgebung untersuchen. Im Idealfall können wir, wenn wir in Sicherheit sind, unsere somatische Panzerung ablegen. Wenn wir uns aus einem Schock oder einer Traumareaktion befreien, lösen wir chronische Verspannungen in Muskeln und Gelenken auf. In diesem Zusammenhang kommt es häufig vor, daß Arme und Beine zu zittern anfangen oder daß Emotionen aufbrausen, weil der Körper Adrenalin ausschüttet. David Bercelis *Tension and Trauma Releasing Exercises* (TRE) unterstützen das therapeutische Zittern durch die Ausführung einer bestimmten Sequenz von Haltungen, welche die Psoas- und Hüftbeugemuskeln entspannen. Die somatische Psychologie bezeichnet dieses Auflösen von Spannungen als *Sequencing* (Aposhyan 2007). Dabei wird gebundene Energie vom Zentrum des Körpers in die Peripherie befördert, ein Vorgang, der oft zu einem Gefühl der Zufriedenheit oder Befreiung führt. Wir lernen, die Arousal-Energie zu fokussieren, um wichtige Aktivitäten ausführen zu können, die uns letztlich in einen Zustand der Balance zurückversetzen.

Wir verinnerlichen sensorische Erlebnisse, indem wir das Geschehen in der Welt um uns aufnehmen. Möglicherweise erhalten wir auch Gelegenheit, unsere sämtlichen sensorischen Erlebnisse zu verarbeiten und zu verdauen. Die Verdauung ist eine gute Metapher für den Prozeß der Informationsverarbeitung. Bei der Nahrungsaufnahme merkt unser Verdauungssystem instinktiv, was nahrhaft und was giftig ist, und entfernt Giftstoffe aus unserem Körper. Wir nehmen auf, was gut für uns ist, und assimilieren die Nährstoffe, die uns mit Energie versorgen. Wir müssen auch erkennen, was unverdaulich ist. Die Abfallstoffe scheiden wir dann aus. Wenn wir etwas nicht mehr Genießbares gegessen haben, entfernt unser Körper die Giftstoffe rigoroser. Ebenso verhält es sich mit der Unterscheidung dessen, ob unsere sensorischen Erlebnisse für unser Wohlergehen förderlich oder schädlich sind. Nährende Erlebnisse können wir in unser Selbstempfinden integrieren. Haben wir etwas Aufwühlendes selbst erlebt oder mitangesehen, kann unser Körper darauf ähnlich reagieren, wie wenn wir mit einem Giftstoff in Kontakt gekommen sind. Wir ekeln uns dann möglicherweise oder übergeben uns. Manchmal überkommt uns auch instinktiv das Bedürfnis, zu kämpfen oder zu fliehen. Wenn wir zum Zeitpunkt des traumatischen Ereignisses dazu nicht in der Lage waren, kann es trotzdem sein, daß wir uns in den Muskeln unserer Arme und Beine agitiert fühlen. *Somatic Experiencing* beschreibt diese physiologischen Reaktionen auf traumatischen Streß als verhinderte instinktive Reaktion; dabei handelt es sich um biologisch basierte Bewegungsimpulse, die im Körper festgehalten werden (Levine 2003). Beispielsweise können wir einen Drang verspüren, zu rennen, zu brüllen, mit unseren Armen zu stoßen oder nach Unterstützung zu greifen.

In einer Psychotherapie können wir Klienten durch Visualisation, Bewegungsintegration, bewußtes Atmen oder das Freisetzen von Emotionen helfen, zu einer Auflösung zu gelangen. Im Idealfall führt dies zum Erleben eines Abschlusses und zu einem Gefühl der Zufriedenheit. Um dies zu erreichen, ermutigen wir die Klienten, über ein belastendes oder traumatisches Ereignis zu reflektieren und gleichzeitig die Reaktionen ihres Körpers und ihres Nervensystems zu beobachten. Das Gewahrsein dieser Empfindungen kann dann die Ausführung achtsamer Bewegungen fördern, die zur Auflösung von Spannungsmustern im Körper beitragen (Payne et al. 2015). Dieser Integrationsprozeß führt zum Abschluß unterbrochener instinktiver Verhaltensweisen. Bei mehrmaliger Wiederholung gestaltet dieser Prozeß den Körper allmählich um, indem er ihn mit einem Repertoire neuer Bewegungen bekannt macht, mit dessen Hilfe der Klient vom inneren Empfinden einer Gefahr dauerhaft zu einem Gefühl der Stärke oder der Entspanntheit wechseln kann, je nach Erfordernissen im betreffenden Augenblick. Nehmen wir beispielsweise an, eine Klientin spricht über einen sexuellen Übergriff, den sie in einer Situation erlebt hat, in der sie keine Chance hatte, dem Täter zu entkommen oder sich vor ihm zu schützen. Wir können die Klientin dann auffordern, innezuhalten und sich ihren Körper zu vergegenwärtigen. Vielleicht bemerkt sie dann eine Rastlosigkeit ihrer Beine oder ein Gefühl des Erschlaffens in den Armen. Sie könnten ihr dann empfehlen, die Bewegungsimpulse, die sie in ihrem Körper verspürt, zu wiederholen, zu verstärken und zu übertreiben (Caldwell 1996/1997). Das Gefühl der Aktivierung kann sich zu einem Drang entwickeln, die Füße in den Boden zu stoßen oder die Beine so zu bewegen, als würden sie sich aus der Situation entfernen. Das Gefühl des Erschlaffens in den Armen erinnert sie vielleicht an die Hilflosigkeit oder Machtlosigkeit, die sie zur Zeit des traumatischen Erlebnisses empfunden hat. Während sie sich mit diesem Gefühl beschäftigt, könnten Sie sie auffordern, darüber nachzudenken, was sie gern hätte tun oder sagen wollen. Vielleicht löst diese Fragestellung bei ihr einen Drang aus, die Arme vorzustoßen und sich mit ihrer Stimme bemerkbar zu machen. Solchen Impulsen zu folgen kann helfen, ein neues, heilend wirkendes Selbstempfinden zu entdecken.

## Energie aufbauen und Stärke entwickeln

Die meisten Methoden der therapeutischen Traumabewältigung basieren auf einem Drei-Phasen-Modell (Herman 1997/1993). In der ersten Phase der Traumabehandlung geht es primär darum, Klienten zu helfen, ein Gefühl der Sicherheit und Stabilität in ihrem Leben zu verankern. Dies wird durch die Entwicklung von Ressourcen für die Emotionsregulation erreicht, die helfen, sich innerhalb ihres Toleranzfensters auszuruhen und die Fähigkeit, effektiv auf Affekt- und Arousalzustände zu reagieren, zu vergrößern. Phase zwei des Genesungsprozesses fokussiert auf die Heilung; dies geschieht durch die Konfrontation mit den Erinnerungen an die traumatischen Ereignisse und deren Wirkung auf das Selbstempfinden. Dabei geht es vor allem darum, bedächtig vorzugehen und sich dem erlittenen Schmerz erst zuzuwenden, wenn Klienten in der Lage sind, die Aufmerksamkeit und Intentionalität zu mobilisieren, die sie in die Lage versetzen, mit ihren Empfindungen und Emotionen umzugehen, ohne von ihnen überwältigt zu werden. Phase drei konzentriert sich auf die Integration neuer Erlebnisse sowie der Auflösung, Resilienz, Hoffnung und Freiheit in das Selbstempfinden des Klienten.

Im Sinne des Dreiphasenmodells fördert die Anwendung der Polyvagal-Theorie auf die Yoga-Arbeit zunächst ein Gefühl der Sicherheit, bevor wir uns der Auflösung der durch traumatische Erlebnisse verursachten Belastungen zuwenden. In Phase eins nutzen wir Yoga-Übungen, die der inneren Balance und der Zentrierung zugute kommen. Dies ermöglicht uns die Unterscheidung unseres gegenwärtigen Selbstempfindens von den Erinnerungen an unsere Empfindungen angesichts traumatischer Erlebnisse.

In Phase zwei können wir somatisch daran arbeiten, die mit belastenden Ereignissen verbundene physiologische Aktivierung zu verringern. Wir befassen uns dann jeweils kurzzeitig mit kleinen Mengen belastenden Materials und richten den Fokus dann wieder auf ein Gefühl der Sicherheit. Bei diesem Titrierung genannten Verfahren konfrontiert man sich mit geringen, erträglichen Mengen von Unbehagen, die oft mit einer sympathischen Ladung verbunden sind (Levine 2003). Richten wir unser Gewahrsein anschließend auf Signale für Sicherheit in der gegenwärtigen Situation, registrieren wir häufig eine natürliche Entladung physischer und emotionaler Anspannung, manchmal in Form eines Zitterns oder eines emotionalen Ausdrucks. Wir lernen auf diese Weise, die Mobilisierung und die sympathische Aktivierung umzulenken, was ein Gefühl positiver Erregung statt von Angst hervorrufen kann, ein Gefühl der Stärke statt der Wut, ein Gefühl der Freiheit statt der Gefangenschaft. Durch Reflexion können wir neue Assoziationen zu unseren Empfindungen entwickeln und so verhindern, daß unsere Streßreaktionssysteme uns weiter terrorisieren können. Durch Übung können wir uns schließlich in einem größeren Spektrum von Zuständen unseres Nervensystems behaglich fühlen.

Manchmal breiten wir Arme und Beine aus und erforschen so ein Gefühl der Stärke. Solche Haltungen, die zuweilen als Krafthaltungen bezeichnet werden, können von Nutzen sein, wenn wir uns abgrenzen oder nach Mißhandlungen wieder in den Besitz unserer Kraft gelangen wollen. Dies kann uns helfen, uns selbstsicher und zuversichtlich zu fühlen und unsere Resilienz angesichts von Streß zu verbessern (Carney et al. 2010; Cuddy et al. 2018). Stellen Sie sich einmal vor, daß Sie die Position des fünfzackigen Sterns einnehmen. Dabei stemmen wir die Füße in die Erde und heben die Arme, so daß wir das Gefühl bekommen, fest in der Erde verwurzelt zu sein, und uns gleichzeitig als groß und voller Potential wahrnehmen.

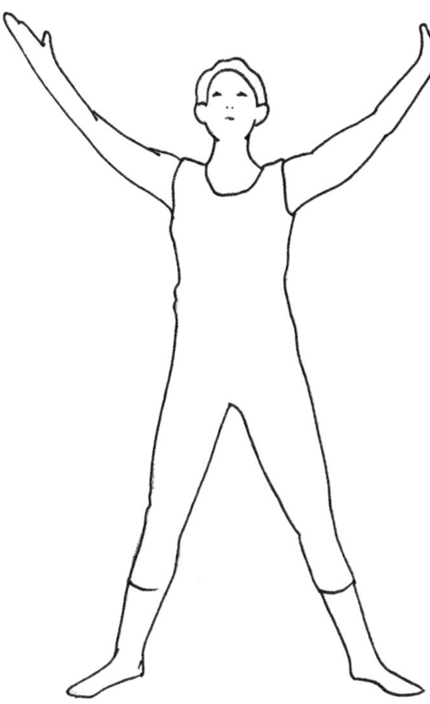

ABBILDUNG 5.2 Der fünfzackige Stern ist eine Krafthaltung des Yoga

Manchmal mobilisiert dieser Vorgang Trauer, doch deren Freisetzung geht oft mit einem als neuartig empfundenen Gefühl der Freiheit oder Leichtigkeit einher.

In Phase drei der Traumaarbeit nehmen wir uns die Zeit, um alle erlebten Veränderungen zum Positiven zu integrieren. Zwar können auch Veränderungen zum Positiven als beunruhigend und verletzend empfunden werden, aber Yoga hilft uns, mit unserer Verunsicherung fertig zu werden. Yoga bietet Gelegenheiten zu spontanen Bewegungen. Wir können unseren Klienten und Studenten empfehlen, auf ihren Körper zu hören. Freie Bewegungen fördern einen kreativen Prozeß, in dessen Verlauf ein Klient zu seiner inneren Weisheit in Verbindung tritt. Wir wissen nicht, was infolge dieser Bewegungen geschehen wird; deshalb müssen wir Vertrauen zum Unbekannten entwickeln. Am Ende einer Yoga-Übungssequenz erhalten die Übenden gewöhnlich Gelegenheit, sich in der Stille niederzulassen. Sowohl bei der Meditation im Sitzen als auch in der Yoga-*Shavasana* können wir still über unser Erlebnis reflektieren und im inneren Raum der Reflexion verweilen. Das hilft uns, in einem parasympathischen Zustand der Ruhe und Entspannung zu heilen.

## Achtsame Mobilisierung

Die mit traumatischen Ereignissen verbundene unaufgelöste physiologische Aktivierung kann Haltemuster in den Bereichen des Bauchs, des Zwerchfells, des Brustkorbs, des Halses, des Kiefers und der Stirn erzeugen. Alle diese Bereiche sind durch Ausläufer des Vagusnervs innerviert. In der yogischen Tradition werden eben diese Körperbereiche mit bestimmten *Chakras* in Verbindung gebracht. *Chakra* ist das Sanskrit-Wort für »Rad« und bezeichnet die wichtigsten Energiezentren des Körpers. Jedem Chakra entspricht eine endokrine Drüse sowie ein Nervengeflecht, *Plexus* genannt. In diesen Zentren konzentrieren sich das sensorische Feedback und unsere Emotionen.

- Das *Wurzel-Chakra* am untersten Punkt der Wirbelsäule ist mit dem Unterbauchgeflecht *(Plexus hypogastricus inferior)* und den Nebennieren verbunden. Es wird meist mit dem Überleben assoziiert, und wenn wir uns bedroht fühlen, kann es hier zu einer Kontraktion kommen.
- Das *Sakral-Chakra*, das sich oben auf dem Kreuzbein befindet, wird (ebenfalls) mit dem Unterbauchgeflecht *(Plexus hypogastricus inferior)* und außerdem den Keimdrüsen in Verbindung gebracht. Weiterhin wird es mit den Emotionen und mit der sexuellen Energie assoziiert. Im Bereich dieses Chakras können wir eine Kontraktion spüren, wenn wir Verletzungen in Form von Zurückweisung, Vernachlässigung oder Grenzverletzungen erlebt haben.
- Der *Solarplexus*, der sich im Oberbauch befindet, innerviert die Bauchspeicheldrüse, die Gallenblase, den Darm, die Leber und den Magen. Dieses Chakra, das als das Zentrum unserer Macht bezeichnet wird, ermöglicht uns, in der Welt unseren Willen zur Geltung zu bringen. Würde unsere Autonomie nicht unterstützt, hätten wir kaum eine Verbindung zu dieser inneren Kraftquelle.
- Das *Herz-Chakra* oder Herzgeflecht *(Plexus cardiacis)*, das Herz und Lunge innerviert, befindet sich im oberen Bereich des Brustkorbs in der Nähe der Thymusdrüse. Mit seiner Hilfe können wir uns Beziehungen und der ganzen Welt öffnen.
- Das *Kehl-Chakra* ist mit dem Rachengeflecht *(Plexus [venosus] pharyngeus)* verbunden, das die in der Nähe der Schilddrüse und der Nebenschilddrüse liegenden Stimmbänder innerviert. Wir können im Bereich dieses Chakras Anspannung empfinden, wenn wir uns verletzt fühlen, weil wir nicht gehört werden oder uns nicht in der Lage glauben, unsere einzigartige Stimme zu Gehör zu bringen.
- Das sechste Chakra, das sogenannte *Dritte Auge*, ist mit der Zirbeldrüse verbunden, einer kleinen endokrinen Drüse, die bei der Regulation des zirkadi-

anen Rhythmus eine Rolle spielt, insofern sie das Hormon Melatonin ausschüttet. Diesem Chakra wird eine Verbindung zu unserer Einsicht und zur inneren Weisheit nachgesagt.

- Das siebte Chakra oder *Kronen-Chakra* ist mit der Hirnanhangdrüse (Hypophyse) im Zentrum des Gehirns assoziiert, also mit dem Organ, dem die Regulation des gesamten endokrinen Systems obliegt. Das Kronen-Chakra soll die Verbindung zu unserem spirituellen Selbst herstellen.

Jedes Chakra kann zu stark aktiv oder zu wenig aktiv sein. Stellen wir in diesem Zusammenhang wieder eine Verbindung zu den *Gunas* her, so kann ein Ungleichgewichtszustand in einem Zuviel an *Rajas* bestehen, was bedeuten kann, daß sich der damit assoziierte Körperbereich überstimuliert anfühlt, oder in einem Zuviel an *Tamas*, was ein dumpfes Gefühl hervorruft. Die Interozeption gibt in solchen Fällen Aufschluß über Möglichkeiten, einen ausgewogeneren Zustand zu erreichen. Neigen Sie beispielsweise zu sympathischer Aktivierung, können Sie ein Gefühl der Anspannung im Brustbereich verspüren, sich im Bereich des Zwerchfells oder des Bauches beengt fühlen, den Kiefer verkrampfen, den Beckenboden anspannen oder Spannungskopfschmerzen entwickeln. In all diesen Fällen ermöglicht Yoga, derartige Empfindungen zu untersuchen und die Anspannung durch bestimmte Bewegungen und Arten zu atmen aufzulösen. Dominiert bei Ihnen hingegen eher das PNS, fühlen Sie sich vermutlich eher schwach, empfindungslos oder mit den erwähnten Körperbereichen nicht verbunden. In solchen Fällen müssen Sie die betroffenen Körperbereiche stärker aktivieren, indem Sie den Muskeltonus verbessern.

Oft geht es bei der Auflösung eines Traumas um die Integration neuer Ressourcen, die zum Zeitpunkt des traumatischen Ereignisses noch nicht zur Verfügung standen. Falls Sie sich in einer Situation gefangen oder in die Enge getrieben fühlten, kann Ihr Körper Reste solcher Empfindungen bewahren. Das Prinzip der achtsamen Mobilisierung beinhaltet, daß Sie sich Bewegungen wieder aneignen, die durch traumatische Ereignisse verloren gegangen sind. In somatischen Therapien tragen Bewegungen der Wirbelsäule, Rotieren der Gelenke und Dehnbewegungen zur Auflösung muskulärer Spannungen bei.

Dehnbewegungen bestehen im abwechselnden Kontrahieren und Dehnen von Muskeln, so wie Hunde und Katzen es tun, wenn sie aus dem Schlaf erwachen (Hanna 2004/1990). Die Bewegungen könnte man mit einem Gähnen, das den ganzen Körper erfaßt, vergleichen. Die Pandikulation dehnt und kontrahiert abwechselnd die Faszien, die Gelenke, Muskeln und Körperorgane umgeben. Die Bewegungen treten spontan auf und fühlen sich gut an. Wir unterstützen sie durch Rotationsbewegungen in den Handgelenken, Ellbogen, Schultern, Knien,

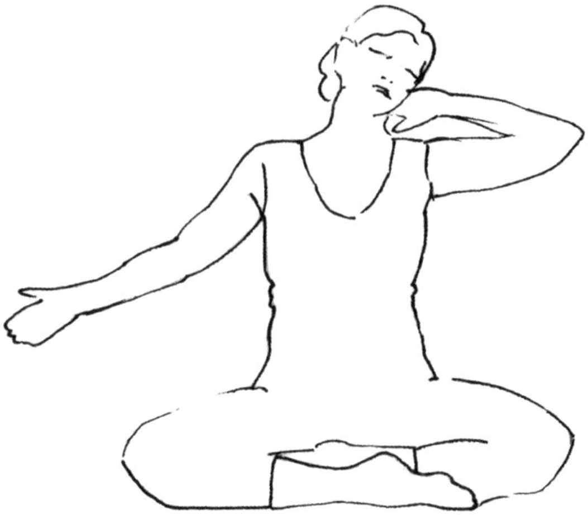

Abbildung 5.3 Als Pandikulation bezeichnet man alle natürlichen Bewegungen, die spontan stattfinden und sich gut anfühlen.

Knöcheln und Hüften. Aufgrund der Pandikulation zirkuliert die Gelenkflüssigkeit, welche die Gelenke polstert und befeuchtet. Die Bewegungen transportieren Nährstoffe und Sauerstoff zu einer Hyalinknorpel genannten Bindegewebsschicht, welche die Knochenenden umgibt. Der Vagusnerv spielt bei der Übermittlung von Informationen über Veränderungen in unserem Bindegewebe an das Gehirn eine Schlüsselrolle und ist deshalb für die Aktivierung unseres sensumotorischen Systems entscheidend.

Bewegungen der Wirbelsäule verstärken das Gewahrsein des Zentrums unseres Körpers und helfen uns, im ANS einen Zustand der Balance zu erreichen. Nicht nur ein Trauma wirkt sich auf die Körperhaltung aus, sondern auch Alltagsaktivitäten können sie beeinflussen. Beispielsweise können wir durch das Sitzen vor einem Computer oder das Schreiben einer Textnachricht auf einem Handy in jene klassische Haltung mit vorgestrecktem Kopf geraten, die den Fluß arteriellen Blutes in den Bereichen des Hinterkopfes, der Halswirbel und des Vagusnervs einschränkt (Rosenberg 2017/2018). Aber wir können unsere Haltung verändern und dadurch unsere physische und emotionale Gesundheit verbessern. Die Beseitigung eines Beckenschiefstandes durch eine Rolfing-Massage führt offenbar zu einer Verbesserung des vagalen Tonus (Cottingham et al. 1988). Im übrigen schränkt eine dysfunktionale Körperhaltung die Atmung ein und kann das Wohlbefinden beeinträchtigen. Die Wirbelsäule ist ein Kommunikationskanal für das Nervensystem. Eine versteifte Wirbelsäule beeinträchtigt Impulse, die das Nervensystem vom Gehirn in den Körper und vom Körper zurück ins Gehirn übermittelt. Durch

Flexibilisierung und Verbesserung der Beweglichkeit der Wirbelsäule verbessert Yoga die Blutzirkulation und den Zustand des Nervensystems. Zum Glück läßt sich die Haltung durch wiederholtes Üben relativ leicht korrigieren (J. Miller 2023). Um eine stark kontrahierte Wirbelsäule zu dehnen und zu entspannen, müssen wir die Lendenmuskeln lockern. Doch können wir die beiden Lendenmuskeln nur entspannen, wenn wir uns sicher genug fühlen, um uns aus der defensiven Selbstschutzhaltung zu befreien. Weil die Lendenmuskeln durch die Faszien mit dem Zwerchfell verbunden sind, ermöglicht ein entspanntes Atemmuster die Entspannung dieser Muskeln, und ein entspannter Körper begünstigt tieferes Atmen. Vereinfacht ausgedrückt, verbessert unsere Entspannungsreaktion den Gesundheitszustand unserer Wirbelsäule.

Wenn wir uns in einer Therapie mit den Bewegungen der Wirbelsäule befassen, ist es sinnvoll, sich an die Kante eines Stuhls zu setzen, der explorierende Bewegungen in jede Richtung ermöglicht. Versetzen wir unseren Körper in eine Beugung, kontrahieren wir den Rumpf nach vorn und regulieren das ANS herunter. Bewegen wir uns hingegen in eine Dehnung, stimulieren wir das SNS (Lutz 2021). Wiederholt sich dieser Vorgang, werden die durch den Vagusnerv innervierten Organe im Bauchraum abwechselnd komprimiert und dekomprimiert. Auch seitliche Biegungen erzeugen auf beiden Seiten der Wirbelsäule eine leichte Kompression und massieren die inneren Organe.

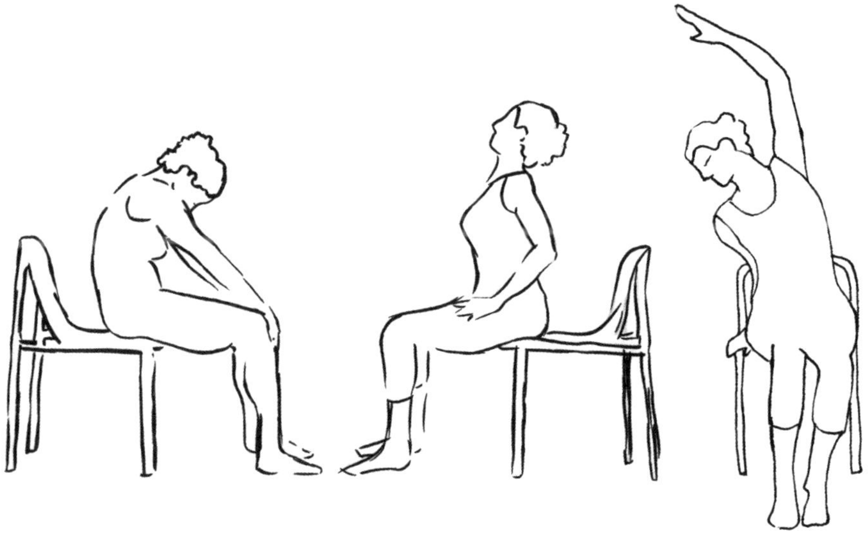

Abbildungen 5.4 – 5.6 Bewegungen der Wirbelsäule können in jeder Position ausgeführt werden, auch im Sitzen auf einem Stuhl. Sie machen den Körper flexibler und tragen zur Auflösung chronischer Anspannung der Lendenmuskeln bei.

Man kann sich achtsame Mobilisierung als Form der Umgestaltung somatischer Muster vorstellen, durch die wir unsere Fähigkeit, uns in unserem Körper geerdet zu fühlen, wiederherstellen. Das Erden ist eine Technik, die Alexander Lowen im Rahmen der von ihm entwickelten Bioenergetik entwickelt hat. Lowen war der Auffassung, wir würden uns von unseren schmerzhaften Erinnerungen und Emotionen in erster Linie distanzieren, indem wir uns von unseren Körperempfindungen abschneiden (Lowen 1977/1976). Fühlt sich ein Kind ruhig und sicher, entspannt es sich physisch in den liebevollen Armen seiner primären Bezugsperson. Fühlt sich das Kind hingegen bedroht, kontrahiert es seine Muskeln, um andere von sich zu stoßen oder sich dem Kontakt mit ihnen und mit der Erde zu entziehen. Bleibt die Bedrohung weiterhin bestehen, wie es bei einem anhaltenden Entwicklungstrauma der Fall ist, entwickelt das Kind eine somatische Panzerung, die es dauerhaft vor seinen eigenen Gefühlen schützt. Mittels erdender Körperhaltungen steigern wir das Gewahrsein unserer Beine und Füße, während wir unsere Verbindung zur Schwerkraft und zur Erde spüren.

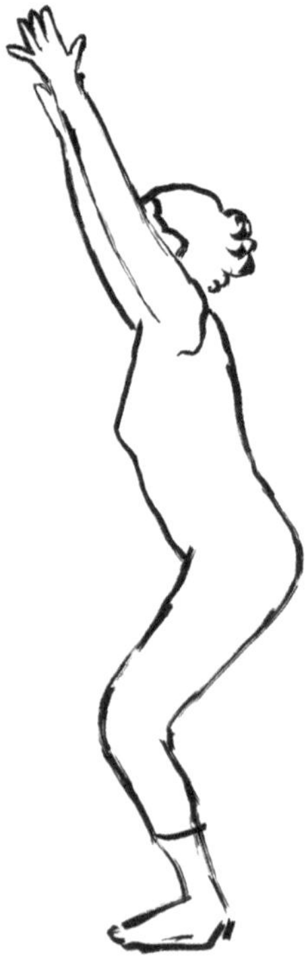

ABBILDUNG 5.7 Erdende Yoga-Haltungen helfen, Kontakt zum Empfinden Ihrer Beine wiederherzustellen, so daß Sie Ihren Körper vollständiger spüren.

In der Bioenergetik werden wir aufgefordert, Körperhaltungen einzunehmen, die starke Empfindungen und Emotionen hervorrufen. Beispielsweise beugen wir ein wenig die Knie, so daß sich unser Körper einer Hocke nähert, während wir die Arme emporstrecken. Diese Haltung weckt nicht nur starke Empfindungen in den Beinen, sondern auch Sehnsucht nach Verbundenheit. Mit Hilfe von Yoga-Haltungen wie der Stuhl-Haltung läßt sich ein ähnliches Erlebnis erreichen. Jede Körperhaltung läßt sich mit Hilfe einer klaren Intention verstärken. Beispielsweise kann ein Klient die Arme emporstoßen und dabei »Bleib weg!« rufen, um sich darin zu üben, eine Grenze zu verteidigen. Er kann seine Offenheit aber auch zum Ausdruck bringen, indem er die Hände öffnet.

Die bioenergetischen Körperhaltungen ähneln nicht nur einigen klassischen Yoga-Haltungen, sondern wirken auch ähnlich wie Bercelis TRE-Bewegungen, die die großen Muskeln in den Beinen ermüden sollen. Dabei kann zwar ein spontanes Zittern hervorgerufen werden, aber wir können auch Möglichkeiten anbieten, Arme und Beine absichtlich zu schütteln, um Spannungen in den Gelenken abzubauen. Therapeutisches Yoga wechselt zwischen energetisierenden Haltungen, die darauf abzielen, die Herzfrequenz zu steigern, und Gelegenheiten innezuhalten, so daß die Klienten die Möglichkeit haben, die mit den Veränderungen verbundenen Empfindungen zu assimilieren. Der sympathischen Mobilisierung folgt die parasympathische Ruhe, in der die Vagusbremse gelöst und wieder aktiviert wird; dies stärkt die Effizienz des Vagus. Durch regelmäßiges Üben kultivieren wir ein höheres Maß an Flexibilität des Autonomen Nervensystems.

Die achtsame Mobilisierung hilft uns auch, unsere Stimme zurückzugewinnen. Das ist insbesondere dann vorteilhaft, wenn wir uns in wichtigen Augenblicken in unserem Leben nicht ausdrücken konnten. Vielleicht fühlt es sich so an, als hätten wir einen Kloß im Hals, oder es fällt uns schwer, uns für unsere eigenen Interessen einzusetzen – was uns daran hindert, mit anderen Menschen klar zu kommunizieren. Peter Levine (2010/2011) empfiehlt, beim verlängerten Ausatmen ein langes, langsames »Wuuh« ertönen zu lassen, eine im Rahmen des von ihm entwickelten *Somatic Experiencing* benutzte Lösungstechnik. Im übrigen aktiviert dieser Laut nach Levine den Vagusnerv und befreit uns dadurch von einem überstimulierten Zustand des SNS oder einem dorsal-vagalen Shutdown. Wenn wir gelegentlich unsere innere Wildheit zum Ausdruck bringen müssen, können wir das »Wuuh« in ein Brummen oder Knurren umwandeln.

Auch der Löwenatem ist eine klassische Yoga-Übung, die Anspannung in der Kehle auflösen soll. Dabei atmet man durch den weit geöffneten Mund aus, wobei man die Zunge herausstreckt und ein »Haah!« ertönen läßt. Sie können zusätzlich auch die Hände erheben und die Finger wie Klauen krümmen. Oder Sie drücken die Hände nach vorn, als wollten Sie etwas von sich wegdrücken. Eine traditionelle

Variante besteht darin, die Augen nach oben zur Mitte der Augenbrauen rollen zu lassen.

Im Idealfall widmen wir uns den Yoga-Bewegungen neugierig und erkennen an, daß es keine richtige oder falsche Reaktion gibt. Jede Haltung gibt uns Gelegenheit, unsere Gedanken und Emotionen zu beobachten. Jede ermöglicht uns, zu einer Einsicht zu gelangen, und jede lädt uns ein, zu unserer Intuition darüber in Kontakt zu treten, was für uns geschehen muß, damit wir in Körper und Geist eine Lösung erleben. Manchmal fühlen sich Klienten oder Studenten schüchtern, verlegen oder beschämt, wenn sie eine Bewegung ausführen oder einen Klang erzeugen. Wir können uns dann um eine spielerische Herangehensweise bemühen und so ein Gefühl der Sicherheit fördern. Durch achtsame Mobilisierung lernen wir, uns mit Streß vertraut zu machen und ein inneres Gefühl der Befähigung für uns in Anspruch zu nehmen.

Denken Sie stets daran, daß die Einbeziehung von Yoga in eine Psychotherapie für Sie selbst eine Chance ist, zu atmen und sich mit Ihren Klienten zusammen zu bewegen. Sie führen die Übung dann nicht nur vor, sondern bieten während der gemeinsamen Bewegungen Co-Regulation an. Falls ein Klient Schwierigkeiten damit hat, seinen Affekt oder Erregungszustand zu ertragen, ermöglicht ihm Ihre bedingungslos akzeptierende Haltung und Ihre umfassende Präsenz sich in Ihrer gemeinsamen Beziehung zu regulieren. Ihr Atem, der Klang Ihrer Stimme und die Verkörperung sind nonverbale Signale, die zeigen, daß Sie bereit sind, unbeachtet der Intensität einer Situation involviert zu bleiben. Sie können gemeinsam die Intensität auf eine Weise beeinflussen, die es dem Klienten ermöglicht, sich trotz seines Unbehagens sicher zu fühlen.

## Von der Couch auf die Matte

Eine der Herausforderungen, mit denen man bei der Einbeziehung von Yoga in eine Psychotherapie konfrontiert wird, ist die Auffassung, daß eine Therapie am besten in sitzender Haltung stattfindet. Tatsächlich gibt es Situationen, in denen es vorteilhaft ist, sich somatischer Reflexion still sitzend zu widmen; andererseits hat es aber auch viele Vorteile, in einem Therapieraum achtsame Bewegungen zu erforschen. Ich lege in meinem Behandlungsraum Yoga-Matten bereit, damit Klienten, die daran interessiert sind, Bewegungen erforschen können. Eine Yoga-Matte ist zwar nicht immer notwendig, aber sie kann besonders dann vorteilhaft sein, wenn Klienten gern auf dem Boden sitzen oder liegen möchten. In den folgenden beiden klinischen Vignetten wird beispielhaft geschildert, wie Klienten von der Couch auf die Yoga-Matte kamen.

## TANIAS GESCHICHTE
### Das Gefühl der Überforderung überwinden

Tania, eine junge Erwachsene, besuchte die Graduate School. Anfangs kam sie wegen Mangels an Selbstsicherheit zur Therapie. In einer Sitzung sprach sie über eine Situation, in der es ihr in der Schule schwergefallen war, sich einer Mitstudentin gegenüber zu behaupten. Sie lag lässig auf der Couch und hatte offenbar Schwierigkeiten mit der Wahrnehmung ihres Körpers. Ihr Blick war abwärts gerichtet, und ihre Schultern waren nach vorn eingerollt. Zunächst empfahl ich ihr, sich ihrer Haltung bewußt zu werden und sich darüber klar zu werden, ob ihr diese Haltung vertraut vorkomme. Sie erklärte, sie fühle sich so geschützt. Ich forderte sie auf, die Haltung zu übertreiben. Tania zog darauf die Knie zur Brust und umschlang ihre Beine mit den Armen. Sie sagte, manchmal habe sie das Gefühl, sie wolle verschwinden. Während sie diese Haltung erforschte, schlug ich ihr vor, Mitgefühl gegenüber dem Teil von ihr zu entwickeln, der sich sicher fühle, wenn sie sich so klein wie möglich mache. Daraufhin rollten Tränen über ihre Wangen, und sie erinnerte sich daran, wie sie sich in Situationen, die sie überforderten, klein gefühlt hatte.

Nachdem Tania sich einige Minuten ihrer Trauer überlassen hatte, fragte ich sie, ob sie sich an eine Situation erinnere, in der sie sich in der Vergangenheit gestärkt gefühlt hatte. Sie zuckte die Achseln und berichtete widerwillig über eine erfolgreiche Präsentation in einem Kurs in der Schule. Als ich sie nach dem Verlauf der Präsentation fragte, berichtete sie schüchtern, sie habe gutes Feedback erhalten, obwohl sie sehr nervös gewesen sei. Mir fiel auf, daß sie ein wenig lächelte, als sie sich die Situation vergegenwärtigte. Ich schlug ihr vor, eine Haltung einzunehmen, die dem Gefühl entsprach, das sie nach der Präsentation gehabt hatte. Außerdem sagte ich, es sei okay, wenn sie aufstehen wolle. Tania stand daraufhin tatsächlich auf, legte ihre Hände auf die Hüften und erhob den Blick. Ich selbst stellte mich direkt neben sie und spiegelte ihre Haltung. Wir lachten beide und gaben vor, »Wonder Woman« zu sein. Sie war offensichtlich mit diesem Gefühl verbunden, und ich bat sie zu beschreiben, was ihr auffalle. Sie sagte, sie fühle sich zwar ein wenig albern, aber andererseits auch stark. Auf meine Bitte hin, mir mehr zu erzählen, sagte sie: »Meine Beine fühlen sich sehr stark an; ich spüre Hitze und das Pochen meines Herzens in meiner Brust.« Daraufhin nahmen wir uns etwas Zeit, um herauszufinden, wie es für sie war, Raum für sich zu beanspruchen. Sie merkte, daß ein Teil von ihr wieder klein sein wollte, während ein anderer Teil es genoß, groß zu sein. Wir würdigten beide Anteile, und Tania bewegte sich zwischen der kleinen, kontrahierten Gestalt auf der Couch und der Position im Stehen hin und her, wobei ihre Hände auf den Hüften ruhten. Gegen Ende der Bewegungsexploration schlug ich ihr vor, spontane Bewegungen zuzulassen, die ihr halfen, ihre Erlebnisse zu integrieren. Während der nächsten Atemzüge streckte sie ihre Arme über dem Kopf aus. Ihre Bewegungsexploration endete in sitzender Position auf der Couch; allerdings war ihre Haltung diesmal deutlich aufgerichteter, ihr Atem war von natürlicher Tiefe, und sie erklärte, sie fühle sich stärker mit sich selbst verbunden.

In der folgenden Sitzung fragte ich Tania, ob sie damit fortfahren wolle, mit mir gemeinsam Bewegungen zu erforschen. Das gefiel ihr offenbar sehr, und ich bot ihr an, ihr einige Yoga-Haltungen zu erklären, die ihr bei ihrer Arbeit helfen könnten. Zunächst kehrten wir zu der Haltung zurück, die sie in der vorigen Woche entdeckt hatte. Dann führten wir gemeinsam die Löwen-Haltung aus, wobei wir nebeneinander auf zwei Yoga-Matten standen, brüllten, unsere Hände in grimmige Klauen verwandelten und dabei lachten. Ich bat Tania festzustellen, ob es ihr möglich sei, mit ihren Gefühlen in den Beinen und im Rumpf verbunden zu bleiben, und sich dabei vorzustellen, sie pflege selbstsicher Umgang mit ihren Mitstudenten. Ihr wurde klar, daß sie eine Grenze setzen mußte, und sie stellte sich vor, daß sie ihren Standpunkt vertrat. Ich schlug ihr vor, die Arme vorzustoßen, während sie herauszufinden versuchte, wie es war, »Nein!« zu sagen. Sie bemerkte daraufhin ein Gefühl der Wärme nicht nur in der Brust, sondern auch in der Kehle und im Gesicht. Ihr wurde klar, daß der Mitstudent bei ihr Gefühle aus ihrer Kindheit aktivierte und daß der so verängstigt reagierende Anteil von ihr sich jung und klein anfühlte. Auch spürte sie, daß ihr Körper Raum besetzte. Sie fühlte sich wie eine Erwachsene, die klar und selbstsicher zu sprechen vermochte. Zwar fürchtete sie sich immer noch ein wenig, doch verließ sie die Therapiesitzung mit einem Plan für den Ausdruck ihrer Bedürfnisse.

Als Tania sich auf der Couch räkelte und jeden Blickkontakt vermied, spiegelte ihr Körper ihren emotionalen Zustand. Statt daß sie diese innere Empfindung überspielte, erforschten wir, in welcher Beziehung zur Vergangenheit sie stand. Wir kümmerten uns mitfühlend um den Anteil von ihr, der sich sicher fühlte, weil er klein war, und wir luden den Anteil ein, der bereit war, Raum für sich zu beanspruchen und ihrer Stimme Gehör zu verschaffen.

Im nächsten Fallbeispiel geht es um eine andere Art von Bewegungsexploration mit einem Klienten, der mit einer starken Agitation des SNS in meine Praxis kam. In der Sitzung mit Nathan bot ich eine co-regulierende Umgebung an, um mich mit der Wirkung seiner Reaktion auf seinen Sohn zu beschäftigen. Die erdenden Bewegungen halfen dem Klienten nicht nur, sein Nervensystem zu regulieren, sondern indem er dies schaffte und sich gleichzeitig die Verletzung vergegenwärtigte, die er in seiner Beziehung zu seinem Vater erlitten hatte, gelang es ihm auch, sich in eine mitfühlendere Haltung sich selbst und seinem Sohn gegenüber zu begeben.

## NATHANS GESCHICHTE
### Von Wut zu Stärke

Nathan, ein Klient Mitte 40, war wütend über eine Interaktion mit seinem Sohn. Als der Vierjährige einen Wutanfall bekommen hatte, war Nathan wütend geworden und hatte gebrüllt. Als ich Nathans gerötetes Gesicht sah, schlug ich ihm vor, die Sitzung im Stehen statt auf der Couch sitzend zu beginnen. Nachdem er mich über den auslösenden Vorfall informiert hatte, forderte ich ihn auf, seine Füße auf dem Boden zu spüren und mit dem Atem verbunden zu bleiben. Ich stand seitlich neben ihm und fragte ihn, ob er das Gefühl habe, ich stünde am richtigen Ort. Er antwortete, er fühle sich dadurch unterstützt. Nathan sprach weiter über seinen Sohn, und ich fragte ihn, was nun in seinem Geist auftauche. Er sagte, er sei wütend auf sich, weil er den Sohn angebrüllt habe. Er berichtete, seine Fäuste und sein Kiefer seien angespannt, und sein ganzer Brustkorb fühle sich verhärtet an. Ich demonstrierte eine erdende Haltung, indem ich meine Knie leicht beugte, und schlug ihm vor, dies selbst zu versuchen. Nathan sprach weiter über die Interaktion und gestand, ihm sei klar, daß sein Sohn nichts falsch gemacht habe.

Er teilte weiterhin mit, daß er sich später bei seinem Sohn entschuldigt und zugestanden habe, sein Brüllen habe das Kind verängstigen können. Zwar gelang es den beiden, ihren Beziehungsbruch zu überwinden, doch gelang es Nathan nicht, den Vorfall hinter sich zu lassen. Erneut empfahl ich ihm, auf seinen Körper zu achten. Nun berichtete er über ein Gefühl des Sinkens in der Brust und im Magen, »als hätte mir plötzlich etwas die Luft abgeschnürt«. Ich empfahl ihm, sich vorzustellen, wie es für ihn als kleiner Junge gewesen sein mochte und wie seine eigenen Eltern in einer vergleichbaren Situation reagiert hätten. Er lachte sarkastisch. »Nie im Leben! Ich habe gelernt, ihnen meine Gefühle nicht zu zeigen. Es war mir völlig unmöglich, etwas auszuagieren.« Mir war klar, daß sich Nathan auf die Strenge seines Vaters bezog. Ich nickte und sagte: »Dann muß sich Ihr Sohn wohl ziemlich sicher fühlen, wenn er in Ihrer Gegenwart diese großen Gefühle ausdrücken kann, nicht wahr?« Nathan nickte und antwortete: »Aber wenn ich das soeben ruiniert hätte, indem ich auf ihn wütend geworden bin?« Ich fragte ihn, ob sich sein eigener Vater jemals dafür entschuldigt hätte, daß er ihn angeschrieen hatte? Nathan schüttelte den Kopf, und wir untersuchten die Wirkung des Wiederherstellungsprozesses, den er seinem Sohn angeboten hatte – im Gegensatz zu dem, was er selbst in seiner Kindheit erlebt hatte. Ich schlug Nathan vor, eine sanfte Schüttelbewegung in seinen Armen und Händen auszuprobieren, und ich ermutigte ihn, die Verbindung zu seinen Emotionen aufrecht zu erhalten. Und ich empfahl ihm erneut, darauf zu achten, wie er sich in seinem Körper fühlte. Nun merkte er, daß er leichter atmen konnte, daß die Anspannung im Brustkorb nachgelassen hatte und daß er sich offener fühlte. Ich schlug ihm vor, eine Hand über sein Herz und die andere auf seinen Bauch zu legen, dann mehrmals lange und langsam zu atmen und das Gefühl der Offenheit in seinem Herzen zu spüren. Dann fragte ich ihn, wie er gern zu seinem Sohn in Verbindung treten wolle, wenn er nach Hause komme. Nathan lächelte. Er sagte, er vertraue auf sich und ihre gemeinsame Beziehung.

## Übungen in Bewegung

Die Übungen in diesem Kapitel zielen auf achtsame Mobilisierung des Körpers mit dem Ziel, sowohl spielerisch als auch stärkend auf Zustände des sympathischen Nervensystems einzuwirken. Die Übungen geben Gelegenheit, den Löwenatem zu erproben, die Wirbelsäule und die Gelenke zu mobilisieren, die Glieder zu strecken, sich zu erden und stärkende Yoga-Haltungen einzunehmen. Je nach Wohlbefinden Ihrer Klienten können Sie diesen vorschlagen, im Stehen zu üben, was ihren Bewegungsradius vergrößert und ihre eventuell vorliegende sympathische Aktivierung unterstützt. Es ist von Vorteil, die Übungen zusammen mit den Klienten stehend auszuführen. Dies ermöglicht Ihnen herauszufinden, welche räumliche Nähe und welche örtliche Position sie als unterstützend empfinden. Beispielsweise ruft eine Position seitlich vom Klienten oder in einem bestimmten Winkel zu ihm oft eine andere Empfindung hervor, als wenn Sie ihm frontal gegenüberstehen. Ich empfehle Ihnen auch hier noch einmal, sich beim Anbieten therapeutischer Yoga-Interventionen an dem zu orientieren, was für eine bestimmte Person einerseits sinnvoll und andererseits auch relevant ist. Helfen Sie Klienten herauszufinden, was sie durch das Erkunden der Yoga-Haltungen zu erreichen beabsichtigen. Beispielsweise könnten sie ihre Stimme zu Gehör bringen wollen, sich stärken wollen, Grenzen setzen wollen, ihr »Ja« und ihr »Nein« identifizieren oder die durch traumatische Erlebnisse akkumulierte Energie neutralisieren wollen. Auch können die Übungen im Rahmen von Gruppenarbeit oder im Zusammenhang therapeutischer Yoga-Kurse angeboten werden. Wie bei allen Übungen ist es auch hier manchmal notwendig, den konkreten Übungsablauf den Bedürfnissen der Klienten anzupassen.

### ÜBUNG

### Löwenatem

***Psychoedukation*** Mit Hilfe Ihrer Stimme können Sie mitteilen, wie Sie sich in der Welt fühlen. Gleichzeitig ist der Kehlkopf ein sehr empfindlicher Bereich, und sehr häufig bauen sich dort und in der Umgebung (Kiefer und Nacken) Spannungen auf. In der hier beschriebenen Übung wird ein »Wu«-Klang erforscht. Und wenn Sie wollen, können Sie dem auch noch ein Brummen oder Knurren hinzufügen. Ich werde Sie auch mit dem Löwenatem der Yoga-Tradition bekannt machen, einer hochwirksamen Pranayama-Übung, die Ihnen hilft, das Gewahrsein der genannten Körperbereiche zu stärken und in ihnen Energie zu mobilisieren. Entdecken Sie Ihren persönlichen Löwenatem, während Sie sich kraftvoll und furchtlos äußern.

***Wu und Wu-Knurren*** Manchmal ist es nützlich, ein Geräusch zu erzeugen, um im Körper stagnierende Energie zu lösen. Wenn Sie möchten, können Sie einmal versuchen, beim Ausatmen ein langes, langsames »Wu« zu produzieren. Sie können sich vorstellen, daß es sich um den Klang eines Nebelhorns handelt, das Sie sicher ans Ufer geleitet. Achten Sie auf die Vibration, die dieses Geräusch in Ihrem Körper erzeugt. Sie können diese im Bauch, in der Brust oder in der Kehle spüren. Wiederholen Sie den Vorgang mehrmals. Sie können auch noch ein Knurr-Geräusch hinzufügen. Dabei werden Ihre Gesichtsmuskeln aktiviert, als müßten Sie als Tier kämpfen, um sich aus einer Falle zu befreien.

***Löwenatem*** Wenn Sie möchten, können Sie nun tief durch die Nase einatmen und die gesamte Luft im Körper dann kräftig durch den weit geöffneten Mund ausatmen. Sie können auch die Zunge weit aus dem Mund strecken und dabei ein »Hah« erzeugen. Zusätzlich können Sie die Hände heben und die Finger wie Krallen anziehen. Und Sie können eine traditionelle Variante erforschen, bei der Sie die Augen zur Mitte der Augenbrauen hin nach oben rollen. Wiederholen Sie diese Atemübung etwa dreimal, und nehmen Sie sich danach ein wenig Zeit, um festzustellen, was in Zusammenhang mit dieser Atemübung bei Ihnen aufgetaucht ist.

## ÜBUNG

### Gelenkrotationen, Bewegungen der Wirbelsäule und Gliederstrecken

***Psychoedukation*** Die nun folgenden Übungen dienen dazu, Gelenkrotationen und Bewegungen der Wirbelsäule zu erforschen und den Körper anschließend auf als unterstützend empfundene Weisen spontan zu bewegen.

***Gelenkrotationen*** helfen, Spannungen abzubauen, die sich an den Fußknöcheln, Knien, Handgelenken, Schultern und am Nacken aufbauen können. Vielleicht empfinden Sie es als angenehm, beim Ausführen dieser Übungen die Schuhe auszuziehen. Nehmen Sie zunächst eine angenehme Sitzposition im vorderen Bereich der Sitzkante ein, so daß Ihre Füße den Boden berühren. Atmen Sie ein paarmal, und vergegenwärtigen Sie sich die Situation in Ihrem Körper und Geist. Sie können nun den rechten Fuß anheben und um den Knöchel kreisen lassen. Wiederholen Sie dies fünfmal in beiden Richtungen, und wechseln Sie dann zum linken Fuß. Heben Sie nun den rechten Fuß vom Boden, führen Sie mit dem Unterschenkel kleine Kreisbewegungen aus, um im Knie eine Rotationsbewegung hervorzurufen. Wiederholen Sie auch das fünf Mal in beiden Richtungen, bevor Sie zum linken Bein wechseln. Richten Sie die Aufmerksamkeit nun auf Ihre Arme. Stellen Sie fest, wie es sich anfühlt, beide Arme gleichzeitig zu bewegen, indem Sie Ihre Hände fünfmal in beide Richtungen um das Handgelenk kreisen lassen. Jetzt erforschen Sie das Kreisen der Unterarme vom Ellbogen aus, fünfmal in beide Richtungen. Führen Sie danach Kreisbewegungen mit den Schultern aus, indem Sie diese zunächst in Richtung der Ohren empor- und dann zurückziehen und sie schließlich sinken lassen. Lassen Sie nun Ihre Schultern nach vorn kreisen. Schließen Sie den Prozeß mit halben Kreisbewegungen Ihres Kopfes ab, um Anspannung im Hals- und Nackenbereich aufzulösen. Um das zu erreichen, können Sie Ihr Kinn nach vorn fallen und dann langsam in Richtung der rechten Schulter rotieren lassen, anschließend zum Zentrum zurückkehren und in die andere Richtung rotieren. Fahren Sie mit dieser Bewegung von Seite zu Seite fort, und atmen Sie unterdessen weiter.

***Bewegungen der Wirbelsäule*** Stellen Sie fest, wie es sich anfühlt, wenn Sie sich im Sinne dieser Serie von Übungen für die Wirbelsäule bewegen und dementsprechend atmen. Machen Sie sich zunächst in der Berghaltung im Sitzen Ihre lang gestreckte Wirbelsäule bewußt, wobei Sie an der Stuhlkante sitzen, so daß Ihre Füße den Boden berühren. Ihre Arme können entweder seitlich von Ihrem Rumpf oder in Ihrem Schoß ruhen. Lassen Sie sich ein wenig Zeit, um Ihre Wirbelsäule zu spüren und zu Ihrem Atem in Kontakt zu treten. Sie können nun beginnen, Bewegungen Ihrer Wirbelsäule in Verbindung mit der Atmung zu erforschen. Heben Sie beim Einatmen die Wirbelsäule empor, wobei Sie die Schulterblätter hinter dem Rücken zusammendrücken und den Blick emporrichten. Sie können in dieser Position kurz innehalten, ein paarmal atmen und sich darüber klar werden, wie Sie sich in dieser Haltung fühlen. Welche Emotionen oder Assoziationen treten in dieser Haltung zutage? Rollen Sie beim nächsten Ausatmen die Wirbelsäule ein, wobei Sie Hals und Kopf nach vorn bewegen. Auch in dieser Position können Sie wieder innehalten und auf die bei Ihnen auftauchenden emotionalen Reaktionen oder Assoziationen achten. Sie können sich mehrere Atemzüge lang im Einklang mit Ihrer Atmung bewegen. Atmen Sie ein, während Sie die Wirbelsäule strecken, und atmen Sie aus, während Sie die Wirbelsäule nach vorn kontrahieren.

Sie haben nun Gelegenheit, den Körper seitlich zu dehnen. Sie können die rechte Hand an die Hüfte setzen, um sich abzustützen, und den Körper nach rechts lehnen. Gleichzeitig können Sie den linken Arm über den Kopf erheben. Stellen Sie fest, wie es sich anfühlt, wenn Sie die rechte Körperseite kontrahieren und die linke Seite dehnen. Sobald Sie bereit sind, können Sie sich nach links beugen und die linke Körperseite dehnen. Bewegen Sie sich weiter rhythmisch im Einklang mit Ihrer Atmung, indem Sie einatmen, wenn Sie dem Zentrum zustreben, und ausatmen, wenn Sie sich einer der Seiten zuneigen.

***Pandikulation – Gliederstrecken*** Am Ende dieser Bewegungssequenz erhalten Sie Gelegenheit, Ihren Körper auf jede Art, die Sie als natürlich empfinden, frei zu bewegen. Sie können weiter im Sitzen üben oder die Bewegungen im Stehen erforschen. Beginnen Sie mit Bewegungen aller Art, die Ihnen intuitiv in den Sinn kommen. Sie können sich vorstellen, daß Sie ein Tier sind, das gerade aufwacht. Sie können sich diese Übung als eine Art Gähnen mit dem ganzen Körper vorstellen. Folgen Sie Ihren Empfindungen, und erforschen Sie Bewegungen, die sich für Sie gut anfühlen. Sie können Ihre Arme und Beine in Richtung Zentrum ziehen und Ihren Körper möglichst klein machen. Finden Sie dann heraus, wie es sich anfühlt, Arme und Hände auszustrecken, oder nehmen Sie mit den Beinen und Füßen eine besonders weit ausgreifende Position ein. Achten Sie darauf, wie es sich anfühlt, sich auszustrecken und Raum zu besetzen. Fahren Sie damit so lange fort, wie Sie möchten. Sobald Sie das Gefühl haben, daß Sie genug getan haben, können Sie in den Ruhezustand zurückkehren und sich darüber klar werden, was Sie nach dem Erforschen der Bewegungen in Ihrem Körper und Geist wahrnehmen.

### ÜBUNG

## Achtsame Mobilisierung

***Psychoedukation*** Die im folgenden beschriebenen Haltungen mobilisieren Energie und wirken stärkend. Sie laden dazu ein, in einem sicheren Kontext die Aktivierung des Sympathischen Nervensystems zu erforschen. Dies wird Ihnen helfen, Zuversicht und eine Verbindung zu Ihrer inneren Stärke zu entwickeln. Diese im Stehen ausgeführten Haltungen werden Ihnen helfen, sich geerdet zu fühlen – sowohl mit Ihrem Körper als auch mit der stützenden Erde verbunden. Auf einer Yoga-Matte zu stehen kann verhindern, daß Ihre Füße in dieser Haltung rutschen. Ich werde mit Ihnen zusammen aufstehen, so daß wir gemeinsam die Haltungen erforschen.

[ANMERKUNG: Nehmen Sie sich ein wenig Zeit, um sich auf das gemeinsame Stehen vorzubereiten. Fragen Sie Ihre Klienten, ob sie lieber seitlich oder frontal vor Ihnen stehen wollen. Variieren Sie auch die Distanz zu Ihren Klienten, und fordern Sie diese auf, Ihnen zu berichten, was ihnen hilft, sich ihrer eigenen Selbstwahrnehmung gegenüber präsent und gleichzeitig durch die Beziehung zu Ihnen unterstützt zu fühlen. Die folgenden Haltungen können sowohl einzeln als auch in Form einer Sequenz erforscht werden, je nachdem, was Ihren Klienten mehr liegt und wozu sie in der Lage sind. Erinnern Sie sie immer wieder daran, daß sie sich dafür oder dagegen entscheiden können, eine bestimmte Yoga-Haltung einzunehmen.]

***Berghaltung*** Bei dieser Yoga-Haltung stehen Sie mit hüftweit voneinander entfernten Füßen auf dem Boden und spüren Ihre Verbindung zur Erde. Stellen Sie fest, wie es sich anfühlt, die Arme an den Körperseiten herabhängen zu lassen. Sie können auch beim Einatmen die Arme über den Kopf erheben. Atmen Sie in der Berghaltung mehrmals lange und tief, und spüren Sie gleichzeitig Ihre innere Reaktion auf diese Haltung. Wie reagiert Ihr Geist? Welche Emotionen tauchen auf? Was spüren Sie im Körper?

***Stuhlhaltung*** Beginnen Sie in der Berghaltung. Achten Sie darauf, daß Ihre Füße schulterweit voneinander entfernt stehen und Sie zuverlässig abstützen. Beginnen Sie dann von dieser Ausgangsposition aus, allmählich die Knie zu beugen, als würden Sie sich auf einen Stuhl setzen; allerdings liegt Ihr Schwerpunkt dabei in Ihrem Zentrum im Rumpf und auf den Beinen. Dann beginnen Sie damit, den Oberkörper zu erheben. Sofern es Ihnen als richtig erscheint, können Sie Arme und Hände emporstrecken. Sollte Ihnen diese Haltung irgendwann zu anstrengend werden, können Sie die Beine ausstrecken und sich aus der Stuhlhaltung erheben. Versuchen Sie, fünf bis zehn tiefe Atemzüge lang oder (falls es Ihnen als richtig erscheint) länger in dieser Haltung zu verharren. Stellen Sie fest, ob Ihre Herzfrequenz dabei steigt oder ob Sie Wärme in den Beinen spüren. Sobald Sie bereit sind, können Sie sich wieder erheben und in die Berghaltung zurückkehren. Schütteln Sie dann sanft Arme und Beine aus, um die eventuell darin noch vorhandene Anspannung aufzulösen. Sie können auch auf der Stelle gehen, indem Sie achtsam jeweils einen Fuß heben und senken und so spüren, daß Sie Ihren Körper frei bewegen können. Sobald Sie zu einem Abschluß gekommen zu sein glauben, können Sie die Bewegungen beenden und innehalten. Spüren Sie, daß Ihr Herz langsam wieder ruhiger wird? Nehmen Sie sich ein wenig Zeit, um sich die Auswirkung der Haltung auf Körper und Geist bewußt zu machen.

***Fünfzackiger Stern*** Diese Yoga-Haltung versetzt Ihren Körper in eine offene Weite, wobei Ihre Füße weit voneinander entfernt stehen. Diese Haltung wird oft als »Haltung der Macht« bezeichnet, weil sie Menschen dazu anregt, sich zu behaupten. Dabei können Sie die Knie leicht gebeugt halten, um zu verhindern, daß sie blockieren. Achten Sie darauf, wie es sich anfühlt, Raum zu besetzen. Sie können auch unterschiedliche Handhaltungen ausprobieren und herausfinden, was Sie am heutigen Tag als richtig empfinden. Sie können die Hände auf die Hüften setzen oder die Arme über den Kopf erheben und eine weit ausgreifende V-Haltung bilden. Sie können die Hände auch nach vorn drücken und gleichzeitig das Wort »Nein!« aussprechen. Fahren Sie fort, Varianten der beschriebenen Haltung zu erproben, während Sie zu Ihrer inneren Stärke in Kontakt treten.

***Krieger zwei*** Stellen Sie auch bei dieser Übung die Füße weit auseinander. Drehen Sie die Zehen des rechten Fußes nach vorn in Richtung der kurzen Seite Ihrer Yoga-Matte, und drehen Sie die Zehen Ihres linken Fußes leicht nach vorn. Beugen Sie das rechte Knie, so daß es in die gleiche Richtung wie die Zehen Ihres rechten Fußes weist. Wenn es sich für Sie als richtig anfühlt, können Sie die Arme auf Schulterhöhe erheben, so daß sie sich über Ihren Beinen parallel zum Boden nach außen strecken lassen. Bleiben Sie mit Ihrem Atem in Kontakt. Spüren Sie, wie stark Ihr Körper in dieser Haltung ist? Was taucht bei Ihnen auf? Fahren Sie fünf oder zehn Atemzyklen lang auf diese Weise fort, und tauschen Sie die Seiten, sobald Sie das Gefühl haben, dazu bereit zu sein. Sobald Sie das Gefühl haben, zu einem Abschluß gekommen zu sein, kehren Sie in die Berghaltung zurück. Die Füße befinden sich wieder unter Ihren Hüften, und Ihre Hände hängen an den Körperseiten herab.

***Abschluß*** Bleiben Sie ein wenig still sitzen, um alles während dieser Übung Erlebte zu integrieren. Stellen Sie fest, was bei Ihnen auftaucht, nachdem Sie diese energetisierenden und stärkenden Yoga-Haltungen ausgeführt haben. Sie können auch eine Hand auf Ihr Herz und die andere auf den Bauch legen. Spüren Sie Ihre Atmung und Ihren Herzschlag? Lassen Sie beide sich beruhigen, während Sie die positiven Auswirkungen dieser achtsamen Mobilisierung genießen.

# 6

# Beruhigung

## Sich in der Ruhe niederlassen

Traditionell wird Yoga als eine Form spiritueller Übung verstanden, die uns auf Meditation und Selbstverwirklichung vorbereitet. Die acht Glieder des Yoga sollen uns auf dieser Reise den Weg weisen. Anfangs helfen uns die *Yamas* und *Niyamas*, unsere Beziehungen zu anderen Menschen und zu uns selbst zu organisieren. *Asana* und *Pranayama* helfen uns, eine bessere Beziehung zu unserem Körper und zum Atem zu entwickeln und vermeidbare Anspannung aufzulösen, die unsere Fähigkeit, uns in der Stille wohl zu fühlen, beeinträchtigen können. Mit Hilfe von *Pratyahara* verfeinern wir anschließend unsere psychischen Fähigkeiten und bereiten uns so darauf vor, unsere Sinne von der Außenwelt zurückzuziehen. *Dharana* ermöglicht uns, uns mittels fokussierter Aufmerksamkeit im gegenwärtigen Augenblick niederzulassen. *Dhyana* oder Meditation ist das Resultat der mit allen bereits genannten Gliedern des Yoga verbundenen Bemühungen. Meditation ist das Erleben einer Bewußtseinserweiterung über die Grenzen des Geistes hinaus. Oft handelt es sich dabei um einen geräumigen und empfänglichen Seinszustand, der *Samadhi* ermöglicht, ein Phänomen, das man sich als tiefreichende und unauflösbar mit dem gesamten Leben verbundene Kenntnis des Selbst vorstellen kann.

Aus Sicht der Yoga-Lehren sind der physische, der mentale, der emotionale und der spirituelle Aspekt der Gesundheit zutiefst miteinander verbunden. Jede Krankheit *(»dis-ease«),* die einen der genannten Aspekte Ihres Seins betrifft, wirkt sich zwangsläufig auf andere Bereiche aus. Aus den Schriften der Yoga-Tradition geht deutlich hervor, daß das Zentrum unseres Seins reines Bewußtsein ist; doch belastende und traumatische Ereignisse können unsere Fähigkeit, unser inneres Licht zu spüren, beeinträchtigen. Dadurch können Blockaden unserer Lebendigkeit in Form von körperlicher Anspannung, Mustern eingeschränkter Atmung, unzutreffenden Überzeugungen bezüglich unseres Wertes und emotionalen Belastungen entstehen. Die Yoga-Übungen wollen uns dazu bringen, unsere das Selbst schützenden Schichten zu reduzieren, um schließlich zur tieferen Realität dessen, wer wir wirklich sind, in Kontakt treten zu können. Diese Selbstverwirklichung kann in Form eines Zustandes tiefen Friedens, des Akzeptierens, des Mitgefühls, der Präsenz, der Ehrfurcht und der Dankbarkeit zutage treten.

Aus Sicht der Polyvagal-Theorie erfordern Zustände erweiterten Bewußtseins, der Kreativität und der Spiritualität, daß wir uns vom defensiven Selbstschutz lösen, indem wir die ventral-vagalen Bahnen aktivieren (Porges, aus dem Vorwort von A. Schwartz 2022). Wenn wir in unserem Leben schwerwiegende Traumata erlebt haben, müssen wir uns Übungen, die zur Stille führen, möglicherweise sehr langsam nähern, und wir brauchen einen Zustand tiefer Ruhe, weil es uns sehr verletzlich machen kann, uns von körperlicher Anspannung zu lösen, oder weil unser Gewahrsein unangenehmer Emotionen oder Empfindungen diese erheblich verstärken kann. Die Anwendung von Erkenntnissen der Polyvagal-Theorie hilft uns, einen traumabewußten Weg zu Entspannung und Meditation zu entwickeln, weil wir dazu angehalten werden, auf Signale für Sicherheit, Verbundenheit und Wahlfreiheit zu achten.

In diesem Kapitel geht es um die positive Wirkung von Gewahrsein und darum, wie man Menschen, die schwere Traumata erlebt haben, gefahrlos an die Meditation heranführen kann. Im folgenden wird ein traumabewußter Weg zu *Yoga nidra* beschrieben, und entspannungsfördernde Praktiken werden erläutert. Abgesehen von Jennys Geschichte, einem kurzen Beispiel dafür, wie wir eine geführte Meditation in eine Psychotherapie integrieren können, werde ich auch aus meinem eigenen Leben darüber berichten, inwiefern Yoga und Meditation auf meiner eigenen Heilungsreise eine wichtige Rolle gespielt haben.

## Sich beruhigen

In einer Welt, in der man manchmal den Eindruck hat, sie sei völlig außer Kontrolle geraten, können wir das Gefühl bekommen, daß wir uns nicht mehr zurechtfinden. Deshalb benötigen wir Hilfen, die uns ermöglichen, Gleichmut zu entwickeln. Dieser hilft uns, in besonders schwierigen Augenblicken im Leben präsent zu bleiben. Wir können lernen, uns inmitten von Chaos mit innerer Stille zu verbinden. In alten vedischen Schriften wird diese innere Ressource *Sukha* genannt, was oft als Erleben von Behagen definiert wird. Wörtlicher übersetzt bezeichnet *Sukha* die gut geschmierte Achse eines Rades. Man kann sich vorstellen, wie es ist, auf einem Wagen zu fahren, dessen Räder gleichmäßig rund laufen. Dieses sanfte und leichte Gefühl können Sie auch in sich selbst kultivieren. *Sukha* wird durch das Sich-nach-innen-Wenden einer Yoga-Übung entwickelt, das Ihre Aufmerksamkeit von den Reizen der Außenwelt weglenkt und es Ihnen ermöglicht, sich durch Ihr eigenes Gewahrsein zu nähren. Diese Wendung nach innen ist eine Einladung zur Rückkehr zu Ihrer wahren Natur.

Ein Ziel der beruhigenden Übungen des therapeutischen Yoga besteht darin, im Parasympathischen Nervensystem eine gesunde Ausruh- und Verdauungsreaktion hervorzurufen. Unser Körper unterliegt von Natur dem Einfluß bestimmter Rhythmen. Für ihn ist es von Vorteil, relativ regelmäßig schlafen, aufwachen und essen zu können. Wir nehmen diesen Zusammenhang intensiver wahr, wenn wir unsere inneren Rhythmen stören. Beispielsweise kann sich ein durch eine Reise verursachter Jetlag sowohl auf den Schlaf als auch auf die Verdauung auswirken. Physiologisch wird unser inneres Pacing durch unsere biologische Uhr reguliert, was auch zirkadianer Rhythmus genannt wird. Dieser wird von zahlreichen Gehirnregionen beeinflußt, unter anderem vom *Nucleus suprachiasmaticus* (SCN), von der Zirbeldrüse und vom Pons, die alle Informationen über Veränderungen hinsichtlich des Lichteinfalls, die von der Retina stammen, integrieren. Der zirkadiane Rhythmus wird durch Beobachtung des Kortisolspiegels über einen Zeitraum von 24 Stunden gemessen. Auf- und Untergang der Sonne bewegen sich in einem 24-stündigen Zyklus, der dem Wechsel von Tag und Nacht entspricht. Im Idealfall steigt bei uns allen unmittelbar nach dem Aufwachen der Kortisolspiegel sehr stark, was mit einer Aktivierung des Sympathischen Nervensystems verbunden ist. Dies ermöglicht uns, wachsam zu sein, und verschafft uns die Energie, die wir brauchen, um mit den Anforderungen des heutigen Lebens fertig zu werden. In der Regel kommt es nach dem Mittagessen zu einem Absinken des Kortisolspiegels, was mit einer Aktivierung des PNS verbunden ist und bei uns den Wunsch nach einer Siesta weckt. Gegen Abend bemerken wir einen natürlichen Energieschub, bevor der Kortisolspiegel schließlich absinkt und uns schläfrig macht, bereit für die Nachtruhe. Das tritt ungefähr bei Sonnenuntergang ein. Heutzutage trinken viele Menschen eine Tasse Kaffee, um dem biologisch bedingten Drang nach einem Nickerchen am Nachmittag entgegenzuwirken. Auch ein zu starker Einfluß von unnatürlichem Licht am Abend in Form von Lampen, Handys und Computerbildschirmen kann unseren Schlaf-Wach-Zyklus stören. Darüber hinaus ist unser zirkadianer Rhythmus eng und auf eine komplizierte Weise mit unserem Streßreaktionssystem verbunden und kann durch traumatische Ereignisse gestört werden (Agorastos & Olff 2020). Chronischer Streß und traumatische Erlebnisse können Schlafstörungen hervorrufen, was in Form von Einschlafschwierigkeiten, der Unfähigkeit durchzuschlafen infolge von Hypervigilanz, Albträumen, Nacht- und Schlafangst zum Ausdruck kommen kann. Längerfristige Schlafstörungen erschweren es den Betroffenen immer mehr, sich tagsüber wach und im Vollbesitz ihrer Kraft zu fühlen. Chronische Schlafstörungen können die Erholung von posttraumatischem Streß erschweren, weil sie den Prozeß der natürlichen Gedächtniskonsolidierung während des REM-Schlafs stören (Sopp et al. 2019). Außerdem scheinen Schlafstörungen die Funktionsfähigkeit des neuroendokrinen Systems und des Immunsystems zu verringern.

Yogische Praktiken wie geführte Entspannungsübungen, *Yoga nidra* (yogischer Schlaf) und Meditation können uns helfen, ein gesundes Verhältnis zum Ausruhen zu entwickeln. Um unseren Körper bei diesen Übungen in einen Zustand der Immobilität versetzen zu können, ohne uns zu gefährden, müssen wir uns in einem ruhigen physiologischen Zustand befinden. Oft dauert die Entwicklung dieser Fähigkeit einige Zeit. Beispielsweise fühlen sich Menschen häufig unruhig, zappelig oder aufgewühlt, und all dies sind Anzeichen für sympathische Aktivierung. Falls wir in der Vergangenheit Traumata erlebt haben, kann das die genannten Tendenzen auch noch verstärken, mit der Folge, daß wir uns gefangen, verängstigt, panisch oder erstarrt fühlen oder von Grübeleien geplagt werden. Die Aktivierung des PNS kann manchmal auch unaufgelöste und mit dem betreffenden Zustand verbundene Traumafolgen reaktivieren. Wir fühlen uns dann nicht ruhig und behaglich, sondern erleben Gefühle wie die bei einem Zusammenbruch, Isolation, Hoffnungslosigkeit oder Verzweiflung. Deshalb müssen wir ebenso, wie wir bei der Reaktivierung des SNS nichts überstürzen sollten, auch bei dem Vorhaben, eine gesunde parasympathische Reaktion zu nutzen, sehr bedächtig vorgehen. Vielleicht erinnern Sie sich noch daran, daß die Immobilisierung in einen Zustand der Sicherheit auf einem hybriden Zustand des Nervensystems basiert, der die gleichzeitige Aktivierung des (myelinisierten) ventral-vagalen Komplexes (des System für soziale Verbundenheit) und des dorsal-vagalen Komplexes erfordert. Dies ermöglicht uns, in einem Zustand von Sicherheit, Behagen, Verbundenheit und Mitgefühl zu ruhen und dadurch eine Entspannungsreaktion zu fördern, die unserem Körper die Möglichkeit gibt, sich vollständig zu erholen (Benson & Proctor 2011). Bedenken Sie, daß es unserem System für soziale Verbundenheit zugute kommt, wenn wir uns akzeptiert, verstanden und umsorgt fühlen und wenn wir die Möglichkeit haben, uns auszudrücken, ohne deswegen verurteilt zu werden. In der frühkindlichen Entwicklungszeit brauchten wir dazu eine vertrauenswürdige Bezugsperson, die uns mit den für co-regulierte Beziehungssicherheit unverzichtbaren Zutaten versorgte. Wenn wir dies zu Beginn unseres Lebens entbehren mußten, suchen wir vielleicht immer noch nach Möglichkeiten, eine gesunde Beziehung zu erleben, in der wir ruhen können, während wir von einem Therapeuten oder Yoga-Lehrer, der oder die uns diese äußerliche psychobiologische Regulation bietet, unterstützt werden. Solche Beziehungserlebnisse bilden die Grundlage der Selbstregulation, dem Zustand, in dem wir mit uns selbst mitfühlend umgehen können. Möglicherweise nehmen wir dann ein Gefühl der Entspannung im Gesicht und im ganzen Körper wahr, einen ruhigen Herzschlag und ruhiges Atmen oder ein Gefühl der Erdung im Bauch. Im Idealfall sind wir in der Lage, diese Verbindung zum System für soziale Verbundenheit aufrechtzuerhalten, wenn wir eine Entspannungsübung ausführen oder uns der Meditation widmen. Dies trägt nicht nur dazu bei, das Verdauungssystem, das endokrine System, das kardiovaskuläre System und das Immunsystem zu nähren und gesund zu erhalten, sondern ermöglicht uns auch, in spirituelle Zustände einzutreten, die ganz generell unser Wohlbefinden verbessern.

## Eine Reise zum Zentrum des Selbst

Yoga zielt darauf ab, unsere emotionalen, körperlichen und mentalen Belastungen aufzulösen, damit wir uns an die Wahrheit darüber, wer wir sind, erinnern können, die sich im Zentrum unseres Seins befindet. In der Yoga-Literatur heißt es, unser Körper bestehe aus *Koshas* – ein Begriff, den man als »Schichten des Gewahrseins oder Bewußtseins« übersetzen kann (Saraswati & Hiti 1984). Die acht Glieder des Yoga helfen uns, Barrieren in diesen Schichten des Selbst zu überwinden, um ein stärkeres Gefühl der Freiheit und des Behagens erleben zu können.

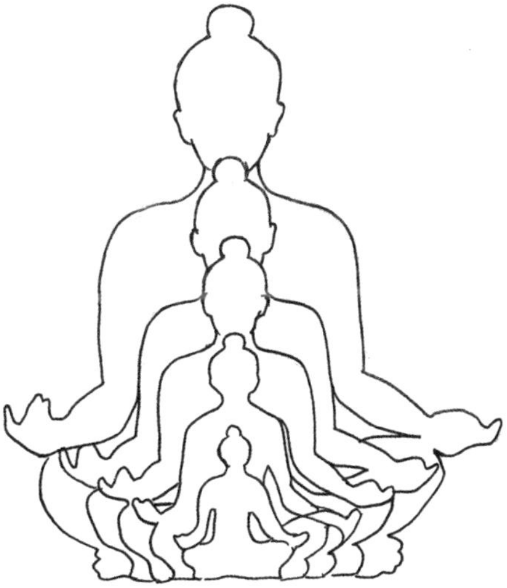

Abbildung 6.1 Die Koshas repräsentieren die Schichten des Selbst, beginnend mit der äußersten Schicht, *Annamaya Kosha* (dem physischen Körper), über *Pranayama Kosha* (dem emotionalen Körper), *Manomaya Kosha* (dem mentalen Körper), *Vignanamaya Kosha* (dem Weisheitskörper) und schließlich *Anandamaya Kosha* (dem Körper der Glückseligkeit).

Die äußerste Schicht, *Annamaya Kosha*, umfaßt alle Aspekte des physischen Körpers. Blockaden in diesem Bereich können in Form körperlichen Leidens jeder Art zum Ausdruck kommen, das Ihre Fähigkeit, sich im eigenen Körper wohl zu fühlen, beeinträchtigt. So kann es uns z. B. schwerfallen, zu meditieren, wenn wir unter Verdauungsproblemen leiden, unsere Hüften schmerzen oder wenn wir körperlich erschöpft sind. Yoga-Übungen, die darauf abzielen, den physischen Körper in einen Zustand der Balance zu versetzen, verringern die Barrieren, die das Meditieren erschweren. Dies läßt sich durch Veränderungen des Lebenswandels erreichen, wie sie in den *Yamas* und *Niyamas* oder *Asanas* zur Verringerung von Muskelanspannung empfohlen werden. Die zweite Schicht, *Pranamaya Kosha*, wird mit der Atmung, dem Nervensystem und den Emotionen in Verbindung gebracht. Einschränkungen der Atmung erschweren es, sich entspannt und behaglich zu fühlen. Auch unaufgelöste emotionale Traumata können verhindern, daß wir die positiven Wirkungen von Meditation spüren. *Pranayama* zielt darauf ab, die Balance im Autonomen Nervensystem und unseren Zugang zur Lebensenergie zu verbessern. Die dritte Schicht, *Manomaya Kosha*, beherbergt unsere Gedanken. Zu den Barrieren zählen in diesem Fall unzutreffende Überzeugungen, die uns selbst oder die Welt betreffen, und wie wir unsere Wahrnehmung des Möglichen vernebeln können. Zur Förderung unserer Heilung arbeiten wir an der Identifikation unzuträglicher Überzeugungen und versuchen, sie durch positivere Denkmuster zu ersetzen. Im übrigen tragen das Nach-innen-Richten der Sinne mittels *Pratyahara* und fokussierende Konzentrationsübungen mit Hilfe von *Dharana* zur Verfeinerung dieser Bewußtseinsschichten bei. Die vierte Schicht, *Vignanamaya Kosha*, wird mit Weisheit und Intuition assoziiert. Verlassen wir uns zu sehr auf den analytischen Verstand, kann das verhindern, daß wir die Anleitung und die Einsichten zu nutzen vermögen, auf die wir zurückgreifen können, wenn wir unserer inneren Weisheit vertrauen. Verlassen wir uns zu sehr auf den Intellekt und das rationale Denken, vernachlässigen wir jene Kreativität und Klarheit, die uns der intuitive Geist erschließen kann. Diese Sichtweise lädt uns ein, uns von übertriebener Aktivität der linken Hemisphäre zu befreien und die in der rechten Hemisphäre gespeicherten Informationen für die Entwicklung eines integrierten, das ganze Gehirn umfassenden Selbsterlebens zu nutzen. Dazu kommt es in *Dhyana*, jenem Geschenk der Meditation, das sich einstellt, wenn der analytische Geist uns nicht mehr einschränkt. Die innerste Seinsschicht ist *Anandamaya Kosha*, der »Körper der Glückseligkeit«. Das Erleben dieses erweiterten Bewußtseinszustandes ist *Samadhi*. Wir erkennen, daß Körper, Geist und Seele nicht getrennt sind, und beginnen, das nicht-duale Gewahrsein dessen, wie innig wir mit allem Leben verbunden sind, zu spüren.

Yoga geleitet uns auf einem Heilungsweg, der erfordert, daß wir uns die Wirkung belastender und traumatischer Erlebnisse auf alle Schichten des Selbst vergegenwärtigen. Wir üben, uns mitfühlend der Furcht oder dem Schmerz in Körper, Geist und Emotionen zuzuwenden, weil wir so schließlich die Wunden heilen können, die unser spirituelles Wohlbefinden beeinträchtigen. Wir lernen, unsere Überidentifikation mit den Blockaden in diesen Selbstschichten aufzulösen, die unsere Fähigkeit, uns selbst klar zu sehen, behindern. Durch wiederholtes Üben können wir ein Gefühl der Freiheit, Freude und Glückseligkeit entdecken, das Geburtsrecht aller Wesen.

Der französische Phänomenologe Merleau-Ponty (1962/1966) war der Auffassung, das Selbst sei kein eigenständiger Bewußtseinszustand. Das Erleben des Selbst sei vielmehr ein interaktiver Austausch mit der uns umgebenden Welt. Er bezeichnete dies als Interkorporalität und das Selbst als einen sich ständig verändernden Ausdruck einer dynamischen Interaktion zwischen einem Individuum, anderen Menschen und unserer Umgebung. Wir spüren unsere unauflösbare Verbundenheit mit der uns umgebenden Welt. Entfernen wir die Barrieren zwischen unserer Identität und dem tieferen Selbstempfinden, erzeugen wir eine befreite Aufmerksamkeit. Wir lernen dann, uns nicht auf ein einziges Selbsterleben zu fixieren; und wir üben uns im Loslassen.

## Sich in der Stille niederlassen

Achtsamkeit verstärkt die positive Neuroplastizität. Durch die Auswertung der MRT-Scans von regelmäßig meditierenden Menschen gelang es Richard Davidson, Marker für Synapsenplastizität zu finden, die durch Übungen, die auf Mitgefühl, Großzügigkeit und Altruismus abzielten, deutlich verstärkt wurden (Davidson & Lutz 2008; Davidson & McEwen 2012). Meditation scheint positive Veränderungen im Gehirn hervorzurufen: Sie steigert die Aktivität in der Insel und im Präfrontalkortex und verringert die Aktivität in der Amygdala. Meditationsübungen scheinen eine gesündere Aktivität des Ruhezustandsnetzwerks (DMN) zu fördern, verbunden mit einem verbesserten Selbstgewahrsein, einer Verringerung von Angst und einer verringerten Neigung zu Selbstkritik (Schuman-Olivier et al. 2020). Insgesamt ermöglichen diese Veränderungen im Gehirn eine stärkere Aufmerksamkeitskontrolle und den für die kognitive Neueinschätzung blockierend wirkender Überzeugungen erforderlichen kreativen Prozeß (Alexander et al. 2021).

Meditation kann in zwei Formen angeboten werden: in Form des Fokussierens der Aufmerksamkeit und in Form freien Beobachtens (Schmalzl et al. 2015). Das Fokussieren der Aufmerksamkeit besteht darin, die Aufmerksamkeit auf ein bestimmtes Objekt zu richten. Dabei kann es sich um die eigene Atmung handeln, um *Drishti* (einen Fixpunkt für die Augen), eine *Mudra* (eine bestimmte Art, die

Hände zu halten) oder ein *Mantra* (ein Wort oder einen kurzen Satz). Das Fokussieren der Aufmerksamkeit verstärkt ein Gefühl der Sicherheit, insbesondere wenn Menschen vorher ein Trauma erlebt haben (Treleaven 2018/2019). Beginnt Ihr Geist zu wandern, können Sie das Gewahrsein immer wieder auf den für die Übung gewählten Fokuspunkt richten. Beim freien Beobachten hingegen geht es darum, alle sinnlichen, emotionalen oder mentalen Wahrnehmungen zu verfolgen, die Augenblick für Augenblick auftauchen. Diese Meditationsform, die alles, was auftaucht, registriert, kann sehr anstrengend sein, weil der Geist dabei oft abirrt oder unruhig wird. Bestenfalls denken Sie nur an all die Dinge, die Sie noch erledigen müssen, oder an alles, was heute noch zu tun ist. Falls Sie Traumata erlebt haben, verheddern Sie sich möglicherweise in Grübeleien über die Vergangenheit oder machen sich Sorgen wegen der Zukunft.

Fokussierte Aufmerksamkeit wird als für einen Anfänger, der sich mit der Meditation vertraut machen will, ideal angesehen. Wenn wir die Aufmerksamkeit auf einen Fokuspunkt richten, erkennen wir wahrscheinlich leichter, ob unser Geist abschweift, und wir können die Aufmerksamkeit wieder zurück auf den gegenwärtigen Augenblick und damit in die Sicherheit lenken. Falls Sie schon einmal mit einem kleinen Kind zum Bowling gegangen sind, ist Ihnen wahrscheinlich aufgefallen, daß es immer frustrierter reagierte, wenn die Kugel wieder und wieder von der Bahn abkam. Installieren wir dann Bumper, um sicherzustellen, daß die Kugel auf Kurs bleibt, ermöglichen wir dem Kind, die Befriedigung zu erleben, daß seine

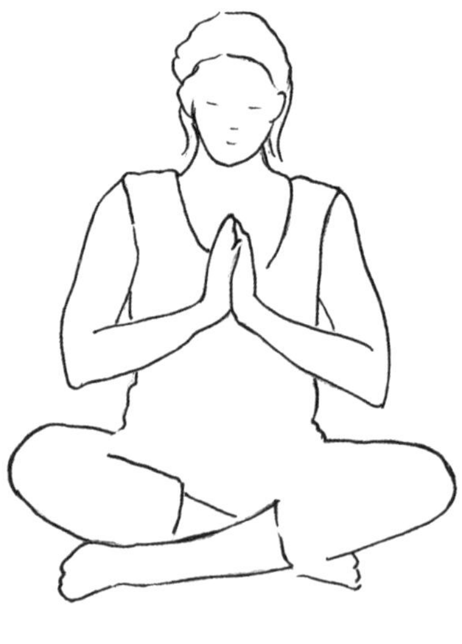

ABBILDUNG 6.2 Die Achtsamkeitsmeditation gibt uns Gelegenheit, uns in der Stille im Zentrum unseres Seins niederzulassen.

Kugel die Kegel umgeworfen hat. Wenn es später mit dem Spiel vertrauter ist, können wir die Puffer entfernen und es so mit einer größeren Herausforderung konfrontieren. Ebenso verhält es sich bei Achtsamkeitsübungen: Wenn wir mit ihnen vertrauter geworden sind, fühlen wir uns angesichts der mit dem Meditieren einhergehenden natürlichen Erweiterung der Aufmerksamkeit zunehmend sicherer.

Freies Beobachten aktiviert die Metakognition, die uns zu Beobachtern unseres eigenen Geistes macht. Wir erkennen, daß wir den unausweichlichen ständigen Gedankenfluß nicht unterbinden können. Insofern ähnelt das freie Beobachten dem Prozeß der freien Assoziation, der Basis analytischer Psychotherapien, die uns Einsichten und neue Perspektiven erschließt. Diese Meditationsform hat nichts anderes zum Ziel, als das nichturteilende Gewahrsein des umherschweifenden Geistes zu fördern. So lange der Übende diesen Prozeß als sicher empfindet, fördert er die Ausweitung des Geistes. Freies Beobachten hilft uns, dem Unbekannten gegenüber Toleranz zu entwickeln. Wir lernen, uns von unserem Bedürfnis zu lösen, immer die Kontrolle zu behalten, indem wir unablässig versuchen, die Zukunft vorauszusagen oder unsere Gedanken zu steuern. Wir üben uns darin, unserem Unbehagen mitfühlend zu begegnen und es zu akzeptieren. Außerdem ermöglicht die Meditation uns, die Präsenz des Selbst zu spüren, während die Gedanken kommen und gehen. Stellen Sie sich vor, daß die Gedanken Wellen auf dem Meer sind. Meditation ermöglicht uns, unter die Meeresoberfläche zu tauchen und dort zur Ruhe zu kommen und in der Tiefe in Stille zu verweilen.

Für alle, die die Meditation neu für sich entdecken, sind geführte Meditationen und Body-Scans eine wunderbare Möglichkeit, sich mit der Meditationspraxis vertraut zu machen. Eine geführte Meditation ist ein Prozeß, bei dem die Stimme eines anderen Menschen den Fokus unserer Aufmerksamkeit beeinflußt. Traumabewußte Annäherungen an die Meditation helfen uns, Ressourcen in die Übung zu integrieren, indem wir uns an eine Situation und einen Ort erinnern, in der und an dem wir uns sicher, geborgen oder friedlich fühlten. Wir können aber auch ein *Mantra* wählen, ein Wort oder einen kurzen Satz, etwas, das uns hilft, unseren Geist auf eine positive Intention für die Übung zu richten. Wir können Mittel dieser Art als Aufmerksamkeitsanker verstehen (Treleaven 2018/2019). Ein Schiff, das im Hafen verankert ist, wird vor den Winden und Stürmen auf offenem Meer geschützt. Ähnlich können wir uns in einem Gefühl der Sicherheit verankern, wohl wissend, daß wir während des Übens zu jeder Zeit an unseren friedlichen Ort oder zu unserem *Mantra* zurückkehren können.

Weil das Ruhen in der Stille manchmal anfangs als sehr gefährlich empfunden wird, können wir daran arbeiten, unsere Fähigkeit zu verbessern, in einer von Sicherheit bestimmten Situation in den Zustand der Immobilität zu wechseln. Dies bedeutet oft, daß wir in ausreichendem Maße neurozeptives Gewahrsein aufbringen müssen, um die Reaktionen unseres Nervensystems beobachten zu können. Möglicherweise fühlen wir uns ruhelos und erregt – was anzeigt, daß wir im Sinne des Sympathischen Nervensystems reagieren. Oder wir wechseln in einen dorsalvagalen Kollaps statt in eine ventral-vagale entspannte Reaktion. In beiden Fällen haben wir möglicherweise kein Bedürfnis, mit der Übung fortzufahren. Manchmal ist es vorteilhaft, mit progressiver Muskelentspannung zu beginnen. Wir spannen dann jeweils einige Sekunden lang aktiv verschiedene Muskeln an (z. B. Arme, Beine, Rumpf oder Hals) und entspannen sie anschließend wieder. Der Prozeß wird so lange fortgesetzt, bis alle Muskelgruppen im Körper angespannt, wieder entspannt und auf diese Weise registriert worden sind. Die Muskelaktivierung in dieser Übung hat zum Ziel, die Sinneswahrnehmung zu stärken, statt eine Entspannungsreaktion zu initiieren. Außerdem soll uns die Progressive Muskelentspannung daran erinnern, daß wir uns nötigenfalls jederzeit wieder bewegen können. Wir üben, weicher zu schauen, den Kiefer locker zu lassen, die Anspannung in den Schultern loszulassen, die Handflächen auszubreiten und das Zwerchfell zu lockern. Jede dieser Aktivitäten kann als Ausführung eines Rituals zur Förderung der Sicherheit verstanden werden – von Ritualen, die es uns ermöglichen, habituelle Haltemuster zu erkennen, die unserem Bewußtsein bisher entgangen sind. Nun haben wir die Möglichkeit, unnötige Anspannung aufzulösen und ein Gefühl des Behagens zurückzugewinnen.

Auch *Yoga nidra* ist ein Beispiel für eine geführte Meditation, die unsere Aufmerksamkeit auf jeweils einen bestimmten Bereich unseres Körpers richtet. *Yoga nidra*, der »yogische Schlaf«, wurde im Jahre 1976 von Satyananda Saraswati entwickelt; die Übung wird traditionell in bequemer Rückenlage ausgeführt, entweder auf einer Yoga-Matte oder auf einer Decke (Saraswati & Hiti 1984). *Yoga nidra* ist eine Form tiefer Ruhe, die im Schlafzustand nicht erreicht wird. Der Begriff *»non-sleep deep rest«* (NSDR) wurde von Andrew Huberman, einem an der Stanford University lehrenden Neurowissenschaftler, geprägt. Beim NSDR befinden wir uns in einem »schlafnahen« Zustand, der eine Verlangsamung der Gehirnwellen ermöglicht (Huberman 2021). Wir befinden uns während des größten Teils unserer Tage in den Bereichen der aktiven Beta-Frequenz (12–35 Hz); doch die NSDR verlangsamt die Gehirnaktivität auf die Bereiche der Alpha- (8–12 Hz), Theta- (4–8 Hz) und Delta-Frequenzen (0,5–3 Hz) (Datta et al. 2022; Kjaer et al. 2002). Alpha-Wellen kennzeichnen einen ruhigen und gleichzeitig wachen Geist; Theta-Wellen, die Imagination und Kreativität anregen, werden mit dem REM-Schlaf assoziiert; Delta-Wellen, die normalerweise nur im tiefsten Schlaf vorkommen, ermöglichen die Regeneration des Körpers. Obgleich die Klienten bei der *Yoga-nidra*-Übung möglichst wach bleiben sollen, kommt es häufig vor, daß sie einschlafen und dann trotzdem in den Genuß der positiven Wirkungen kommen, die im Wachzustand klarer und verbunden mit einem Gefühl der Entspannung empfunden werden. *Yoga nidra* beinhaltet traditionsgemäß ein *Sankalpa*, eine »fokussierte Absicht«. *San* wird als »Verbindung zur höchsten Wahrheit« übersetzt, und *kalpa* bedeutet »Gelöbnis«. Wir können diese Übung somit als Gelöbnis uns selbst gegenüber verstehen. Die Formulierung dieser spezifischen Art von Intention beginnt gewöhnlich mit »Ich bin«, gefolgt von einem einzelnen Wort oder einem kurzen Ausdruck. Beispiele hierfür sind: »Ich bin präsent«, »Ich bin geerdet«, »Ich bin friedlich«, »Ich bin Liebe«, »Ich bin dankbar«, »Ich bin gesund«, »Ich akzeptiere mich so, wie ich bin« oder »Ich bin zentriert«.

Eine traumabewußte Variante von *Yoga nidra* hat Richard Miller entwickelt, ein Forscher, Autor und klinischer Psychologe, der sich intensiv mit Yoga beschäftigt hat (R. C. Miller 2015). Die von Miller entwickelte *iRest (Integrative Restoration)* verbindet die traditionelle *Yoga-nidra*-Praxis mit psychologischen Methoden wie dem Visualisieren eines friedlichen Ortes als nährendem Element, das helfen soll, zu jedem Zeitpunkt während des Übens zu einem Gefühl der Sicherheit in Kontakt zu treten. Fühlt sich jemand angesichts der Aufforderung, sich auf den Boden zu legen, unwohl, kann iRest auch im Sitzen ausgeführt werden. Untersuchungen über das von Miller entwickelte Modell haben ergeben, daß es sich bei der Behandlung von chronischen Schmerzen, Schlafstörungen, Depression, Angst und bei der Traumagenesung positiv auswirkt (Moszeik et al. 2020; Pence et al. 2014; Stankovic 2011).

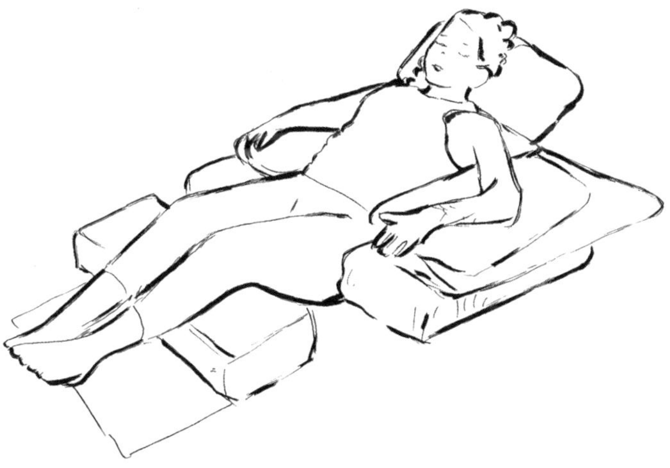

Abbildung 6.3 Sich von einer anderen Person in den *Yoga-nidra*-Zustand oder in Entspannungsübungen geleiten zu lassen, kann als ein Ausdruck von Großzügigkeit verstanden werden, wobei die Stimme des Anderen den Aufmerksamkeitsfokus steuert.

Manchmal fühlt es sich sicherer an zu wissen, daß jemand anderes Ihnen Raum gibt und Sie auffordert, sich tief zu entspannen. *Yoga nidra* ist eine geführte Übung, bei der die Stimme des Therapeuten oder Yoga-Lehrers Sie begleitet, während Sie in Stille ruhen. Wie bei allen Formen von Meditation müssen Sie auch bei dieser kein Ziel erreichen. Der geführte Body-Scan lädt Sie ein, Ihr Gewahrsein dessen, was präsent ist, zu verstärken, ohne zu beurteilen, was Sie erleben. Manchmal ruft diese Übung Gefühle des Friedens oder einen Zustand tiefer Entspannung hervor; aber das ist nicht immer so. Es geht vielmehr darum, alle Empfindungen und Emotionen zu einem Teil Ihres Erlebens zu machen, selbst wenn es sich um Trauer, Verlustempfindungen oder Schmerzen handelt. Die Übung leitet Sie dazu an, das Akzeptieren zu erlernen und zu sich selbst in Kontakt zu treten, so wie Sie sind.

Das Nach-innen-Wenden der Aufmerksamkeit ist nicht nur ein Mittel gegen eine verstärkte Aktivierung des SNS, sondern der Vorgang kann auch zu einer vertieften Verbindung zum spirituellem Wohlbefinden führen. Klassisch endet eine Yoga-Übung mit *Shavasana*, der »Totenstellung«. Dies ist nicht nur eine Möglichkeit, sich auszuruhen oder einzuschlafen, sondern die Haltung ist auch als Möglichkeit zu verstehen, sich bewußt den Tod zu vergegenwärtigen und sich so auf ihn vorzubereiten. Viele von uns vermeiden in der schnelllebigen Welt, in der wir uns bewegen, jeden Gedanken an den eigenen Tod. Vielleicht hat man uns beigebracht, solche Gedanken seien makaber oder deprimierend. Aus yogischer Sicht hilft uns das Üben von Überantwortung und Loslassen, achtsam und bewußt die Unvermeidlichkeit unseres letzten Atemzuges zu akzeptieren. Ich habe mehrere Jahre meines Berufslebens damit verbracht, Hospizpatienten in ihren letzten Tagen zu betreuen, und ich habe mich auch danach immer wieder um Klienten mit unheilbaren Krankheiten gekümmert. Unter diesen Menschen befanden sich einige meiner wichtigsten Lehrer. Wenn wir zusammensaßen und uns mit der Realität des Sterbeprozesses befaßten, wurde mein eigenes Gewahrsein dessen verstärkt, ein wie kostbares Geschenk es ist, zu leben. Abgesehen von der metaphorischen Kontemplation über Leben und Tod beinhaltet *Shavasana*, daß wir gleichzeitig Beobachter sind und uns von jedem Versuch lösen, die Kontrolle über unser Erleben aufrechtzuerhalten. Wenn wir unseren Klienten oder Yoga-Schülern diese Möglichkeiten bieten, leiten wir sie dazu an, den Raum zu erforschen, der zwischen dem, wer sie gewesen sind, und dem, wer sie werden, liegt. Wir üben uns gemeinsam darin, uns dem Unbekannten zuzuwenden. Dieser Vorgang wird oft zunächst als beunruhigend empfunden; doch mit der Zeit lernen wir immer besser, loszulassen und auf unsere Fähigkeit, im ungeplanten Augenblick zu leben, zu vertrauen.

## Das innere Gewahrsein einladen

Im Alltag ist unsere Aufmerksamkeit meist stark auf die äußere Umgebung gerichtet. Ob in der Schule oder bei der Arbeit, ob wir uns um unsere Kinder kümmern oder uns im Fernsehen die Nachrichten anschauen, wir sind ständig mit Anforderungen und Ablenkungen konfrontiert, die unsere Fähigkeit, die Aufmerksamkeit nach innen zu richten, beeinträchtigen können. Allmählich wird sie dann permanent von äußeren Stimuli absorbiert, statt sich am inneren Empfinden zu orientieren. Dieses Muster kann sich auch in einer Psychotherapie zeigen. Die Klienten berichten dann nach ihrem Eintreffen sofort über ihre Schwierigkeiten, ohne auch nur einen Moment innezuhalten oder sich über ihr Erleben im gegenwärtigen Augenblick klar zu werden. Wenn wir als Therapeuten in oberflächliche Dialoge dieser Art mit Klienten verstrickt werden, sind wir zu dem eher ruhigen und reflektierenden Austausch nicht in der Lage, der Chancen zur Veränderung mit sich bringt.

Pat Ogden (2015), die Begründerin der Sensumotorischen Psychotherapie, beschreibt den Therapieprozeß als relationale Achtsamkeitsübung. Daran anknüpfend verstehen wir Therapie als einen Ort, an dem wir ein inneres Gewahrsein unserer selbst fördern. Dazu müssen wir allerdings zur Ruhe kommen und stärker auf den gegenwärtigen Augenblick fokussieren. Hat beispielsweise ein Klient von uns Schwierigkeiten damit, sich von einer reinen Redetherapie zu lösen, oder ihm fällt es schwer, Kontakt zu seinem Körper herzustellen, können wir ihm eine geführte Meditation anbieten, um ihm zu helfen, sich mit einem Gefühl der Sicherheit im Hier und Jetzt vertraut zu machen. Indem wir ihn vorsichtig ermutigen, können wir ihm helfen, den Widerstand der Couch, auf der er sitzt, die sanften Bewegungen seiner Atmung oder den Stand seiner Füße auf dem Boden zu spüren. Nach ein paar Minuten merkt er dann, daß er präsenter und für die Arbeit in der Sitzung offener ist. Wir können ihm sogar eine Gewichtsdecke anbieten, die ihm hilft, seinen Körper im Raum zu spüren. Auf meiner Couch liegt immer eine kleine Gewichtsdecke bereit, die Klienten sich während einer Achtsamkeitsübung auf den Schoß legen können. Sehr verbreitet ist die Vorstellung, man müsse während einer Meditation stets mit hoch aufgerichteter Wirbelsäule sitzen. Traumabewußter Umgang mit Meditation legt jedoch nahe, sich eher auf Unterstützende als auf eine asketisch-korrekte Haltung zu konzentrieren. Durch Kissen die Arme, den Rücken oder den Kopf abzustützen hilft Übenden, ihren Körper in eine angenehme Haltung zu versetzen.

Wenn wir Klienten zu einer Meditationsübung einladen, können wir ihnen auch vorschlagen, ihre Hände in eine klassische yogische *Mudra*-Haltung zu versetzen. Dabei handelt es sich um eine Geste, die helfen soll, Geist und Körper mit Hilfe einer Intention zu vereinen. Zu diesem Zweck können die Klienten Kontakt zwischen Daumen und Zeigefinger herstellen *(Gyan Mudra)* oder eine Hand in der anderen ruhen lassen, wobei die beiden Daumen einander berühren *(Dhyana Mudra)*.

Die Formulierung einer Intention in Verbindung mit einer Mudra hilft, unseren Geist auf Ziele bezüglich unserer persönlichen Weiterentwicklung zu richten. Beispielsweise lädt die Lotus- oder Padma-Mudra uns ein, unsere Handflächen beim Herzzentrum gegeneinander zu lehnen, die Hände jedoch wie eine Blüte nach oben zu öffnen. Diese Mudra symbolisiert die Öffnung des Herzens und erinnert uns gleichzeitig daran, daß der Lotus nur erblühen kann, wenn er im Schlamm verwurzelt ist. Das bedeutet, daß unser eigenes Leiden zur Quelle unseres Mitgefühls werden kann.

Manchmal können wir auch eine mantra-basierte Meditation heranziehen, um die Refokussierung unseres Geistes auf das Hier und Jetzt oder auf eine positive In-

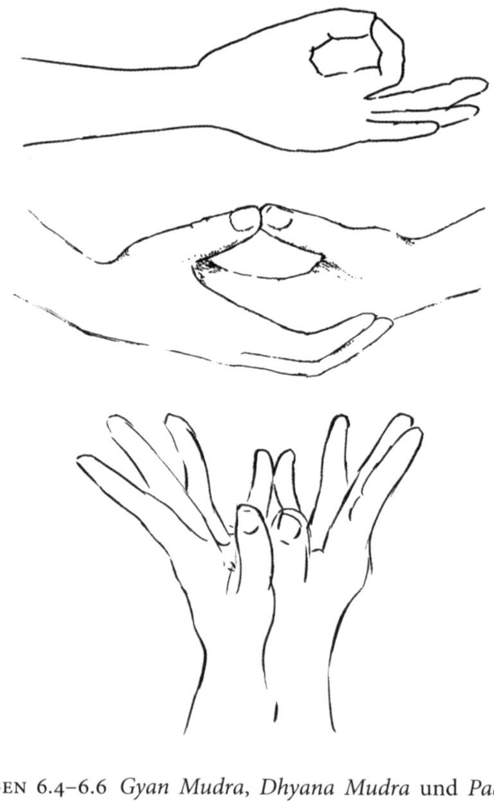

ABBILDUNGEN 6.4–6.6 *Gyan Mudra*, *Dhyana Mudra* und *Padma Mudra* können bei der Meditation als Anker für die Aufmerksamkeit und als Fokus für die Intention fungieren.

tention zu fördern. Der angesehene buddhistische Lehrer Thich Nhat Hanh hat die Mantra-Meditation als eine Möglichkeit bezeichnet, den Geist im gegenwärtigen Augenblick zu beruhigen. Als Möglichkeit, bewußtes Atmen zu unterstützen, empfiehlt er das folgende Mantra: »Einatmend weiß ich, daß ich einatme. Ausatmend weiß ich, daß ich ausatme« (Hanh 1992, S. 8). Wir können dieses simple Mantra durch Einbeziehung des Körpergewahrseins ergänzen, indem wir sagen: »Einatmend bin ich meines Körpers gewahr. Ausatmend löse ich Anspannung aus meinem Körper auf.« Eine weitere Form mantra-basierten Übens ist die Metta-Meditation, auch bekannt als Liebende-Güte-Meditation. Diese Übung umfaßt in der Regel vier simple Sätze, die ein Gefühl der Warmherzigkeit fördern, etwa: »Möge es mir gut gehen. Möge ich mir selbst gegenüber gütig sein. Möge ich vor Schaden bewahrt bleiben. Möge ich in Frieden und sorgenfrei leben.« Diese Sätze können hörbar oder still wiederholt werden. Ziel der Übung ist es, unsere Freundlichkeit uns selbst gegenüber zu fördern. Traditionell würden wir anschließend damit experimentieren, das Gefühl liebender Güte auf andere Menschen auszuweiten, indem wir die gleichen Sätze auf sie beziehen.

Am wichtigsten jedoch ist, daß ein Klient sich niemals gedrängt fühlen sollte, sich der Achtsamkeitsübung oder irgendeiner Form von Yoga-Übung zu widmen. Denn dadurch erreicht man nur das Gegenteil des eigentlich Beabsichtigten. Entscheidet sich ein Klient jedoch aus eigenem Antrieb dafür, sich in einer Psychotherapie mit der Achtsamkeitspraxis zu beschäftigen, reicht es für den erfolgreichen Verlauf der Therapiesitzung meist aus, am Anfang drei bis fünf Minuten darauf zu verwenden, das Gewahrsein zu fokussieren. Natürlich gibt es auch Fälle, in denen ein Klient von einer längeren Meditationsübung profitiert, weil sie ihm hilft, die positive Wirkung des Zur-Ruhe-Kommens in Stille zu spüren. Ist ein Klient jedoch nicht mit seinem Körper oder seinen Gefühlen verbunden, sollte er zunächst in die Lage versetzt werden, mit dem Lehrer oder Therapeuten ehrlich über sein Erleben zu kommunizieren, insbesondere falls im Laufe der Arbeit traumatisches Material zutage tritt.

## JENNYS GESCHICHTE
## Langsamer werden und sich einleben

In dieser kurzen klinischen Vignette veranschauliche ich mit Hilfe eines Beispiels, wie man eine Meditation in eine Therapiesitzung einbeziehen kann. Dies wurde zu einem wichtigen Wendepunkt im Laufe unserer gemeinsamen Arbeit und half Jenny, zur Ruhe zu kommen und ihre Emotionen präsenter zu erleben.

Jenny kam oft ein paar Minuten zu spät zur Therapiesitzung und saß dann sichtlich unbehaglich an der Kante der Couch und runzelte die Stirn. Meist erzählte sie mir zu Beginn einer Sitzung alles, was in ihrem Leben nicht gut lief und inwiefern die für sie schwierigen Ereignisse, die sie im Laufe der Woche erlebt hatte, ihr Gefühl bestätigten, daß sie immer allein bleiben und unter Schmerzen leiden werde. Sie schaut mich dann fragend an, als wollte sie herausfinden, wann ich sie endlich auffordern würde, sich zu beruhigen oder zu ihrem Körper in Kontakt zu treten. Sie redete einfach immer weiter. Trotzdem kam sie jede Woche zu unseren Sitzungen, und allmählich entstand zwischen uns eine Beziehung. Ich fand heraus, daß sie eine sehr schwere Kindheit gehabt hatte. Sie war bei einem alkoholkranken Vater, einer zu Vernachlässigung neigenden Mutter und einem gewalttätigen älteren Bruder aufgewachsen. Deshalb widerstrebte es ihr grundsätzlich, anderen Menschen zu vertrauen, und sie schützte sich durch eine grundsätzlich kritische und skeptische Geisteshaltung. Allmählich verständigten wir uns darüber, daß ihr scharfer Intellekt einerseits eine Stärke war, die sie schützte, aber andererseits auch – zumindest manchmal – ein Hindernis für ihre weitere Entwicklung. Wir sprachen auch darüber, wie ihr die Distanzierung von ihrem Körper zu überleben geholfen hatte. Im Laufe unserer Arbeit entwickelte sie Interesse an der Idee der Achtsamkeit. Das hing insbesondere damit zusammen, daß sie kürzlich einen Anfall von Colitis ulcerosa gehabt und ihr Arzt ihr daraufhin empfohlen hatte, ihren Streß mit Hilfe von Meditation zu verringern. Doch Jenny erklärte daraufhin, sie wisse nicht, wie sie damit beginnen solle.

Ich fragte Jenny, ob es ihr recht wäre, wenn ich sie in der Therapiesitzung durch eine kurze Meditationsübung geleiten würde. Sie erklärte, das sei für sie in Ordnung. Daraufhin bat ich sie, es sich mit Kissen und einer Gewichtsdecke bequem zu machen. Nachdem sie sich niedergelassen hatte, bot ich ihr eine Yoga-Nidra-Übung an, um ihr Körpergewahrsein zu verstärken. Nach deren Abschluß schwieg sie ein paar Minuten. Ich signalisierte ihr nur, daß ich weiter anwesend war. Schließlich fing sie an, offener als vorher über ihre Einsamkeit und Trauer zu sprechen. Das war zwar schmerzhaft für sie, aber auch ein Augenblick echter Verbundenheit, den sie als sehr bedeutsam empfand. Ihr Gesicht wirkte deutlich offener als vorher; die Falten auf ihrer Stirn waren nun weniger markant. Die Situation markierte einen Wendepunkt unserer Arbeit. In der nächsten Sitzung bat sie mich, die Übung zu wiederholen, und ich bot ihr an, die Anleitung dazu auf ihr Handy zu sprechen, so daß sie auch zwischen den Sitzungen zu Hause damit arbeiten könnte. Fortan begannen wir die Therapiesitzungen mit der Übung. Dadurch konnten wir uns ihrem Kindheitstrauma auf eine tiefere Weise widmen.

## MEINE EIGENE GESCHICHTE
### Lernen loszulassen

In dieser letzten klinischen Geschichte in diesem Buch geht es um meine persönliche Therapieerfahrung in den Zwanzigern. Ich sage oft, daß wir als Therapeuten zuallererst Menschen sind und daß wir auch an unserer eigenen Heilung arbeiten müssen. Tun wir das, können wir unseren Klienten mit einem Selbstverständnis gegenübertreten, das die Integrität und die Kongruenz zwischen Körper und Geist fördert. Zunächst berichte ich ein wenig über den Kontext, in dem die geschilderte Sitzung mit meiner Therapeutin stattfand.

Im Alter von 23 Jahren hatte ich gerade den Bachelorabschluß. Anschließend arbeitete ich eine Weile mit gefährdeten Jugendlichen, bevor ich mich dazu entschloß, die Graduiertenschule für somatische Psychologie zu besuchen. In dieser Zeit hatte ich eine tägliche Yoga-Praxis für mich entwickelt und unterrichtete informell auch andere in Yoga. Einige Monate vor Beginn des Graduiertenstudiums begann ich im Kripalu-Zentrum mit einer Yoga-Lehrer-Ausbildung. Damals fiel es mir oft schwer, still zu sitzen. Mich plagte ständig innere Unruhe, als ob ich unablässig auf der Flucht wäre. Es fiel mir auch schwer, zu mir selbst und zu anderen wirklich in Beziehung zu treten. Diese innere Rastlosigkeit hatte etwas mit unaufgelösten Verletzungen aus meiner Entwicklungszeit zu tun.

Als ich später in jenem Jahr an der buddhistischen Naropa-Universität studierte, war die Sitzmeditation ein fester Bestandteil unserer dortigen Arbeit. Mir fiel auf, daß meine Rastlosigkeit und innere Unruhe ein allgegenwärtiges Thema waren, wie ein ständiges Hintergrundgeräusch. Ich fühlte mich, als würde ich unentwegt rennen, selbst wenn ich in Wahrheit still dasaß. Obwohl ich während eines großen Teils der Zeit Angst hatte, fuhr ich fort, mich anzutreiben. Ich organisierte ein Forschungsprojekt, das sich mit der Burnout-Gefahr bei Therapeuten beschäftigte, und gleichzeitig absolvierte ich ein vollständiges Praktikum. Allmählich fiel mir auf, wie sehr mich der innere Druck angesichts meiner Studienziele erschöpft hatte. Ich war auf dem besten Weg zu einem Burnout. Doch ich wußte einfach nicht, wie ich hätte zur Ruhe kommen können.

Zum Glück war ich zur gleichen Zeit selbst in einer Therapie. Ich erinnere mich, wie ich die Praxis meiner Therapeutin aufsuchte. Sie meditierte schon lange, und ihr Therapieraum strahlte eine tiefe Ruhe aus. Es frustrierte mich, daß ich mich, wenn ich den Raum betrat, oft müde fühlte und mein Kopf benebelt war. Ich konnte nicht klar denken und schämte mich, weil mich jemand so erlebte. Deshalb versuchte ich oft, diese Gefühle zu überspielen, indem ich extrem schnell redete. Doch für jemanden, der mich auf fürsorgliche und raumgebende Weise beobachtete, waren Gefühle der Trauer zu erkennen, die ich noch nicht verstand. Ich erinnere mich noch gut an eine Sitzung, in der ich schließlich sagte: »Ich fühle mich, als ob ich die ganze Zeit renne. Ich fühle mich so erschöpft. Ich kann das nicht mehr.« Meine Therapeutin fragte mich, was meiner Meinung nach geschehen würde, wenn ich einfach zuließe, daß ich still dasäße. Ich antwortete: »Wahrscheinlich würde ich einschlafen.« Daraufhin sagte sie, selbst wenn das passieren würde, sei es in Ordnung. In Reaktion darauf lehnte ich mich auf der Couch zurück und schlief prompt für zehn bis fünfzehn Minuten ein. Als ich aufwachte, saß die Therapeutin auf ihrem Stuhl und schaute mich liebevoll an. In diesem Moment wurde etwas in mir befreit, und ich weinte. Ich fühlte mich tief umsorgt.

Im weiteren Verlauf meiner therapeutischen Reise wurden mir die frühesten Prägungen meines Nervensystems bewußt, die mich so rastlos hatten werden lassen und die meine ständige Erschöpfung verursacht hatten. Man hatte mir von den aggressiven und manchmal gewalttätigen Auseinandersetzungen zwischen meinen Eltern erzählt. Diese Streitigkeiten hatten begonnen, als meine Mutter mit mir schwanger war, und sie hatten meine gesamte frühe Kindheit über angehalten. In meiner frühesten Erinnerung saß ich allein am oberen Ende einer Treppe und lauschte verängstigt dem Gebrüll meiner Eltern in der unteren Etage. Ich litt im Alter von sieben Jahren unter Schlaflosigkeit. Bisher hatte ich die Auswirkungen dieser Ereignisse stets abgestritten. Nun wurde mir klar, daß ein Teil von mir in all den Jahren auf der Hut geblieben war.

Die Gegenwart meiner Therapeutin hatte mich gelehrt, wie ich mit meinem jüngeren Ich auf diese respektvolle und fürsorgliche Weise umgehen konnte. Statt vor ihm davonzulaufen, lernte ich nun endlich, mit mir allein auszuruhen und präsent zu sein. Im weiteren Verlauf der Therapie verschwand das benebelte Gefühl, und meine Energie wurde ausgeglichener. Die Scham, die ich verinnerlicht hatte, löste sich auf, als mir klar wurde, daß ich an dem, was ich erlebt hatte, keinerlei Schuld trug und daß es auch gar nicht meine Aufgabe gewesen war, die Beziehung meiner Eltern zu retten. Daraufhin konnte ich wieder besser schlafen, und meine Angst nahm ab.

Zwar hatte ich schon vorher zu meditieren begonnen, doch hatte ich diese Praxis nicht zu schätzen gelernt, weil ich dabei immer nur meine eigene Rastlosigkeit gespürt hatte. Meine eigenen therapeutischen Erkenntnisse in meine spirituelle Übung zu integrieren war für mich sehr wichtig. Mich in der Ruhe und Stille niederzulassen war nun die Grundlage meiner täglichen Übungen, zu denen nicht nur *Asana* und *Pranayama* zählen, sondern auch Meditation und *Yoga nidra*.

## Beruhigende Übungen

Die folgenden geführten Achtsamkeitsübungen können in Psychotherapiesitzungen zur Unterstützung der Arbeit mit Einzelklienten oder in Gruppen genutzt werden. Achten Sie darauf, die folgenden Anleitungen langsam und mit vielen Pausen zu lesen. So wie alle Übungsbeschreibungen in diesem Buch können Sie auch diese auf die besonderen Bedürfnisse bestimmter Klienten abstimmen. Sie können die Texte auch aufnehmen, damit Ihre Klienten oder Studenten sie zwischen den Sitzungen nutzen können. Klienten, denen es schwerfällt zu meditieren, profitieren wahrscheinlich davon, wenn sie mit geführter Muskelentspannung, Yoga nidra oder fokussierter Meditation beginnen. Die letzte der im folgenden beschriebenen

Meditationsübungen ist für diejenigen gedacht, die sich bereit fühlen, sich einer nicht geführten, selbstgesteuerten Meditationsübung zu widmen.

## ÜBUNG

### Body-Scan mit Progressiver Muskelentspannung

***Psychoedukation*** Diese Übung geleitet Sie durch einen Body-Scan, bei dem Sie bestimmte Muskelgruppen abwechselnd anspannen und entspannen. Wenn Sie die Übung ausführen, ist es nützlich, auf einem Stuhl zu sitzen und die Füße fest auf dem Boden zu stellen. Denken Sie daran, daß Sie jeden Teil der Übung auslassen und die Übung jederzeit beenden können.

***Body-Scan*** Zunächst möchte ich Sie bitten, sich aller Empfindungen in Ihrem Körper und Ihrer Atmung bewußt zu werden. Achten Sie auch darauf, welche Art von Gedanken Sie haben, sowie auf die in diesem Moment vorhandenen Emotionen. Ich werde Sie im Laufe der Übung bitten, auf subtile Veränderungen zu achten, die Sie bemerken, während Sie die Aufmerksamkeit jeweils auf einen bestimmten Körperbereich richten und dort Bewegungen initiieren.

Ich bitte Sie nun, Ihre Aufmerksamkeit zunächst auf Empfindungen in Ihrem Kopf zu richten. Registrieren Sie Empfindungen im vorderen, rückwärtigen und seitlichen Bereich des Kopfes. Spüren Sie Spannungen im Bereich der Stirn, der Augen oder des Kiefers? Vielleicht fällt Ihnen auch eine kleine Empfindung in diesem Teil Ihres Körpers auf. Beginnen Sie mit dem Erforschen von Bewegungen, die Ihr Gewahrsein in diesen Bereichen verstärken. Heben Sie die Augenbrauen so stark an, wie Sie können; halten Sie die Spannung eine Weile, und lösen Sie sie schließlich wieder. Kneifen Sie die Augen fest zusammen, und lockern Sie die Augenmuskeln dann wieder. Spannen Sie Ihren Kiefer an, als wollten Sie fest zubeißen, und lassen Sie gleichzeitig zwischen Ihren oberen und unteren Zähnen ein wenig Raum. Spüren Sie die Anspannung im Bereich des Kiefers, und lösen Sie sie dann wieder auf. Atmen Sie anschließend mehrmals, und achten Sie dabei auf Empfindungen im Bereich des Gesichts und des Kopfes.

Richten Sie die Aufmerksamkeit nun auf den Hals. Achten Sie darauf, was Sie dort spüren und fühlen. Sie können Ihren Hals und Nacken intensiver wahrnehmen, wenn Sie den Kopf leicht nach vorn neigen, als würden Sie versuchen, mit dem Kinn die Brust zu berühren. Achten Sie auf Empfindungen im Nacken, und lösen Sie sich von diesen, während Sie den Kopf wieder in eine neutrale Haltung versetzen. Probieren Sie aus, wie es sich anfühlt, Ihr Kinn anzuheben und den Kopf leicht zurückzuneigen. Achten Sie auf Empfindungen an der Kehle, und lösen Sie sich von ihnen wieder, während Sie den Kopf wieder in eine neutrale Haltung versetzen. Nehmen Sie Ihren gesamten Kopf und Hals wahr, während Sie ein paarmal tief atmen.

Richten Sie die Aufmerksamkeit nun auf Ihre Schultern. Ziehen Sie sie hoch, und lassen Sie sie nach einer Weile wieder sinken. Wenden Sie Ihr Gewahrsein dann den Armen zu. Biegen Sie die Hände an den Handgelenken nach hinten, und halten Sie sie kurz in dieser Position, während Sie auf eventuelle Empfindungen in Ihren Unterarmen achten. Beugen Sie dann die Arme an den Ellbogen, während Sie die Hände in Richtung der Schultern erheben, um die Muskeln im Bizeps anzuspannen. Atmen Sie dann erneut tief, und lösen Sie sich von den beschriebenen Aktivitäten. Atmen Sie einige Male tief, während Sie sich Ihre Empfindungen in Schultern und Armen vergegenwärtigen.

Richten Sie den Fokus nun auf die Beine und Füße. Heben Sie zunächst die Zehen und Fußballen an, und drücken Sie die Fersen gegen den Erdboden. Achten Sie auf Empfindungen, die eventuell im Bereich der Knöchel und Unterschenkel auftauchen. Drücken Sie die Zehen nach unten, und heben Sie die Fersen vom Boden. Drücken Sie dann beide Füße flach auf den Boden, und achten Sie auf Empfindungen in den Beinen. Stellen Sie fest, wie es sich anfühlt, den rechten Unterschenkel vom Boden abzuheben, um die Empfindungen im rechten Oberschenkel zu verstärken, während Sie die Vorderseite des Beins unter Druck setzen. Heben Sie den rechten Fuß vom Boden ab, und wiederholen Sie die Übung mit dem linken Bein. Nachdem Ihre beiden Füße nun fest auf dem Boden stehen, können Sie ein paarmal durchatmen, wobei Sie gleichzeitig auf Empfindungen in den Beinen achten sollen.

Versuchen Sie nun, Ihren Rumpf zu spüren. Wölben Sie den Rücken von der Stuhllehne weg. Während Sie die Wirbelsäule von der Stuhllehne entfernen, bewegen Sie Ihre Schulterblätter aufeinander zu; achten Sie auf Empfindungen im Oberrücken und in der Brust. Spüren Sie beim Atmen auch die Dehnung im Bauchbereich. Wenn Sie das Gefühl haben, zum Abschluß gekommen zu sein, können Sie die Muskelanspannung auflösen und sich völlig der Unterstützung des Stuhls überantworten. Achten Sie auf Empfindungen im Rumpf. Atmen Sie mehrmals durch, während Sie Ihren Körper als Ganzes spüren. Nehmen Sie sich so viel Zeit, wie Sie möchten, um diese Körpergewahrseinsübung zu integrieren.

## ÜBUNG

## Geführte Yoga nidra

***Psychoedukation*** *Yoga nidra* ist eine spezielle Form von geführter Achtsamkeitsübung, die dazu anleitet, auf Körperempfindungen zu achten. Zwar zielt die Übung darauf ab, sich in Stille auszuruhen, aber Sie können Ihren Körper jederzeit bewegen oder Ihre Haltung verändern. Zu Beginn der Übung werde ich Sie dazu anregen, eine Intention und eine innere Ressource zu finden, die Ihnen helfen sollen, sich während der Übung in einem Gefühl der Sicherheit zu verankern. Dies ist zu verstehen als Einladung zum Aufbau von Selbstgewahrsein, einer stärkeren Verbindung zu sich selbst und einem tiefer reichenden Akzeptieren Ihrer selbst, so wie Sie sind. In der Übung werden Sie aufgefordert, eine Intention zu formulieren, die sich auf einen Bereich bezieht, in dem Sie Unbehagen empfinden und deshalb ein wenig Unterstützung oder Klarheit gut gebrauchen könnten. Sie sind auch eingeladen, eine *Sankalpa* zu wählen, einen kurzen Satz, der Sie einlädt, darüber zu reflektieren, was Sie bezogen auf sich selbst gern spüren oder glauben würden. Oft beginnt eine Sankalpa mit der Formulierung »Ich bin«. Sie können die Aussage mit einem von Ihnen selbst ausgewählten Wort oder einem kurzen Ausdruck abschließen. Beispielsweise könnten Sie zu sich selbst sagen: »Ich bin präsent, fühle mich wohl, bin geerdet, fühle mich friedlich, ganz, zentriert« oder »Ich akzeptiere mich, wie ich bin.« Am wichtigsten ist jedoch, daß ich Sie dazu anrege, sich selbst zu vertrauen und zuzulassen, daß Ihnen aufgrund Ihrer Verbindung zu Ihrem weisen Selbst die richtigen Worte über die Lippen kommen.

***Vorbereitung*** Schaffen Sie eine möglichst unterstützende Situation für Ihre Übung. Sie können entweder sitzen bleiben oder sich bequem hinlegen. Sie können Kissen oder Decken so arrangieren, daß Sie sich wohler fühlen. Nehmen Sie sich ein wenig Zeit, um sich in Ihrem persönlichen Raum niederzulassen. Registrieren Sie jedes Bedürfnis, die Haltung Ihres Körpers zu verändern, damit Sie sich wohl damit fühlen, in einem Zustand der Ruhe zu verweilen. Spüren Sie die Unterstützung, die Sie erhalten, während Sie das Gewicht Ihres Körpers auf (den Boden, die Couch, einen Stuhl) einwirken lassen?

***Intention*** Nehmen Sie sich jetzt ein wenig Zeit, um eine Intention für Ihre Übung festzulegen. Gibt es in Ihrem Leben etwas, wofür Sie ein wenig Unterstützung oder Klarheit benötigen? Beim Reflektieren über die Intention können Sie untersuchen, was Sie brauchen, um ein Gefühl der Erleichterung zu wecken. Finden Sie für Ihre Sankalpa Worte, die diesem Gefühl entsprechen. Beginnen Sie mit »Ich bin«, und lassen Sie den Satz mit einer Formulierung enden, die für das steht, was Sie gern bei sich fördern möchten. Wiederholen Sie diese Intention entweder sehr leise oder still innerlich mehrmals jede Woche.

***Anker*** Wenn ein Boot im Hafen ankert, entsteht ein Gefühl von Sicherheit. Auf hoher See mögen Stürme toben, doch der Hafen schützt Sie vor Wind und Wellen. Sie schaffen einen Sicherheitsanker für Ihren Geist, indem Sie eine innere Ressource identifizieren. Ich empfehle Ihnen, sich einen Ort oder eine Situation vorzustellen, an dem oder in der Sie sich erleichtert, geliebt oder zutiefst mit sich selbst verbunden fühlten. Vielleicht reflektieren Sie auch lieber über eine Person, eine spirituelle Präsenz oder ein Haustier, das Ihnen hilft, dieses positive Gefühl in sich zu sammeln. Nehmen Sie sich Zeit, um diesen Ort, die Person oder das Wesen zu identifizieren, der, die oder das Ihnen hilft, sich bei sich selbst wohl und in Sicherheit zu fühlen. Vielleicht können Sie sich ein Vorstellungsbild von dieser inneren Ressource vergegenwärtigen. Wie reagiert Ihr Körper? Sie können jederzeit an diesen Ort im Geiste zurückkehren, sowohl während der Übung als auch im Alltagsleben.

***Körpergewahrsein – Scan*** Ich werde Ihre Aufmerksamkeit nun durch Ihren physischen Körper geleiten. Ich werde nacheinander die verschiedenen Körperbereiche benennen, und Sie richten die Aufmerksamkeit dann jeweils darauf und erleben, wie es sich dort anfühlt. Sie können etwas empfinden oder nichts empfinden. Was auch immer Sie erleben, in jedem Fall ist es perfekt. Richten Sie die Aufmerksamkeit auf Ihre Lippen. Spüren Sie die Ohren. Spüren Sie die Nase. Spüren Sie die Augen. Spüren Sie die Stirn und die Kopfoberfläche. Vergegenwärtigen Sie sich Ihren ganzen Kopf. Richten Sie die Aufmerksamkeit auf Hals und Kehle. Spüren Sie die Schultern. Spüren Sie Ihren linken Arm: den Oberarm, den Ellbogen, den Unterarm, das Handgelenk, die Hand, die Handfläche, die Finger und den Daumen. Und spüren Sie den linken Arm als Ganzes. Und wechseln Sie dann zum rechten Arm: zum Oberarm, zum Ellbogen, zum Unterarm, zum Handgelenk, zur Hand, zur Handfläche, zu den Fingern und zum Daumen. Und spüren Sie schließlich den rechten Arm als Ganzes. Spüren Sie beide Arme. Spüren Sie Ihren Brustkorb. Spüren Sie den Oberrücken. Und spüren Sie den Bauch. Und spüren Sie dann den Unterrücken. Achten Sie dabei auf Becken und Hüften. Und spüren Sie Ihr linkes Bein: den Oberschenkel, das Knie, den Unterschenkel, das Fußgelenk, den Fuß, die Sohle des linken Fußes und alle Zehen. Spüren Sie nun Ihr linkes Bein insgesamt. Und spüren Sie dann Ihr rechtes Bein: den Oberschenkel, das Knie, den Unterschenkel, den Fußknöchel, den Fuß, die Sohle des rechten Fußes und alle Zehen. Und dann spüren Sie das ganze rechte Bein. Spüren Sie schließlich beide Beine zusammen. Und nehmen Sie Arme und Beine insgesamt wahr.

Spüren Sie nun, wie sich Ihr Körper als Ganzes anfühlt. Spüren Sie die Außenhülle des Körpers. Und beachten Sie, was Sie in Ihrem Körper insgesamt wahrnehmen. Spüren Sie Ihr ganzes Sein. Heißen Sie sich willkommen. Und spüren Sie nun Ihr Herz. Achten Sie darauf, wie Ihr Herz darauf reagiert, daß Sie alles, was für Sie in diesem Moment präsent ist, willkommen heißen. Gibt es sonst noch etwas, das empfunden, gesehen oder gehört werden will? Heißen Sie es willkommen. Spüren Sie Ihren ganzen Körper. Spüren Sie sich selbst als Ganzes. Spüren Sie die Präsenz Ihres Selbst als Ganzes im gegenwärtigen Augenblick.

Kehren Sie zu Ihrem Sankalpa zurück, und wiederholen Sie es. Reflektieren Sie über Ihre Intention, die Schwierigkeit, die Sie zu Beginn der Übung identifiziert haben. Spüren Sie die Verbindung zu Ihrem Körper, Ihrem Herzen und Ihrem Selbst insgesamt. Achten Sie auf den Bereich, den Sie als Herausforderung empfinden. Vielleicht können Sie gleichzeitig diesen Bereich und Ihr ganzes Sein spüren. Und stellen Sie fest, was für Sie jetzt in Erscheinung tritt.

***Abschluß*** Beginnen Sie, dieses innere Erlebnis mit sich zu tragen, und wenden Sie die Aufmerksamkeit wieder Ihrem physischen Körper hier in diesem Raum zu. Spüren Sie, wie sich Ihr Körper anfühlt, wenn Sie sich wieder bewegen. Sie können Finger und Zehen bewegen oder ein paarmal tief atmen, während Sie die Augen öffnen.

## ÜBUNG

## Geführte Meditation über liebende Güte

***Psychoedukation*** Diese geführte Übung ermöglicht Ihnen, die Meditation über liebende Güte kennenzulernen. Ich werde Ihnen vier einfache Sätze vorstellen, die ein warmherziges Gefühl sich selbst gegenüber bei Ihnen fördern. Die Übung hat zum Ziel, in Ihnen die Freundlichkeit sich selbst gegenüber zu stärken. Nachdem Sie die Übung auf sich selbst bezogen ausgeführt haben, werde ich Ihnen auch erläutern, wie Sie das Gefühl liebender Güte auf einen anderen Menschen übertragen können, der sich Ihnen gegenüber fürsorglich verhält. Und schließlich werde ich Ihnen noch erklären, wie Sie die Übung für einen Menschen ausführen können, mit dem Sie große Schwierigkeiten haben oder hatten. Ich empfehle Ihnen, die Liebende-Güte-Meditation mit der Lotus-*Mudra* zu verbinden. Dazu legen Sie beide Handflächen auf Ihr Herzzentrum, und während Ihre kleinen Finger und Daumenspitzen einander berühren, öffnen Sie die Hände wie eine Blüte. Die Lotusblüte kann sich nur öffnen, wenn ihre Wurzeln in den Schlamm hinabreichen. Die Mudra symbolisiert, daß Ihr eigenes Leiden zur Quelle Ihres Mitgefühls werden kann. Falls Sie während dieser Übung aus irgendeinem Grund Trauer, Scham, Schmerz oder Selbstkritik empfinden, sollten Sie sich darüber im klaren sein, daß Sie nichts falsch machen. Versuchen Sie, auch diesen schwierigen Gefühlen Mitgefühl entgegenzubringen, und werden Sie sich darüber klar, daß sie signalisieren, daß Sie Wärme und Güte brauchen. Es bleibt einzig und allein Ihnen überlassen, ob Sie nur einige oder alle hier beschriebenen Übungen ausführen, und Sie können jede der Übungen jederzeit beenden.

***Vorbereitung*** Schaffen Sie eine möglichst förderliche Situation für Ihre Meditationsübung. Sie können Kissen oder Decken bereitlegen, die Ihnen helfen, in einer möglichst bequemen Haltung zu sitzen. Nehmen Sie sich ein wenig Zeit, um sich in Ihrem Raum heimisch zu machen und um die für Ihr optimales Wohlbefinden notwendigen Anpassungen vorzunehmen. Obwohl es bei dieser Übung darum geht, sich in der Stille niederzulassen, können Sie trotzdem jederzeit Ihre Sitzhaltung verändern. Wählen Sie eine bestimmte Zeitspanne für Ihre Übung heute. Erforschen Sie, wie Sie sich fühlen, wobei Sie Ihre Hände in die Lotus-Mudra vor Ihrem Herzen versetzen. Falls Ihnen das nicht gefällt, können Sie Ihre Hände auch einfach im Schoß ruhen lassen.

***Übung*** Während ich in Ihrer Gegenwart die folgenden Sätze wiederhole, empfehle ich Ihnen, diese auch selbst leise oder still zu wiederholen: »Möge es mir gut gehen.« (Pause) »Möge ich mir selbst gegenüber gütig sein.« (Pause) »Möge ich vor Schaden geschützt werden.« (Pause) »Möge ich in Frieden leben und mich wohlfühlen.« (Wiederholen Sie diese Sätze noch zweimal.)

Falls Sie mit der Übung fortfahren wollen, können Sie sich nun eine Person oder ein anderes Wesen vorstellen, die oder das für Sie eine Quelle der Wärme, der Fürsorge und der Verbundenheit ist. Das kann ein Freund sein, ein Mentor, ein Lehrer, ein Haustier oder eine spirituelle Gestalt. Stellen Sie sich diese Person oder dieses Wesen innerlich vor, und sprechen Sie mir dann leise oder schweigend die folgenden Sätze nach: »Möge es dir gut gehen.« (Pause) »Mögest du gütig dir selbst gegenüber sein.« (Pause) »Mögest du vor Schaden sicher sein.« (Pause) »Mögest du in Frieden leben und dich wohlfühlen.« (Wiederholen Sie diese Sätze noch jeweils zweimal.)

Im dritten Teil der Übung können Sie die liebende Güte einer Person zukommen lassen, mit der Sie Schwierigkeiten haben. Denken Sie bitte daran, daß es einzig und allein Ihre Entscheidung ist, ob Sie diesen Teil der Übung ausführen wollen. Sie können mir also jederzeit mitteilen, ob Sie diesen letzten Teil auslassen oder ausführen wollen. Wenn ja, können Sie sich nun jemanden vorstellen, der Ihnen Schwierigkeiten bereitet. Sollten für Sie problematische Gefühle auftauchen, können Sie zu dem Teil der Liebende-Güte-Meditation zurückkehren, in dem Sie sich bemühen, Mitgefühl Ihrem eigenen Schmerz gegenüber zu entwickeln. Falls Sie wie beschrieben fortfahren wollen, können Sie sich die betreffende Person innerlich vorstellen, während Sie leise oder innerlich folgende Sätze wiederholen: »Möge es dir gut gehen.« (Pause) »Mögest du gütig dir selbst gegenüber sein.« (Pause)

»Mögest du vor Schaden sicher sein.« (Pause) »Mögest du in Frieden leben und dich wohlfühlen.« (Wiederholen Sie diese Sätze anschließend noch zweimal.) Lassen Sie das innere Bild von der anderen Person danach allmählich verblassen.

Und kehren Sie schließlich zur Liebende-Güte-Meditation für sich selbst zurück. Bitte wiederholen Sie die Sätze nun leise oder innerlich: »Möge es mir gut gehen.« (Pause) »Möge ich mir selbst gegenüber gütig sein.« (Pause) »Möge ich vor Schädigungen sicher sein.« (Pause) »Möge ich in Frieden leben und mich wohlfühlen.« (Wiederholen Sie diese Sätze noch zweimal.)

## ÜBUNG

### Meditation im Zustand fokussierter Aufmerksamkeit

***Psychoedukation*** Meditation ermöglicht Ihnen, den Geist auf Ihr Erleben im gegenwärtigen Augenblick zu konzentrieren. Ich werde Sie während der Übung bitten, einen Fokuspunkt für Ihre Aufmerksamkeit zu wählen, zu dem Sie so oft zurückkehren können, wie Sie möchten. Dieser Aufmerksamkeitsfokus versetzt Ihren Geist in den gegenwärtigen Augenblick und ermöglicht Ihnen, Ihr Erleben zu beobachten. Während der Meditation sollten Sie sich hinreichend sicher fühlen; falls Sie sich irgendwann unwohl fühlen, können Sie die Übung beenden, und wir können dann über das, was Sie erlebt haben, sprechen. Wieviel Zeit Sie auf Ihre Übung verwenden wollen, können Sie selbst festlegen. Wir werden mit fünf Minuten beginnen, aber Sie können die Spanne des Meditierens allmählich erweitern, wenn Sie sich dabei wohlfühlen. Falls Sie allein üben, können Sie die Übungszeit, für die Sie sich entschieden haben, auf einem Timer anzeigen lassen.

***Vorbereitung*** Schaffen Sie ein unterstützendes Ambiente für die Meditation. Sie können Kissen oder Decken bereitlegen, damit Sie es sich bequem machen können. Nehmen Sie sich ein wenig Zeit, um sich am Ort Ihres Aufenthalts einzurichten; natürlich können Sie Ihre Haltung auch später jederzeit verändern. Und Sie entscheiden natürlich, wieviel Zeit Sie heute für die Meditationsübung aufwenden wollen.

***Anker*** Wenn ein Boot im Hafen geankert hat, erzeugt das ein Gefühl der Sicherheit. Auf dem offenen Meer können Stürme wüten, doch der sichere Hafen schützt vor Wind und Wellen. Meditation kann unseren Geist wie mit einem Anker schützen, indem wir unsere Aufmerksamkeit auf einen Fokuspunkt richten. Dazu können wir folgende Möglichkeiten nutzen:

- Das Strömen der Atemluft durch die Nasenöffnungen,
- das Geräusch des Atems,
- das Zählen der Atemzüge von 1 bis 10 und wieder von vorn,
- das Halten eines Gegenstandes, der ein Gefühl des Behagens oder der Erdung hervorruft,
- das Anschauen eines Objekts, das wir als beruhigend empfinden (des Bodens, einer Blume, einer Kerze),
- das Versetzen der Hände in eine *Mudra* (wobei sich Finger und Daumen berühren oder eine Hand in der anderen ruht und die beiden Daumen einander berühren) und auf Empfindungen in den Händen achten,
- das Formulieren eines *Mantras* wie »Einatmend weiß ich, daß ich einatme. Ausatmend weiß ich, daß ich ausatme.« Oder: »Einatmend bin ich meines Körpers gewahr. Ausatmend löse ich Spannungen im Körper auf.«

***Übung*** Fokussieren Sie auf den für Ihre Aufmerksamkeit gewählten Anker. Erhalten Sie diesen Fokus so lange aufrecht, wie Sie möchten. Wahrscheinlich werden Sie irgendwann feststellen, daß Ihr Geist abschweift. Das ist normal, und Sie brauchen nicht dagegen anzukämpfen. Lenken Sie den Fokus wieder auf sein ursprüngliches Ziel, so lange Sie dies als richtig und unterstützend empfinden. Fahren Sie selbständig mit der Übung fort. Ich werde Ihnen ein Zeichen geben, wenn die vereinbarte Übungszeit vorüber ist.

***Abschluß*** Nehmen Sie dieses innere Erlebnis mit, wenn Sie Ihre Aufmerksamkeit zu Ihrem Körper in diesem Raum zurückkehren lassen. Spüren Sie allmählich wieder, was Ihr Körper empfindet, während Sie sich wieder bewegen. Beispielsweise können Sie Finger und Zehen leicht bewegen oder ein paarmal tiefer atmen und unterdessen die Augen öffnen.

## ÜBUNG

## Offene Meditation

***Psychoedukation*** In der offenen Meditation können Sie Ihr Gewahrsein auf alles richten, was im gegenwärtigen Augenblick auftaucht, ganz gleich, ob es Gedanken, Emotionen oder sensorische Empfindungen sind. Weil diese Art zu meditieren oft als besonders schwierig bezeichnet wird, können Sie, falls es Ihnen lieber ist, zu einer Meditationspraxis zurückkehren, bei der es um fokussierte Aufmerksamkeit geht. Wie bei jeder Art von Meditation geht es auch bei der offenen Meditation nicht darum, die eigenen Gedanken zu unterdrücken. Sie üben sich vielmehr darin, sie kommen und gehen zu lassen, ohne zu urteilen. Die Übung zielt darauf ab, daß Sie sich selbst so sein lassen, wie Sie sind. In manchen Augenblicken können Sie auf die Offenheit des gegenwärtigen Augenblicks achten. Diese Momente, in denen sich die Aufmerksamkeit frei entfaltet, sind das natürliche Resultat der Übung, und auch solche Erlebnisse kommen und gehen. Falls Sie sich irgendwann unwohl fühlen, sollten Sie die Übung beenden; wir können dann über das, was Sie erlebt haben, reden. Sie können auch die Zeitspanne beliebig verändern, die Sie täglich auf die Übung verwenden. Wir können mit fünf Minuten beginnen, und Sie können die Übungszeit dann so verlängern, daß Sie sich dabei wohlfühlen. Wenn Sie allein üben, können Sie einen Timer auf die gewünschte Übungszeit einstellen.

***Vorbereitung*** Machen Sie es sich für Ihre Meditationsübung so bequem wie möglich. Sie können Kissen oder Decken verwenden, um möglichst angenehm zu sitzen. Nehmen Sie sich ein wenig Zeit, um sich in Ihrem Übungsraum wirklich wohl zu fühlen. Entscheiden Sie schließlich noch, wie lange Sie an dem betreffenden Tag üben wollen.

***Übung*** Beginnen Sie mit Ihrer Meditation. Ich werde Sie darauf aufmerksam machen, wann die von Ihnen gewünschte Zeitspanne vorüber ist.

***Abschluß*** Nehmen Sie dieses innere Erlebnis mit, wenn Sie die Aufmerksamkeit wieder auf Ihren Körper in diesem Raum richten. Spüren Sie Ihren Körper allmählich, während Sie sich wieder zu bewegen beginnen. Sie können Finger und Zehen bewegen oder ein paarmal tiefer atmen, wenn Sie die Augen öffnen.

# Zum Abschluß

In einer Zeit, in der wir akut von starken Klimaveränderungen bedroht werden, in der wir immer noch unter den Nachwirkungen der Covid-Pandemie leiden und in der eine globale Krise des Gesundheitswesens unser aller Leben gefährdet, brauchen wir etwas, das uns hilft, all diesen Problemen mit Gleichmut und Resilienz zu begegnen. Die Erkenntnisse der Polyvagal-Theorie erschließen uns in Verbindung mit einer therapeutisch orientierten Yoga-Praxis Möglichkeiten, unser körperliches, emotionales und spirituelles Wohl zu verbessern. Yoga hilft uns nicht nur, Angst, Depression und Posttraumatische Belastungsstörungen zu verringern, sondern ermöglicht uns auch, unsere positiven Emotionen und unsere Zufriedenheit mit unserem Leben zu stärken (Alexander et al. 2021).

Wir haben uns in diesem Buch mit den Zusammenhängen zwischen Wissenschaft, Soma und Seele beschäftigt, und Sie haben darin Übungen kennengelernt, die Selbstgewahrsein, Ausgeglichenheit, Vitalität und inneren Frieden zu stärken in der Lage sind. Diese Werkzeuge sind für uns alle von Nutzen, sowohl für uns selbst als auch für unsere Klienten und unsere Yoga-Schüler. Haben wir Zugang zu den inneren Zuständen, die unser Gefühl, zentriert und geerdet zu sein, stärken, sind wir besser in der Lage, in unseren Beziehungen und in der Welt als positive Präsenzen zu wirken. Viktor Frankl hat gesagt, daß wir menschlicher sind, wenn wir uns darauf konzentrieren, einer Sache zu dienen, die größer ist als wir selbst (Frankl 1959/2006/1946). Dadurch können wir zum Wohlergehen anderer beitragen, und unser Gefühl, einen individuellen Sinn und Zweck zu verfolgen, wird gestärkt. Außerdem versetzt uns das Gefühl der Verbundenheit mit anderen Menschen und mit einer Gemeinschaft in einen positiven Feedbackzyklus, der uns als Puffer vor Streß, Krankheit und Schmerz bewahren kann (Sbarra & Coan 2018).

Werden wir mit unzuträglichen oder traumatischen Ereignissen konfrontiert, kann es sein, daß diese zunächst überschatten, wie wir uns selbst und die Welt sehen. Wir können aber lernen, unsere Sicht zu erweitern, über unser persönliches Leiden hinaus zu blicken und unseren Fokus so zu verändern, daß wir in der Lage sind, gleichzeitig unsere Stärken zu sehen. Yoga hilft uns, spirituelle Resilienz zu entwickeln, und vermag außerdem, eine positive Entwicklung nach einem Trauma zu fördern, in deren Verlauf wir ein erweitertes Selbstempfinden entdecken, eine Sehnsucht nach größerer Authentizität in Beziehungen oder ein leidenschaftliches Bestreben, der Gemeinschaft, in der wir leben, von Nutzen zu sein. Resilient zu sein bedeutet nicht, daß wir nicht mehr mit Verlusten oder schmerzhaften Ereignissen konfrontiert werden. Vielmehr hilft Resilienz uns zu erkennen, daß wir auf schwierige Lebenserfahrungen effektiv zu reagieren vermögen. Wir sind bereit und in der Lage, uns auch unter schwierigsten Umständen mit ganzer Kraft zu engagieren.

Zum Abschluß möchte ich mich Patanjalis letzten *Sutras* zuwenden, in denen wir aufgefordert werden, uns mit unserer Beziehung zur Freiheit zu befassen. Er ermahnt uns, jede übermäßige Identifikation mit unserem Leiden zu vermeiden. Wir sollten uns nicht länger von den *Gunas* ablenken lassen – was bedeutet, daß wir bei unserem Sein und Handeln in der Welt weder agitiert noch aggressiv noch passiv noch untätig sein sollten. Wir sollten mit offenem Geist und offenem Herzen leben. Mitgefühl ist der Schlüssel, der uns von unserem eigenen Schmerz befreit und uns hilft, anderen Menschen zu dienen. So können wir Befangenheit und Furcht vor Unzulänglichkeit überwinden. Auf der Grundlage dieser Freiheit können wir unsere Präsenz besser anderen Menschen zugute kommen lassen. Vielleicht fühlen wir uns von einem Sinngefühl inspiriert oder einer Sehnsucht danach, dieser Welt nützlicher zu sein.

Im Herbst 2022 nahm ich an einem Kongreß teil, auf dem es um die starken Auswirkungen der Polyvagal-Theorie auf die Medizin und die Psychologie ging. In diesem Rahmen wurde Stephen Porges gefragt, was er durch seine Arbeit gelernt habe. Er antwortete, sie habe ihn von der Gutherzigkeit der Menschen überzeugt, und das erfülle ihn mit Hoffnung. Auch ich wünsche Ihnen allen, daß dieses Buch Sie dazu anregt, anderen auf eine Weise zu helfen, die für beide Seiten förderlich, aufrichtend und befreiend wirkt.

# Anhänge

# Anhang A

## Body Perceptions Qestionnaire, Short Form

*Quelle: Stephen W. Porges © 1993, 2015*

**I. Körperwahrnehmung**

Bitte beurteilen Sie Ihre Wahrnehmung der in der folgenden Liste beschriebenen Charakteristika. Wählen Sie jeweils die Antwort, die Ihre Situation am genauesten beschreibt.

| | | nie | gelegentlich | manchmal | gewöhnlich | immer |
|---|---|---|---|---|---|---|
| 1 | Häufiges Schlucken | 1 | 2 | 3 | 4 | 5 |
| 2 | Drang zu husten, um die Kehle frei zu machen | 1 | 2 | 3 | 4 | 5 |
| 3 | Mein Mund ist trocken | 1 | 2 | 3 | 4 | 5 |
| 4 | Atemgeschwindigkeit | 1 | 2 | 3 | 4 | 5 |
| 5 | Wasser oder Tränen in den Augen | 1 | 2 | 3 | 4 | 5 |
| 6 | Verdauungsgeräusche | 1 | 2 | 3 | 4 | 5 |
| 7 | Schwellungen im Körper od. in bestimmten Bereichen | 1 | 2 | 3 | 4 | 5 |
| 8 | Drang zur Darmentleerung | 1 | 2 | 3 | 4 | 5 |
| 9 | Muskelanspannung in Armen und Beinen | 1 | 2 | 3 | 4 | 5 |
| 10 | aufgedunsenes Gefühl aufgrund von Wasseransammlung | 1 | 2 | 3 | 4 | 5 |
| 11 | Muskelanspannung im Gesichtsbereich | 1 | 2 | 3 | 4 | 5 |
| 12 | Gänsehaut | 1 | 2 | 3 | 4 | 5 |
| 13 | Magen- und Bauchschmerzen | 1 | 2 | 3 | 4 | 5 |
| 14 | Blähbauch | 1 | 2 | 3 | 4 | 5 |
| 15 | Schwitzen der Handflächen | 1 | 2 | 3 | 4 | 5 |
| 16 | Schweiß auf der Stirn | 1 | 2 | 3 | 4 | 5 |
| 17 | Lippenzittern | 1 | 2 | 3 | 4 | 5 |
| 18 | Schweiß in den Achselhöhlen | 1 | 2 | 3 | 4 | 5 |
| 19 | Gesichtstemperatur (besonders im Bereich der Ohren) | 1 | 2 | 3 | 4 | 5 |
| 20 | Zähneknirschen | 1 | 2 | 3 | 4 | 5 |
| 21 | generelle Überspanntheit | 1 | 2 | 3 | 4 | 5 |
| 22 | Nackenhaare »stehen hoch« | 1 | 2 | 3 | 4 | 5 |
| 23 | Schwierigkeiten zu fokussieren | 1 | 2 | 3 | 4 | 5 |
| 24 | Drang zu schlucken | 1 | 2 | 3 | 4 | 5 |
| 25 | Stärke des Herzpochens | 1 | 2 | 3 | 4 | 5 |
| 26 | Gefühl der Verstopfung | 1 | 2 | 3 | 4 | 5 |

**II. Reaktionen des Autonomen Nervensystems**

Das Autonome Nervensystem (ANS) ist der Teil unseres Nervensystems, der die Regulation des kardiovaskulären und respiratorischen Systems, des Verdauungssystems und der Körpertemperatur steuert. Außerdem spielt es für das Erleben und den Ausdruck von Emotionen eine wichtige Rolle. Das ANS funktioniert bei verschiedenen Menschen unterschiedlich. Die folgende Skala wurde entwickelt, um die Reaktionen des ANS zu messen.

Wie oft bemerken Sie in Ihrem Alltagsleben die folgenden Empfindungen? Bitte stufen Sie sich bezüglich aller beschriebenen Kategorien ein.

| | | nie | gelegentlich | manchmal | gewöhnlich | immer |
|---|---|---|---|---|---|---|
| 27 | Es fällt mir schwer, Atmen und Essen zu koordinieren. | 1 | 2 | 3 | 4 | 5 |
| 28 | Wenn ich esse, fällt es mir schwer zu reden. | 1 | 2 | 3 | 4 | 5 |
| 29 | Mein Herz schlägt oft unregelmäßig. | 1 | 2 | 3 | 4 | 5 |
| 30 | Wenn ich esse, fühlt sich die Nahrung trocken an und bleibt im Mund und in der Kehle kleben. | 1 | 2 | 3 | 4 | 5 |
| 31 | Ich fühle mich kurzatmig. | 1 | 2 | 3 | 4 | 5 |
| 32 | Es fällt mir schwer, Atmen und Reden zu koordinieren. | 1 | 2 | 3 | 4 | 5 |
| 33 | Wenn ich esse, habe ich Schwierigkeiten, zu schlucken, zu kauen und/oder beim Atmen zu saugen. | 1 | 2 | 3 | 4 | 5 |
| 34 | Ich muß ständig husten, und das stört mich beim Reden und Essen. | 1 | 2 | 3 | 4 | 5 |
| 35 | Der Speichelfluß in meinem Mund bringt mich zum Würgen. | 1 | 2 | 3 | 4 | 5 |
| 36 | Ich habe Brustschmerzen. | 1 | 2 | 3 | 4 | 5 |
| 37 | Ich würge beim Essen. | 1 | 2 | 3 | 4 | 5 |
| 38 | Wenn ich rede, habe ich oft das Gefühl, daß ich husten oder den Speichel in meinem Mund herunterschlucken muß. | 1 | 2 | 3 | 4 | 5 |
| 39 | Wenn ich atme, habe ich das Gefühl, nicht genug Sauerstoff aufnehmen zu können. | 1 | 2 | 3 | 4 | 5 |
| 40 | Es fällt mir schwer, meinen Blick zu steuern. | 1 | 2 | 3 | 4 | 5 |
| 41 | Ich habe das Gefühl, mich erbrechen zu müssen. | 1 | 2 | 3 | 4 | 5 |
| 42 | Ich habe Sodbrennen. | 1 | 2 | 3 | 4 | 5 |
| 43 | Ich leide unter Verstopfung. | 1 | 2 | 3 | 4 | 5 |
| 44 | Ich leide unter Verdauungsstörungen. | 1 | 2 | 3 | 4 | 5 |
| 45 | Nach dem Essen habe ich Verdauungsprobleme. | 1 | 2 | 3 | 4 | 5 |
| 46 | Ich habe Durchfall. | 1 | 2 | 3 | 4 | 5 |

**Bei Fragen wenden Sie sich bitte an:**

**Jacek Kolacz**
The Traumatic Stress Research Consortium at the Kinsey Institute, Indiana University
jacekkolacz@gmail.com

# Anhang B

## Fragebogen zur medizinischen Vorgeschichte

*Quelle: Stephen W. Porges © 1993*

Ich leide unter, habe gelitten unter oder bei mir wurde diagnostiziert:

1. Migränekopfschmerzen
2. Magenbeschwerden oder Verdauungsprobleme
3. Arthritis
4. Bluthochdruck
5. Unglücklichsein bis hin zur Hoffnungslosigkeit
6. klinische Depression
7. Bulimie
8. Anorexie
9. Fettleibigkeit
10. Asthma
11. endokrine Probleme (z. B. der Schilddrüse, der Nebennieren, einer die Keimdrüsen betreffenden Dysfunktion)
12. Ekzeme
13. Ödeme
14. Rückenbeschwerden
15. Diabetes
16. Epilepsie
17. Krebs
18. Hypoglykämie
19. Herzkrankheit
20. Schlaganfall
21. Magen- oder Zwölffingerdarmgeschwür
22. psychische Störungen
23. Lungenentzündung
24. Herzinfarkt
25. Bewegungskrankheit (Kinetose/Seekrankheit)

Die folgenden Kategorien sind nur für Frauen relevant:

26. Prämenstruelles Syndrom
27. starke Menstruationsbeschwerden
28. Wochenbettdepression

# Anhang C

## Skala für die Neurozeption psychischer Sicherheit Generische Version (NPSS–G)

*Morton, L., Cogan, N., Kolacz, J., Calderwood, C., Nikolic, M., Bacon, T., Pathe, E., Williams, D., Porges, S. © 2021*

Bitte beurteilen Sie, wie gut die folgenden Aussagen Ihre Empfindungen *im Lauf der vergangenen Woche* beschreiben.

**Trifft überhaupt nicht zu** (Wert = 1), **Trifft nicht zu** (Wert = 2), **Trifft weder zu noch nicht zu** (Wert = 3) **Trifft zu** (Wert = 4), **Trifft absolut zu** (Wert = 5).

| | | |
|---|---|---|
| 1 | Ich fühlte mich geschätzt. | |
| 2 | Ich fühlte mich wohl dabei, meine Sicht auszudrücken. | |
| 3 | Ich fühlte mich von anderen akzeptiert. | |
| 4 | Ich fühlte mich verstanden. | |
| 5 | Ich hatte das Gefühl, daß andere mich verstanden. | |
| 6 | Ich fühlte mich respektiert. | |
| 7 | Jemand, bei dem ich mich sicher fühlte, war anwesend. | |
| 8 | Es gab jemanden, dem ich vertrauen konnte. | |
| 9 | Ich fühlte mich aufgrund der Anwesenheit anderer wohl. | |
| 10 | Ich fühlte mich von anderen gehört. | |
| 11 | Ich hatte das Gefühl, daß andere Menschen sich nach besten Kräften bemühten, mir zu helfen. | |
| 12 | Ich fühlte mich umsorgt. | |
| 13 | Ich fühlte mich gewollt. | |
| 14 | Ich fühlte mich von anderen nicht beurteilt. | |
| 15 | Ich fühlte mich in der Lage, anderen Menschen Empathie entgegenzubringen. | |
| 16 | Ich fühlte mich in der Lage, jemanden zu trösten, der Trost brauchte. | |
| 17 | Ich empfand Mitgefühl gegenüber anderen. | |
| 18 | Ich wollte anderen helfen, sich zu entspannen. | |

| | | |
|---|---|---|
| 19 | Ich hatte das Gefühl, einen geliebten Menschen trösten zu können. | |
| 20 | Ich fühlte mich so eng mit anderen verbunden, daß ich ihnen helfen wollte. | |
| 21 | Ich fühlte mich einfühlsam. | |
| 22 | Mein Herz fühlte sich ruhig an. | |
| 23 | Ich konnte mühelos atmen. | |
| 24 | Meine Stimme fühlte sich normal an. | |
| 25 | Mein Körper fühlte sich entspannt an. | |
| 26 | Mein Magen fühlte sich ruhig an. | |
| 27 | Meine Atmung fühlte sich regelmäßig an. | |
| 28 | Ich fühlte mich in der Lage, ruhig zu bleiben. | |
| 29 | Mein Gesicht fühlte sich entspannt an. | |

Entwicklung und psychometrische Eigenschaften werden beschrieben in:

Morton, L., Cogan, N., Kolacz, J., Calderwood, C., Nikolic, M., Bacon, T., Pathe, E., Williams, D., & Porges, S. W. (2022). A new measure of feeling safe: Developing psychometric properties of the Neuroception of Psychological Safety Scale (NPSS). *Psychological Trauma: Theory, Research, Practice, and Policy.* Advance online publication. https://doi.org/10.1037/tra0001313.

Dieses Meßinstrument kann für Forschungs- und Ausbildungszwecke kostenlos genutzt werden. Allerdings bitten wir darum, vor jeder Nutzung die Hauptautorin Liza Morton *(Liza.Morton@gcu.ac.uk)* zu kontaktieren und sie um ihre Erlaubnis zu bitten.

Bitte informieren Sie uns über Ihr eventuelles Feedback zu der Skala, damit wir sie weiterentwickeln und andere Nutzer über neue Erkenntnisse unterrichten können.

Bitte informieren Sie sich im NPSS-Manual über genaue Einzelheiten zur Nutzung.

## Über die Autorin

Arielle Schwartz, PhD, CCTP-II, E-RYT, ist eine lizensierte klinische Psychologin, zertifiziert für die Behandlung komplexer Traumata, EMDR-Beraterin und Lehrerin für Kripalu-Yoga. Sie wird international als Referentin geschätzt, spielt im Bereich der Traumatherapie eine führende Rolle und hat sieben Bücher veröffentlicht, darunter das *Arbeitsbuch Komplexe PTBS, EMDR-Therapie und Somatische Psychologie, Vom Trauma genesen – Ein Übungsbuch* und *Therapeutisches Yoga und Polyvagal-Theorie.* Als Gründerin des *Center for Resilience Informed Therapy,* bietet sie einen integrativen, Geist und Körper umfassenden Therapieansatz an, der relationale Therapie, Somatische Psychologie, EMDR, Teilearbeit und therapeutisches Yoga für die Traumabehandlung einschließt. Sie ist spezialisiert auf die Anwendung der Polyvagal-Theorie, die sich darauf konzentriert, Ungleichgewichtszustände im Autonomen Nervensystem auszugleichen, die den meisten psychischen und physischen Erkrankungen zugrunde liegen. Arielle Schwartz thematisiert in ihren Büchern, in öffentlichen Vorträgen, in den sozialen Medien und in Blogs laufend die neuesten Entwicklungen und Erkenntnisse in ihrem Fachbereich. Arielle ist davon überzeugt, daß die Reise zur Genesung von einem Trauma dem Erwachen des spirituellen Herzens gleichkommt. Mehr zu dieser Thematik finden Sie auf der Website *www.drarielleschwartz.com.*

# Literatur

Adler, J. (1999). Who is the witness? A description of authentic movement. In: P. Pallaro (Ed.), *Authentic movement: Essays by Mary Starks Whitehouse, Janet Adler and Joan Chodorow.* Philadelphia: Jessica Kingsley.

Agarwal, R. P., & Maroko-Afek, A. (2018). Yoga into cancer care. *International Journal of Yoga, 11*(1), 3.

Agorastos, A., & Olff, M. (2020). Traumatic stress and the circadian system. *European Journal of Psychotraumatology, 11*(1), 1833644.

Alexander, R. et al. (2021). The neuroscience of positive emotions and affect. *Neuroscience & Biobehavioral Reviews, 121*, 220–249.

Al Haddad, H. et al. (2010). Influence of cold water face immersion on post-exercise parasympathetic reactivation. *European Journal of Applied Physiology, 108*(3), 599–606.

Antunes, G. F. et al. (2020). Dopamine modulates individual differences in avoidance behavior. *Neurobiology of Stress, 12*, 100219.

Aposhyan, S. (2004). *Body-mind psychotherapy.* New York: Norton.

Aposhyan, S. (2007). *Natural intelligence: Body-mind integration and human development.* Boulder: NOW Press.

Appelbaum, L. G. et al. (2022). Synaptic plasticity and mental health: Methods, challenges and opportunities. *Neuropsychopharmacology*, 1–8.

Arden, J. B. (2010). *Rewire your brain.* John Wiley & Sons.

Arden, J. B. (2019). *Mind-Brain-Gene: Toward psychotherapy integration.* New York: Norton.

Ashar, Y. K. et al. (2022). Effect of pain reprocessing therapy vs placebo and usual care for patients with chronic back pain. *JAMA Psychiatry, 79*(1), 13–23.

Ashhad, S. et al. (2022). Breathing rhythm and pattern and their influence on emotion. *Annual review of neuroscience, 45*, 223–247.

Badenoch, B. (2017). *The heart of trauma.* New York: Norton.

Balban, M. Y. et al. (2021). Human responses to visually evoked threat. *Current Biology, 31*(3), 601–612.

Balban, M. Y. et al. (2023). Brief structured respiration practices enhance mood and reduce physiological arousal. *Cell Reports Medicine*, 100895.

Barrett, L. F. (2013). Psychological construction: The Darwinian approach to the science of emotion. *Emotion Review, 5*(4), 379–389.

Beauchaine, T. P. (2015). Respiratory sinus arrhythmia. *Current Opinion in Psychology, 3*, 43–47.

Bellis, M. A. et al. (2018). Adverse childhood experiences and sources of childhood resilience. *BMC Public Health, 18*(1), 1–12.

Bellosta-Batalla, M. et al. (2020). Increased salivary oxytocin and empathy in students of clinical and health psychology after a mindfulness and compassion-based intervention. *Mindfulness, 11*, 1006–1017.

Benson, H. & Proctor, W. (2011). *Relaxation revolution*. New York: Simon & Schuster.

Bergmann, U. (2008). The neurobiology of EMDR. *EMDR Practice and Research, 2*(4), 300–314.

Bergmann, U. (2012). *Neurobiological foundations for EMDR practice*. New York: Springer.

Bernard, D. L. et al. (2021). Making the »C-ACE« for a culturally-informed adverse childhood experiences framework to understand the pervasive mental health impact of racism on Black youth. *Child & Adolescent Trauma, 14*(2), 233–247.

Bernatzky, G. et al. (2011). Emotional foundations of music as a non-pharmacological pain management tool in modern medicine. *Neuroscience and Biobehavioral Reviews, 35*, 1989–1999.

Berntson, G. G. et al. (1994). Autonomic space and psychophysiological response. *Psychophysiology, 31*(1), 44–61.

Bhat, D., & Carleton, J. (2015). The role of the autonomic nervous system. In: G. Marlock et al. (Eds.), *The handbook of body psychotherapy & somatic psychology* (pp. 615–632). Berkeley: North Atlantic Books.

Boadella, D. (2015). *Lifestreams*. New York: Routledge; dt. (1991). *Befreite Lebensenergie*. München: Kösel.

Bornstein, M. H., & Suess, P. E. (2000). Child and mother cardiac vagal tone. *Developmental Psychology, 36*(1), 54–65.

Bowan, M. D. (2008). Treatment of panic attack with vergence therapy. *Behavioral Optometry, 19*(6), 155–158.

Brown, R. P. et al. (2013). Breathing practices for treatment of psychiatric and stress-related medical conditions. *Psychiatric Clinics, 36*(1), 121–140.

Bukalina, S. B. (2005). The corpus callosum, interhemispheric interactions, and the function of the right hemisphere of the brain. *Neuroscience and Behavioral Physiology, 35*, 473–480.

Bulbena, A. et al. (2017, March). Psychiatric and psychological aspects in the Ehlers–Danlos syndromes. *American Journal of Medical Genetics Part C: Seminars in Medical Genetics, 175*(1), 237–245.

Bussing, A. et al. (2012). Effects of yoga interventions on pain and pain-associated disability. *Pain, 13*(1), 1–9.

Cabrera, A. et al. (2018). Assessing body awareness and autonomic reactivity: Factor structure and psychometric properties of the Body Perception Questionnaire-Short Form (BPQ-SF). *International Journal of Methods in Psychiatric Research, 27*(2), e1596.

Cahn, B. R. et al. (2017). Yoga, meditation and mind-body health: Increased BDNF, cortisol awakening response, and altered inflammatory marker expression after a 3-month yoga and meditation retreat. *Frontiers in Human Neuroscience, 11*, 315.

Caldwell, C. (1996). *Getting our bodies back.* Boston: Shambhala; dt. (1997). *Hol dir deinen Körper zurück.* Braunschweig: Aurum.
Caldwell, C. (1997). *Getting in touch.* Wheaton: Theosophical Publ. House.
Caldwell, C. (2018). *Bodyfulness.* Boulder: Shambhala.
Caplan, M. (2018). *Yoga & Psyche.* Lafayette: Sounds True.
Caplan, M. et al. (2013). Yoga psychotherapy. *Transpersonal Psychology, 45*(2).
Carletto, S., & Borsato, T. (2017). Neurobiological correlates of post-traumatic stress disorder. *European Journal of Trauma & Dissociation, 1*(3), 153–157.
Carney, D. R. et al. (2010). Power posing: Brief nonverbal displays affect neuroendocrine levels and risk tolerance. *Psychol. Sci., 21*(10), 1363–1368. https://doi.org/10.1177/0956797610383437
Carter, C. S. (2017). The role of oxytocin and vasopressin in attachment. *Psychodynamic Psychiatry, 45*(4), 499–517.
Carter, C. S. et al. (2020). Is oxytocin »nature's medicine«? *Pharmacol. Rev., 72*(4), 829–861.
Carter, R. T. et al. (2017). Race-based traumatic stress, racial identity statuses, and psychological functioning. *Professional Psychology: Research and Practice, 48*(1), 30–37. https://doi.org/10.1037/pro0000116
Church, D., & Feinstein, D. (2017). The manual stimulation of acupuncture points in the treatment of post-traumatic stress disorder. *Medical Acupuncture, 29(4),* 194–205.
Comas-Diaz, L. et al. (2019). Racial trauma: Theory, research, and healing. *American Psychologist, 74*(1), 1–5. http://dx.doi.org/10.1037/amp0000442
Cottingham, J. T. et al. (1988). Shifts in pelvic inclination angle and parasympathetic tone produced by Rolfing soft tissue manipulation. *Physical Therapy, 68*(9), 1364–1370.
Courtois, C. A., & Ford, J. D. (Eds.). (2009). *Treating complex traumatic stress disorders.* New York: Guilford; dt. (2011). *Komplexe traumatische Belastungsstörungen und ihre Behandlung.* Paderborn: Junfermann.
Cowan, P. A., & Cowan, C. P. (2007). Attachment theory: Seven unresolved issues and questions for future research. *Research in Human Development, 4*(3–4), 181–201.
Cozolino, L. (2014). *The neuroscience of human relationships* (2nd ed.). New York: Norton; dt. (2007). *Die Neurobiologie menschlicher Beziehungen.* Kirchzarten: VAK
Cozolino, L. (2016). Why therapy works. *The Neuropsychotherapist, 4*(1), 6–19.
Cuddy, A. J. C. et al. (2018). P-curving a more comprehensive body of research on postural feedback reveals clear evidential value for power-posing effects: Reply to Simmons and Simonsohn (2017). *Psychological Science, 29*(4), 656–666. https://doi.org/10.1177%2F0956797617746749
Damasio, A. R. (1999). *The feeling of what happens.* Boston: Houghton Mifflin Harcourt; dt. (2000). *Ich fühle, also bin ich.* München: List.
Dana, D. (2018). *The polyvagal theory in therapy.* New York: Norton; dt. (2018). *Die Polyvagal-Theorie in der Therapie.* Lichtenau: G. P. Probst Verlag.
Dana, D. (2020). *Polyvagal exercises for safety and connection.* New York: Norton; dt. (2020). *Arbeiten mit der Polyvagal-Theorie.* Lichtenau: G. P. Probst Verlag.
Daniels, J. K. et al. (2011). Default mode alterations in posttraumatic stress disorder related to early-life trauma. *Psychiatry & Neuroscience, 36*(1), 56.

Datta, K. et al. (2022). Electrophysiological evidence of local sleep during yoga nidra practice. *Frontiers in Neurology, 13*.

Davidson, R. J., & Lutz, A. (2008). Buddha's brain: Neuroplasticity and meditation [in the spotlight]. *IEEE Signal Processing Magazine, 25*(1), 176.

Davidson, R. J., & McEwen, B. S. (2012). Social influences on neuroplasticity. *Nature Neuroscience, 15*(5), 689–695.

Del Negro, C. A. et al. (2018). Breathing matters. *Nature Reviews Neuroscience, 19*(6), 351–367.

Deppermann, S. et al. (2014). Stress-induced neuroplasticity. *Neuroscience, 283*, 166–177.

Deutsch, H. (1965). Some Forms of Emotional Disturbances and Their Relations to Schizophrenia 1942. *Neurosis and Character Types.*

de Voogd, L. D. et al. (2018). Eye-movement intervention enhances extinction via amygdala deactivation. *Neuroscience, 38*(40), 8694–8706.
https://doi.org/10.1523/JNEUROSCI.0703-18.2018

Djalilova, D. M. et al. (2019). Impact of yoga on inflammatory biomarkers. *Biological Research for Nursing, 21*(2), 198–209.

Dreisoerner, A. et al. (2021). Self-soothing touch and being hugged reduce cortisol responses to stress. *Comprehensive Psychoneuroendocrinology, 8,* Article 100091.
https://doi.org/10.1016/j.cpnec.2021.100091

Ecker, B., & Bridges, S. K. (2020). How the science of memory reconsolidation advances the effectiveness and unification of psychotherapy. *Clinical Social Work Journal, 48*(3), 287–300.

Eisenberger, N. I. (2012). The pain of social disconnection: Examining the shared neural underpinnings of physical and social pain. *Nature Reviews Neuroscience, 13*(6), 421–434.
https://doi.org/10.1038/nrn3231

El-Sayes, J. et al. (2019). Exercise-induced neuroplasticity. *The Neuroscientist, 25*(1), 65–85.

Emerson, D. (2015). *Trauma-sensitive yoga in therapy.* New York: Norton; dt. (2015). *Trauma-Yoga in der Therapie*. Lichtenau: G. P. Probst Verlag.

Estevao, C. (2022). The role of yoga in inflammatory markers. *Brain, Behavior, & Immunity-Health, 20*, 100421.

Faulkner, G. et al. (2015). Putting positive psychology into motion through physical activity. In: Stephen Joseph (Ed.), *Positive psychology in practice* (pp. 207–222). Hoboken: Wiley.

Felitti, V. J. et al. (1998). Relationship of child abuse and household dysfunction to many of the leading causes of death in adults. *American Journal of Preventive Medicine, 14*(4), 245–258.

Ferrari, M. et al. (2019). Self-compassion interventions and psychosocial outcomes: A meta-analysis of RCTs. *Mindfulness, 10*(8), 1455–1473.

Fisher, J. (2017). *Healing the fragmented selves of trauma survivors.* New York: Routledge; dt. (2019). *Die Arbeit mit Selbstanteilen in der Traumatherapie*. Paderborn: Junfermann.

Fogel, A. (2009). *Body sense.* New York: Norton.

Fonagy, P. et al. (2005). *Affect regulation, mentalization, and the development of the self.* New York: Other Press; dt. (2004). *Affektregulierung, Mentalisierung und die Entwicklung des Selbst*. Stuttgart: Klett-Cotta.

Fonzo, G. A. (2018). Diminished positive affect a. traumatic stress. *Neurobiol. Stress, 9*, 214–230.

Forfylow, A. L. (2011). Integrating yoga with psychotherapy. *Can. J. Couns.*, *45*(2), 132–150.

Frankl, V. E. (1959/2006). *Man's search for meaning.* Boston: Beacon Press; dt. (1946). *Ein Psychologe erlebt das Konzentrationslager.* Wien: Verlag für Jugend und Volk.

Gatchel, R. J. (2004). Comorbidity of chronic pain and mental health disorders. *American Psychologist, 59*(10), 795–805.

Gendlin, E. (1982). *Focusing.* New York: Bantam; dt. (1981). *Focusing.* Salzburg: Otto Müller.

Goggins, E. et al. (2022). Clinical perspectives on vagus nerve stimulation. *Clinical Science, 136*(9), 695–709.

Gonzalez, M. et al. (2021). Yoga for depression and anxiety symptoms in people with cancer. *Psycho-Oncology, 30*(8), 1196–1208.

Grant, M. (2016). *Change your brain, change your pain: Based on EMDR.* Australia: Trauma and Pain Management Services.

Greenwood, B. N. (2019). The role of dopamine in overcoming aversion with exercise. *Brain Research, 1713*, 102–108.

Grummitt, L. R. et al. (2021). Association of childhood adversity with morbidity and mortality in US adults. *JAMA Pediatrics, 175*(12), 1269–1278.

Hanh, T. N. (1992). *Peace is every step.* New York: Bantam; dt. (2007). *Ich pflanze ein Lächeln.* München: Goldmann.

Hanna, T. (1995). What is somatics? In: D. H. Johnson (Ed.), *Bone, breath, and gesture.* Berkeley: North Atlantic Books.

Hanna, T. (2004). *Somatics.* Boston: Da Capo; dt. (1990). *Beweglich sein – ein Leben lang.* München: Kösel.

Hannaford, C. (1995). *Smart moves.* Great Ocean Publishers; dt. (1996). *Bewegung – das Tor zum Lernen.* Freiburg: VAK.

Hanson, R. (2016). *Hardwiring happiness.* Easton: Harmony Press; dt. (2013). *Denken wie ein Buddha.* München: Irisiana.

Harricharan, S. et al. (2021). How processing of sensory information from the internal and external worlds shape the perception and engagement with the world in the aftermath of trauma. *Frontiers in Neuroscience, 15*, 360.

Herman, J. (1997). *Trauma and recovery.* New York: Basic Books; dt. (1993). *Die Narben der Gewalt.* München: Kindler.

Hirschberger, G. (2018). Collective trauma and the social construction of meaning. *Frontiers in Psychology, 9*, 1441.

Hopwood, T. L., & Schutte, N. S. (2017). A meta-analytic investigation of the impact of mindfulness-based interventions on post traumatic stress. *Clinical Psychology Review, 57,* 12–20.

Howell, K. H., & Miller-Graff, L. E. (2014). Protective factors associated with resilient functioning in young adulthood after childhood exposure to violence. *Child Abuse & Neglect, 38*(12), 1985–1994.

Huberman, A. (Host). (2021, February 21). Optimize your learning and creativity with science-based tools (No. 8) [Audio podcast episode]. In: *Huberman Lab.* https://hubermanlab.com/optimize-your-learning-and-creativity-with-science-based-tools/

James, W. (1863). *Principles of psychology.*

Janet, P. (1924). *Principles of psychotherapy.* New York: Freeport.

Jovanov, E. (2005, September 1–4). On spectral analysis of heart rate variability during very slow yogic breathing [Paper presentation]. *IEEE Engineering in Medicine and Biology Society 27th Annual Conference.* Shanghai, China.

Kabat-Zinn, J. (1990). *Full catastrophe living.* New York: Delacorte Press; dt. (1991). *Gesund und stressfrei durch Meditation.* München: O. W. Barth.

Kain, K. L., & Terrell, S. J. (2018). *Nurturing resilience.* Berkeley: North Atlantic Books; dt. (2020). *Bindung, Regulation und Resilienz.* Paderborn: Junfermann.

Kamradt, J. M. (2017). Integrating yoga into psychotherapy. *Complementary Therapies in Clinical Practice, 27,* 27–30.

Kaniusas, E. et al. (2019). Current directions in the auricular vagus nerve stimulation I–a physiological perspective. *Frontiers in Neuroscience,* 854.

Keleman, S. (1987). *Bonding.* Berkeley: Center Press; dt. (1990). *Körperlicher Dialog in der therapeutischen Beziehung.* München: Kösel.

Kiecolt-Glaser, J. K. et al. (2010). Stress, inflammation, and yoga practice. *Psychosomatic Medicine, 72*(2), 113.

Kishan, P. (2020). Yoga and spirituality in mental health. *Indian Journal of Psychological Medicine, 42*(5), 411–420.

Kjaer, T. W. et al. (2002). Increased dopamine tone during meditation-induced change of consciousness. *Cognitive Brain Research, 13*(2), 255–259.

Kolacz, J. et al. (2022). Measuring autonomic symptoms with the Body Perception Questionnaire Short Form (BPQ-SF). *medRxiv,* 2022–04.

Kolacz, J. et al. (2020). Adversity history predicts self-reported autonomic reactivity and mental health in US residents during the COVID-19 pandemic. *Frontiers in Psychiatry, 11,* 577728.

Kolacz, J. et al. (2021). Cardiac autonomic regulation and joint hypermobility in adolescents with functional abdominal pain disorders. *Neurogastroenterology & Motility, 33*(12), e14165.

Kolacz, J., & Porges, S. W. (2018). Chronic diffuse pain and functional gastrointestinal disorders after traumatic stress. *Frontiers in Medicine, 5,* 145.

Kok, B. E. et al. (2013). How positive emotions build physical health. *Psychological Science, 24(7),* 1123–1132. https://doi.org/10.1177%2F0956797612470827

Kok, B. E., & Fredrickson, B. L. (2010). Upward spirals of the heart. *Biological Psychology, 85*(3), 432–436. https://dx.doi.org/10.1016%2Fj.biopsycho.2010.09.005

Kozlowska, K. et al. (2015). Fear and the defense cascade. *Harv. Rev. Psychiatry 23*(4), 263–287.

Kristal, A. S., & Santos, L. R. (2021). GI Joe phenomena: Understanding the limits of metacognitive awareness on debiasing. (No. 21-084). *Harvard Business School Working Paper.*

Kurtz, R. (1990). *Body-centered psychotherapy.* Mendocino: Life Rhythm; dt. (2021): *Hakomi – eine körperorientierte Psychotherapie.* Lichtenau: G. P. Probst Verlag.

Laborde, S. et al. (2017). Heart rate variability and cardiac vagal tone in psychophysiological research–recommendations for experiment planning, data analysis, and data reporting. *Frontiers in Psychology, 8,* 213.

Lanius, R. A. et al. (2012). The dissociative subtype of posttraumatic stress disorder. *Depression and Anxiety, 29*, 701–708.

Larrivee, D., & Echarte, L. (2018). Contemplative meditation and neuroscience. *Religion and Health, 57*(3), 960–978. https://doi.org/10.1007/s10943-017-0475-0

LeDoux, J. (1998). *The emotional brain.* New York: Simon & Schuster; dt. (2001). *Das Netz der Gefühle.* München: dtv.

Leeds, A. M. (2009). Resources in EMDR and other trauma-focused psychotherapy. *EMDR Practice and Research, 3*(3), 152–160.

Leer, A. et al. (2013). Eye movements during recall of aversive memory decreases conditioned fear. *Behaviour Research and Therapy, 51*(10), 633–640.

Levine, P. (1997). *Waking the tiger.* Berkeley: North Atlantic; dt. (1998). *Trauma-Heilung.* Essen: Synthesis.

Levine, P. (2003). Panic, biology and reason. *USA Body Psychotherapy Journal, 2*, 5–21

Levine, P. A. (2010). *In an unspoken voice.* Berkeley: North Atlantic Books; dt. (2011): *Sprache ohne Worte.* München: Kösel.

Levine, P. (2018). Polyvagal theory and trauma. In: S. Porges, & D. Dana (Eds.), *Clinical applications of the polyvagal theory.* New York: Norton; dt. (2019). Polyvagal-Theorie und Trauma. In: S. Porges, & D. Dana (Hrsg.), *Klinische Anwendungen der Polyvagal-Theorie* (S. 19–42). Lichtenau: G. P. Probst Verlag.

Lim, S. H. et al. (1998). Comparison of treatment of supraventricular tachycardia by Valsalva maneuver and carotid sinus massage. *Annals of Emergency Medicine, 31*(1), 30–35.

Lin, I. M. et al. (2014). Breathing at a rate of 5.5 breaths per minute with equal inhalation-to-exhalation ratio increases heart rate variability. *International Journal of Psychophysiology, 91*(3), 206–211.

Linehan, M. (1993). *Cognitive-behavioral treatment of borderline personality disorder.* New York: Guilford; dt. (1996). *Dialektisch-behaviorale Therapie der Borderline-Persönlichkeitsstörung.* München: CIP-Medien.

Lowen, A. (1977). *Bioenergetics.* New York: Penguin; dt. (1976). *Bioenergetik.* Bern: Scherz.

Lutz, J. (2021). *Trauma healing in the yoga zone.* Handspring Publishing.

Ma, X. et al. (2017). The effect of diaphragmatic breathing on attention, negative affect and stress in healthy adults. *Frontiers in Psychology*, 874.

Magnon, V. et al. (2021). Benefits from one session of deep and slow breathing on vagal tone and anxiety in young and older adults. *Scientific Reports, 11*(1), 1–10.

Mailk, S. et al. (2018). The frequency of reversion of paroxysmal supra-ventricular tachycardia with Valsalva maneuver. *Pakistan Journal of Surgery, 34*(3), 219–223.

Maslow, A. H. (1968) *Toward a psychology of being.* New York: Van Nostrand; dt. (1973). *Psychologie des Seins.* München: Kindler.

Mateos-Aparicio, P., & Rodriguez-Moreno, A. (2019). The impact of studying brain plasticity. *Frontiers in cellular neuroscience, 13*, 66.

McCraty, R. (2017). New frontiers in heart rate variability and social coherence research. *Frontiers in Public Health, 5*, Article 267. https://doi.org/10.3389/fpubh.2017.00267

McCraty, R., & Childre, D. (2004). Chapter 12: The grateful heart, The psychophysiology of appreciation. In: Robert A. Emmons & Michael E. McCullough (Eds.), *The psychology of gratitude* (pp. 230–255). Oxford: Oxford University Press.

McCraty, R., & Zayas, M. A. (2014). Cardiac coherence, self-regulation, autonomic stability, and psychosocial well-being. *Frontiers in Psychology*, 1090.

McGilchrist, I. (2009). *The master and his emissary*. New Haven: Yale University Press.

McGonigal, J. (2015). *Super better.* New York: Penguin Press.

Melnychuk, M. C. et al. (2018). Coupling of respiration and attention via the locus coeruleus. *Psychophysiology*, *55*(9), e13091.

Merleau-Ponty, M. (1962). Phenomenology of perception. London: Routledge and Kegan Paul; dt. (1966). *Phänomenologie der Wahrnehmung.* Berlin: de Gruyter.

Miller, E. et al. (2017). The use of music for neuromodulation. In: James R. Evans & Robert Turner (Eds.), *Rhythmic Stimulation Procedures in Neuromodulation* (pp. 159–192). Academic Press.

Miller, J. (2023). *Body by breath.* Las Vegas: Victory Belt Publishing.

Miller, R. C. (2015). *The iRest program for healing PTSD.* Oakland: New Harbinger.

Mobbs, D. et al. (2019). Viewpoints: Approaches to defining and investigating fear. *Nature Neuroscience*, *22*(8), 1205–1216.

Mojtabavi, H. et al. (2020). Peripheral blood levels of brain-derived neurotrophic factor in patients with post-traumatic stress disorder (PTSD). *PLoS One*, *15*(11), e0241928.

Morton, L. et al. (2022). A new measure of feeling safe: Developing psychometric properties of the Neuroception of Psychological Safety Scale (NPSS). *Psychological Trauma: Theory, Research, Practice, and Policy*, 1–8.

Moszeik, E. N. et al. (2020). Effectiveness of a short Yoga Nidra meditation on stress, sleep, and well-being in a large and diverse sample. *Current Psychology*, 1–15.

Neff, K. D. (2022). Self-Compassion. *Annual Review of Psychology*, *74*.

Niazi, I. K. et al. (2022). EEG signatures change during unilateral Yogi nasal breathing. *Scientific Reports*, *12*(1), 1–13.

Niemann, C. et al. (2014). Not only cardiovascular, but also coordinative exercise increases hippocampal volume in older adults. *Frontiers in Aging Neuroscience*, *6*, 170.

Nijhof, S. L. et al. (2018). Healthy play, better coping. *Neuroscience & Biobehavioral Reviews*, *95*, 421–429.

Nivethitha, L. et al. (2017). Heart rate variability changes during and after the practice of bhramari pranayama. *International Journal of Yoga*, *10*(2), 99.

Notaras, M., & van den Buuse, M. (2020). Neurobiology of BDNF in fear memory, sensitivity to stress, and stress-related disorders. *Molecular Psychiatry*, *25*(10), 2251–2274.

Ogden, P. (2015). Embedded relational mindfulness. In: V. M. Follette et al. (Eds.), *Mindfulness-oriented interventions for trauma* (pp. 227–239). New York: Guilford.

Ogden, P. (2018). Polyvagal theory and sensorimotor psychotherapy. In: S. Porges, & D. Dana (Eds.), *Clinical applications of the polyvagal theory.* New York: Norton; dt. (2019). Die Polyvagal-Theorie und die Sensumotorische Psychotherapie. In: S. Porges, & D. Dana (Hrsg.), *Klinische Anwendungen der Polyvagal-Theorie* (S. 49–65). Lichtenau: G. P. Probst Verlag.

Ogden, P., & Minton, K. (2014). Integrating body and mind: Sensorimotor psychotherapy and treatment of dissociation, defense, and dysregulation. In: U. F. Lanius et al. (Eds.), *Neurobiology and the treatment of traumatic dissociation.* New York: Springer.

Ogden, P., Minton, K., & Pain, C. (2006). *Trauma and the body.* New York: Norton; dt. (2010). *Trauma und Körper.* Paderborn: Junfermann.

O'Donovan, A. et al. (2012). Lifetime exposure to traumatic psychological stress is associated with elevated inflammation in the Heart and Soul Study. *Brain, Behavior, and Immunity, 26*(4), 642–649.

Pagaduan, J. et al. (2019). Acute effects of resonance frequency breathing on cardiovascular regulation. *Physiological reports, 7*(22), e14295.

Panksepp, J., & Biven, L. (2012). *The archaeology of mind.* New York: Norton.

Pavlov, V. A., & Tracey, K. J. (2012). The vagus nerve and the inflammatory reflex – linking immunity and metabolism. *Nature Reviews Endocrinology, 8*(12), 743–754.

Payne, P. et al. (2015). Somatic experiencing: Using interoception and proprioception as core elements of trauma therapy. *Frontiers in Psychology, 6*, 93.

Pence, P. et al. (2014). Delivering integrative restoration-yoga nidra meditation (iRest®) to women with sexual trauma at a veteran's medical center. *International Journal of Yoga Therapy, 24*(1), 53–62.

Perry, B. D. (2006). Applying principles of neurodevelopment to clinical work with maltreated and traumatized children. In: N. B. Webb (Ed.), *Working with traumatized youth in child welfare* (pp. 27–52). New York: Guilford.

Phillips, W. J., & Hine, D. W. (2021). Self-compassion, physical health, and health behaviour. *Health Psychology Review, 15*(1), 113–139.

Pierce, J. E. et al. (2022). Explicit and implicit emotion processing in the cerebellum. *The Cerebellum*, 1–13.

Pierrakos, J. (1990). *Core energetics.* Berkeley: Life Rhythm; dt. (1987). *Core-Energetik – Zentrum deiner Lebenskraft.* Essen: Synthesis.

Pignatelli, M., & Bonci, A. (2015). Role of dopamine neurons in reward and aversion. *Neuron, 86*(5), 1145–1157.

Porges, S. W. (1993). Body perception questionnaire. *Laboratory of Developmental Assessment, University of Maryland, 10*, s15327752jpa5304_1.

Porges, S. W. (2001). The Polyvagal Theory: Phylogenetic substrates of a social nervous system. *Intl. J. Psychophysiol. 42*, 123–146.

Porges, S. W. (2004). Neuroception: A subconscious system for detecting threats and safety. *Zero to Three (J), 24*(5), 19–24; dt. (2010). Neurozeption. In: *Die Polyvagal-Theorie. Neurophysiologische Grundlagen der Therapie.* S. 29–41. Paderborn: Junfermann.

Porges, S. W. (2011). *The polyvagal theory.* New York: Norton; dt. (2010). *Die Polyvagal-Theorie.* Paderborn: Junfermann.

Porges, S. W. (2017). Vagal pathways: Portals to compassion. In: E. M. Seppälä et al. (Eds.), *The Oxford handbook of compassion science.* Oxford: Oxford University Press; dt. (2021). Der Vagus als Tor zum Mitgefühl. In: *Heilen mit der Polyvagal-Theorie.* Lichtenau: G. P. Probst Verlag.

Porges, S. W. (2018). Polyvagal theory: A primer. In: S. W. Porges & D. Dana, *Clinical applications of the polyvagal theory*; dt. (2019). Die Polyvagal-Theorie: Eine Einführung. In: S. W. Porges & D. Dana, *Klinische Anwendungen der Polyvagal-Theorie* (S. 67–85). Lichtenau: G. P. Probst Verlag.

Porges, S. W. (2021). Polyvagal theory: A biobehavioral journey to sociality. *Comprehensive Psychoneuroendocrinology, 7,* 100069.

Porges, S. W. (2022). Polyvagal theory: A science of safety. *Frontiers in Integrative Neuroscience, 16,* 27.

Porges, S. W., & Carter, C. S. (2017). Polyvagal theory and the social engagement system. In: P. L. Gerbarg et al. (Eds.), *Complementary and integrative treatments in psychiatric practice* (pp. 221–241). Washington: American Psychiatric Association.

Porges, S. W., & Dana, D. (Hg.) (2018). *Clinical Applications of the Polyvagal Theory.* New York: Norton; dt. (2019). *Klinische Anwendungen der Polyvagal-Theorie. Ein neues Verständnis des Autonomen Nervensystems und seiner Anwendung in der therapeutischen Praxis.* Lichtenau: G. P. Probst Verlag.

Porges, S. W., & Furman, S. A. (2011). The early development of the autonomic nervous system provides a neural platform for social behaviour: A polyvagal perspective. *Infant and Child Development, 20*(1), 106–118.

Porges, S. W., & Porges, S. (2023). *Our polyvagal world.* New York: Norton; dt. (2024). *Sicherheit und Heilung finden.* Lichtenau: G. P. Probst Verlag.

Price, C. J., & Hooven, C. (2018). Interoceptive awareness skills for emotion regulation. *Frontiers in Psychology, 9,* Article 798.
https://doi.org/10.3389/fpsyg.2018.00798

Price, C. J. & Weng, H. Y. (2021). Facilitating adaptive emotion processing and somatic reappraisal via sustained mindful interoceptive attention. *Frontiers in Psychology*, 3543.

Prinzing, M. M. et al. (2022). Staying »in sync« with others during COVID-19. *Positive Psychology, 17*(3), 440–455.

Raffone, A. et al. (2010). Mindfulness and the cognitive neuroscience of attention and awareness. *Zygon, 45*(3), 627–646. https://doi.org/10.1111/j.1467-9744.2010.01118.x

Raknes, O. (1973). *Wilhelm Reich und die Orgonomie.* Frankfurt: Fischer-Tb.-Verlag.

Reich, W. (1933). *Charakteranalyse.* Wien: Selbstverlag.

Rhodes, A., Spinazzola, J., & van der Kolk, B. (2016). Yoga for adult women with chronic PTSD. *Alternative and Complementary Medicine*, *22*(3), 189–196.

Richards, M. C. (1989). *Centering in pottery, poetry, and the person.* Middletown: Wesleyan University Press.

Riley, K. E., & Park, C. L. (2015). How does yoga reduce stress? *Health Psychology Review*, *9*(3), 379–396.

Rizanti, A. P. (2021). Yoga ocular exercises to maintain eye health during work and distance learning in the new normal era. *Jurnal Berita Ilmu Keperawatan [Journal of Nursing Science News], 14*(1), 1–9.

Rogers, C. (1995). *A Way of Being.* New York: Mariner; dt. (1981). *Der neue Mensch.* Stuttgart: Klett-Cotta.

Rogge, A. K. et al. (2017). Balance training improves memory and spatial cognition in healthy adults. *Scientific Reports, 7*(1), 5661.

Rogge, A. K. et al. (2018). Exercise-induced neuroplasticity. *Neuroimage, 179*, 471–479.

Rosenberg, J. et al. (1989). *Body, self, and soul.* Atlanta: Humanics; dt. (1996). *Körper, Selbst & Seele.* Paderborn: Junfermann.

Rosenberg, S. (2017). *Accessing the healing power of the vagus nerve.* Berkeley: North Atlantic Books; dt. (2018). *Der Selbstheilungsnerv.* Kirchzarten: VAK.

Ross, A. et al. (2013). National survey of yoga practitioners. *Complementary Therapies in Medicine, 21*(4), 313–323.

Ross, A. et al. (2014). »I am a nice person when I do yoga!!!« A qualitative analysis of how yoga affects relationships. *Holistic Nursing, 32*(2), 67–77.

Rothschild, B. (2010). *8 keys to safe trauma recovery.* New York: Norton; dt. (2012). *Acht Schlüssel zur sicheren Trauma-Heilung.* Essen: Synthesis.

Russell-Chapin, L. A. (2016). Integration neurocounseling into the counseling profession. *Mental Health Counseling, 38*, 93–102.

Saoji, A. A. et al. (2019). Effects of yogic breath regulation. *Ayurveda and Integrative Medicine, 10*(1), 50–58. https://doi.org/10.1016/j.jaim.2017.07.008

Saraswati, S. S., & Hiti, J. K. (1984). *Yoga nidra.* Munger/India: Bihar School of Yoga.

Sbarra, D. A., & Coan, J. A. (2018). Relationships and health. *Emotion Review, 10*(1), 40–54.

Scaer, R. (2014). *The body bears the burden* (3rd ed.). New York: Routledge.

Schauer, M., & Elbert, T. (2010). Dissociation following traumatic stress. *Zeitschrift für Psychologie, 218*(2), 109–127.
https://doi.org/10.1027/0044-3409/a000018

Schmalzl, L. et al. (2015). Neurophysiological and neurocognitive mechanisms underlying the effects of yoga-based practices. *Frontiers in Human Neuroscience, 9*, 235.

Schore, A. N. (1996) The experience-dependent maturation of a regulatory system in the orbital prefrontal cortex and the origin of developmental psychopathology. *Development and Psychopathology, 8*, 59–87.

Schore, A. N. (2003). *Affect regulation and the repair of the self.* New York: Norton; dt. (2007). *Affektregulation und die Reorganisation des Selbst.* Stuttgart: Klett-Cotta.

Schore, A. N. (2009). Right brain affect regulation. In: D. Fosha et al. (Eds.), *The healing power of emotion.* New York: Norton.

Schore, A. N. (2012). *The science of the art of psychotherapy.* New York: Norton.

Schore, A. N. (2019). *Right brain psychotherapy.* New York: Norton.

Schuman-Olivier, Z. et al. (2020). Mindfulness and behavior change. *Harvard Review of Psychiatry, 28*(6), 371–394.

Schwartz, A. (2022). *Therapeutic yoga for trauma.* Eau Claire: PESI Publications; dt. (2023). *Therapeutisches Yoga und Polyvagal-Theorie.* Lichtenau: G. P. Probst Verlag.

Schwartz, R. C. (1997). *Internal family systems therapy.* New York: Guilford; dt. (1997). *Systemische Therapie mit der inneren Familie.* München: Pfeiffer.

Schwartz, R. C. (2021). *No bad parts.* Lafayette: Sounds True; dt. (2022). *Kein Teil von mir ist schlecht.* Freiburg: Arbor.

Schwartz, R. C., & Sweezy, M. (2019). *Internal family systems therapy.* New York: Guilford; dt. (2021). *Systemische Therapie mit der inneren Familie.* Stuttgart: Klett-Cotta.

Seoane, K. J. (2016). Parenting the self with self-applied touch. *American Journal of Dance Therapy, 38*(1), 21–40. https://doi.org/10.1007/s10465-016-9207-3

Serrien, D. J. et al. (2006). Dynamics of hemispheric specialization and integration in the context of motor control. *Nature Reviews Neuroscience, 7*(2), 160–166.

Sevoz-Couche, C., & Laborde, S. (2022). Heart rate variability and slow-paced breathing. *Neuroscience & Biobehavioral Reviews*, 104576.

Shapiro, F. (2018). *Eye movement desensitization and reprocessing (EMDR) therapy* (3rd ed.). New York: Guilford; dt. (2022). *EMDR – Grundlagen und Praxis.* Paderborn: Junfermann.

Sharma, M. (2014). Yoga as an alternative and complementary approach for stress management. *Evidence-Based Complementary & Alternative Medicine, 19*(1), 59–67.

Sieczkowska, S. M. et al. (2019). Effect of yoga on the quality of life of patients with rheumatic diseases. *Complementary Therapies in Medicine, 46*, 9–18.

Siegel, D. (1999). *The developing mind.* New York: Guilford; dt. (2006). *Wie wir werden, die wir sind.* Paderborn: Junfermann.

Siegel, D. (2010). *Mindsight.* New York: Bantam; dt. (2010). *Die Alchemie der Gefühle.* München: Kailash.

Siegel, D. J., & Bryson, T. P. (2021). *The power of showing up.* New York: Ballantine; dt. (2021). *Präsente Eltern – starke Kinder.* München: Kösel.

Sopp, M. R. et al. (2019). Differential effects of sleep on explicit and implicit memory for potential trauma reminders. *European Journal of Psychotraumatology, 10*(1), 1644128.

Southwick, S. M., & Charney, D. S. (2018). *Resilience.* Cambridge: Cambridge University Press.

Stankovic, L. (2011). Transforming trauma. *International Journal of Yoga Therapy, 21*(1), 23–37.

Stickgold, R. (2002). EMDR: A putative neurobiological mechanism of action. *Clinical Psychology, 58*(1), 61–75.

Streeter, C. C. et al. (2012). Effects of yoga on the autonomic nervous system, gamma-aminobutyric-acid, and allostasis in epilepsy, depression, and post-traumatic stress disorder. *Medical Hypotheses, 78*(5), 571–579.

Streeter, C. C. et al. (2017). Treatment of major depressive disorder with Iyengar yoga and coherent breathing. *Alternative and Complementary Medicine, 23*(3), 201–207.

Strigo, I. A., & Craig, A. D. (2016). Interoception, homeostatic emotions and sympathovagal balance. *Biological Sciences, 371*(1708), 20160010.

Sullivan, M. B. et al. (2018). Yoga therapy and polyvagal theory. *Frontiers in Human Neuroscience, 12*, Article 67. https://doi.org/10.3389/fnhum.2018.00067; dt. (2021). Yoga-Therapie und Polyvagal-Theorie. In: S. W. Porges, *Heilen mit der Polyvagal-Theorie* (S. 71–102). Lichtenau: G. P. Probst Verlag.

Sutton, N. (2020). *The Yoga Sutras.* New York: Simon and Schuster.

Sykes, C. (2016). An IFS lens on addiction. In: M. Sweezy & E. L. Ziskind (Eds.), *Innovations and elaborations in Internal Family Systems therapy* (pp. 29–48). Oxfordshire: Routledge.

Taylor, J. et al. (2020). Mindfulness and yoga for psychological trauma. *Trauma & Dissociation, 21*(5), 536–573.

Teicher, M. H., & Samson, J. A. (2016). Annual research review: Enduring neurobiological effects of childhood abuse and neglect. *Child Psychology and Psychiatry, 57*(3), 241–266.

Telles, S. et al. (2017). Hemisphere specific EEG related to alternate nostril yoga breathing. *BMC Research Notes, 10*(1), 1–9.

Telles, S. et al. (2011). Heart rate variability changes during high frequency yoga breathing and breath awareness. *BioPsychoSocial Medicine,* 5(1), Article 4. https://doi.org/10.1186/1751-0759-5-4

Tolahunase, M. R. et al. (2018). Yoga-and meditation-based lifestyle intervention increases neuroplasticity and reduces severity of major depressive disorder. *Restorative Neurology and Neuroscience, 36*(3), 423–442.

Totton, N. (2002) Foreign bodies: Recovering the history of body psychotherapy. In: T. Staunton (Ed.), *Body Psychotherapy* (pp. 7–26). Hove: Brunner-Routledge.

Trakroo, M., & Bhavanani, A. B. (2016). Physiological benefits of yogic practices. *Int. Journal of Traditional and Complementary Medicine, 1*(1), 31–43.

Treleaven, D. A. (2018). *Trauma-sensitive mindfulness.* New York: Norton; dt. (2019). *Traumasensitive Achtsamkeit.* Freiburg: Arbor.

Tronick, E. (2007). *The neurobehavioral and social-emotional development of infants and children.* New York: Norton.

Truitt, K. (2022). *Healing in your hands.* Eau Claire: PESI Publishing; (dt.) 2024. *Die heilende Macht des Self-Havening.* Lichtenau: G. P. Probst Verlag.

Tyagi, A., & Cohen, M. (2016). Yoga and heart rate variability. *Int. J. Yoga, 9*(2), 97–113.

Usichenko, T. et al. (2017). Transcutaneous auricular vagal nerve stimulation (taVNS) might be a mechanism behind the analgesic effects of auricular acupuncture. *Brain Stimulation, 10*(6), 1042–1044.

Villemure, C. et al. (2014). Insular cortex mediates increased pain tolerance in yoga practitioners. *Cerebral Cortex, 24*(10), 2732–2740.

Villemure, C. et al. (2015). Neuroprotective effects of yoga practice. *Frontiers in Human Neuroscience, 9,* 281.

Verger, A. et al. (2020). Involvement of the cerebellum in EMDR efficiency. *European Journal of Psychotraumatology, 11*(1), 1767986.

Vachon-Presseau, E. et al. (2013). The stress model of chronic pain. *Brain, 136*(3), 815–827.

Vaish, A. et al. (2008). Not all emotions are created equal. *Psychological Bulletin, 134*(3), 383.

van der Hart, O. et al. (2006). *The haunted self.* New York: Norton; dt. (2008). *Das verfolgte Selbst.* Paderborn: Junfermann.

van den Hurk, A. W. V. et al. (2022). Childhood trauma exposure increases long COVID risk. *medRxiv*. 2022-02

van der Kolk, B. (2014). *The body keeps the score.* New York: Viking; dt. (2015). *Verkörperter Schrecken. Traumaspuren in Gehirn, Geist und Körper und wie man sie heilen kann.* Lichtenau: G. P. Probst Verlag.

van der Kolk, B. A. et al. (2014). Yoga as an adjunctive treatment for posttraumatic stress disorder. *Clinical Psychiatry, 75*(6), 22573.

Vieten, C., & Lukoff, D. (2022). Spiritual and religious competencies in psychology. *American Psychologist, 77*(1), 26.

Vlemincx, E. et al. (2012). A sigh following sustained attention and mental stress. *Physiology & Behavior, 107*(1), 1–6.

Vogels, E. et al. (2020, April 30). 53% of Americans say the internet has been essential during the COVID-19 outbreak: Americans with lower incomes are particularly likely to have concerns related to the digital divide and the digital »homework gap«. *Pew Research Center.*

Walker, P. (2013). *Complex PTSD.* Lafayette: Azure Coyote; dt. (2019). *Posttraumatische Belastungsstörung.* Kandern: Unimedica.

Wang, F. et al. (2018). Stress induced neuroplasticity and mental disorders. *Neural Plasticity, 2018.*

Waters, L. et al. (2022). Positive psychology in a pandemic. *Positive Psychology, 17*(3), 303–323.

Weintraub, A. (2012). *Yoga skills for therapists.* New York: Norton.

Wells, R. et al. (2018). Postural tachycardia syndrome. *Vascular Health and Risk Management, 14*, 1–11.

Whitehouse, M. (1999). The tao of the body. In: P. Pallaro (Ed.), *Authentic movement.* Philadelphia: Jessica Kingsley.

Winnicott, D. W. (1960). Ego distortion in terms of true and false self. In: *The Maturational Processes and the Facilitating Environment.* London: Routledge; dt. (1974). *Reifungsprozesse und fördernde Umwelt.* München: Kindler.

Winnicott, D. W. (1990). *Home is where we start from.* New York: Norton; dt. (1990). *Der Anfang ist unsere Heimat.* Stuttgart: Klett-Cotta.

Woodyard, C. (2011). Exploring the therapeutic effects of yoga and its ability to increase quality of life. *International Journal of Yoga, 4*(2), 49–54.

Wolynn, M. (2016). *It didn't start with you.* New York: Viking; dt. (2017). *Dieser Schmerz ist nicht meiner.* München: Kösel.

World Health Organization (n. d.). *Constitution of the World Health Organization: Basic documents.* 45th ed. Supplement. Geneva: World Health Organization, Accessed June 2023 at https://www.who.int/about/governance/constitution

Wu, Y. et al. (2019, March). Yoga as antihypertensive lifestyle therapy. *Mayo Clinic Proceedings, 94*(3), 432–446.

Yehuda, R. (2008). *Treating trauma survivors with PTSD.* Washington: Amer. Psychiatric Press.

Yuen, A. W., & Sander, J. W. (2017). Can natural ways to stimulate the vagus nerve improve seizure control? *Epilepsy & Behavior, 67*, 105–110.

Zelano, C. et al. (2016). Nasal respiration entrains human limbic oscillations and modulates cognitive function. *Neuroscience, 36*(49), 12448–12467.

Zilberstein, K. (2011). Multiple attachment representations in clinical practice. *Psychoanalytic Social Work, 18*(1), 23–38.

Zinker, J. (1977). *Creative process in Gestalt therapy.* New York: Brunner/Mazel; dt. (1982). *Gestalttherapie als kreativer Prozeß.* Paderborn: Junfermann.

Zou, L. et al. (2018). Effects of mind-body exercises (Tai Chi/Yoga) on heart rate variability parameters and perceived stress. *Clinical Medicine, 7*(11), 404.

# Personen- und Stichwortverzeichnis

Eine ausführliche Präsentation sämtlicher lieferbaren und geplanten Titel unseres Verlages finden Sie im Internet unter *www.gp-probst.de*

## TITELLISTE – Auswahl

Band 02 – Emerson & Hopper: *Trauma-Yoga* (5. Aufl.)
Band 03 – Williams & Poijula: *Das PTBS-Arbeitsbuch* (3. Aufl.)
Band 12 – Putnam: *Handbuch Dissoziative Identitätsstörung* (2. Aufl.)
Band 13 – Scaer: *Das Trauma-Spektrum* (2. Aufl.)
Band 17 – Paulsen: *Trauma und Dissoziation mit neuen Augen sehen* (2. Aufl.)
Band 23 – van der Kolk: *Verkörperter Schrecken* (9. Aufl.)
Band 24 – Emerson: *Trauma-Yoga in der Therapie* (2. Aufl.)
Band 28 – Shapiro: *Ego-State-Interventionen – leicht gemacht* (3. Aufl.)
Band 29 – Porges: *Die Polyvagal-Theorie und die Suche nach Sicherheit* (5. Aufl.)
Band 32 – Steele, Boon & v. d. Hart: *Die Behandlung traumabasierter Dissoziation* (2. Aufl.)
Band 34 – Schwartz: *Arbeitsbuch Komplexe PTBS* (3. Aufl.)
Band 35 – Najavits: *Trauma, Sucht und die Suche nach Sicherheit* (2. Aufl.)
Band 36 – Dana: *Die Polyvagal-Theorie in der Therapie* (3. Aufl.)
Band 39 – Rahm & Meggyesy (Hrsg.): *Somatische Erfahrungen in der psychotherapeutischen und körpertherapeutischen Traumabehandlung*
Band 40 – Mischke-Reeds: *Somatische Psychotherapie – ein Werkzeugkasten* (2. Aufl.)
Band 41 – Bentzen: *Neuroaffektive Meditation* (2. Aufl.)
Band 42 – Schwartz & Maiberger: *EMDR-Therapie und Somatische Psychologie*
Band 43 – Dana: *Arbeiten mit der Polyvagal-Theorie* (2. Aufl.)
Band 44 – Dana: *Leben mit der Polyvagal-Theorie*
Band 45 – Delahooke: *Mehr als Verhalten*
Band 46 – Schwartz: *Vom Trauma genesen – ein Übungsbuch*
Band 48 – Porges: *Heilen mit der Polyvagal-Theorie* (2. Aufl.)
Band 49 – Kurtz: *HAKOMI – eine körperorientierte Psychotherapie*
Band 50 – Fisher: *Traumaspuren transformieren*
Band 51 – Dana: *Flipchart Polyvagal-Theorie* (2. Aufl.)
Band 53 – Schwartz: *Die Praxis der Behandlung komplexer PTBS*
Band 54 – Anderson: *Traumata überwinden mit der IFS-Therapie*
Band 55 – Sanders & Thompson: *Die Polyvagal-Theorie und die Entwicklung des Kindes*
Band 56 – Schwartz: *Therapeutisches Yoga und Polyvagal-Theorie*
Band 57 – Delahooke: *Brain-Body Parenting*
Band 58 – Truitt: *Die heilende Macht des Self-Havening*
Band 59 – Porges & Porges: *Sicherheit und Heilung finden*
Band 60 – Ackermann & Fiebig: *Über das Herz zur Polyvagal-Theorie*